正畸早期矫治临床病例集萃

Clinical Cases in Early Orthodontic Treatment
An Atlas of When, How and Why to Treat

原著第 2 版

主　　编　［阿根廷］朱丽亚·哈芬（Julia Harfin）

　　　　　［　泰　］颂猜·萨特拉瓦哈（Somchai Satravaha）

　　　　　［　德　］贝恩德·G. 拉帕特基（Bernd G. Lapatki）

主　　审　金作林　金钫

主　　译　武俊杰

副 主 译　马艳宁　刘佳　秦文　张浩　牛茜楠　张旭

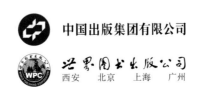

中国出版集团有限公司

世界图书出版公司
西安　北京　上海　广州

图书在版编目（CIP）数据

正畸早期矫治临床病例集萃：原著第 2 版 /
（阿根廷）朱丽亚·哈芬（Julia Harfin），（泰）颂猜·
萨特拉瓦哈（Somchai Satravaha），（德）贝恩德·G. 拉
帕特基（Bernd G. Lapatki）主编；武俊杰主译 .
西安：世界图书出版西安有限公司，2024. 10. -- ISBN
978-7-5232-1055-0

Ⅰ. R783.5

中国国家版本馆 CIP 数据核字第 2024ZS8010 号

书　　名	正畸早期矫治临床病例集萃：原著第 2 版
	ZHENGJI ZAOQI JIAOZHI LINCHUANG BINGLI JICUI: YUANZHU DI 2 BAN
主　　编	（阿根廷）朱丽亚·哈芬（Julia Harfin）
	（泰）颂猜·萨特拉瓦哈（Somchai Satravaha）
	（德）贝恩德·G. 拉帕特基（Bernd G. Lapatki）
主　　译	武俊杰
责任编辑	马元怡
装帧设计	新纪元文化传播
出版发行	世界图书出版西安有限公司
地　　址	西安市雁塔区曲江新区汇新路 355 号
邮　　编	710061
电　　话	029-87214941　029-87233647（市场营销部）
	029-87234767（总编室）
网　　址	http://www.wpcxa.com
邮　　箱	xast@wpcxa.com
经　　销	新华书店
印　　刷	陕西金和印务有限公司
开　　本	889mm×1194mm　1/16
印　　张	26.25
字　　数	630 千字
版　　次	2024 年 10 月第 1 版
印　　次	2024 年 10 月第 1 次印刷
版权登记	25-2024-016
国际书号	ISBN 978-7-5232-1055-0
定　　价	398.00 元

医学投稿　xastyx@163.com　‖　029-87279745　029-87279675

☆如有印装错误，请寄回本公司更换☆

主 编
Editors

Julia Harfin

Department of Orthodontics

Maimonides University

Buenos Aires, Argentina

Health Sciences Maimonides University

Buenos Aires, Argentina

Somchai Satravaha

Department of Orthodontics, Faculty of Dentistry

Mahidol University

Bangkok, Thailand

Bernd G. Lapatki

Department of Orthodontics and Dentofacial

Orthopedics

Ulm University Medical Center

Ulm, Germany

原著作者
Contributors

Julia Harfin

Bryce Lee

Kurt Faltin Jr

Amit Bhardwaj

Bernd G. Lapatki

Somchai Satravaha

Olga Ramos

Eduardo Rey

朱丽亚·哈芬（Julia Harfin）：阿根廷布宜诺斯艾利斯迈蒙尼德斯大学牙科学院正畸系主任、教授。Harfin 博士曾担任阿根廷正畸学会（1990—1996）、ALADO（1999—2008）、国际牙医学院阿根廷分会（1997—2001）、皮埃尔·福沙尔学院阿根廷分会（1992—1993）和国际牙医学院第四分会（2010—2012）的主席。目前担任美国国家牙医学会副主席。2000 年至 2010 年担任世界正畸联盟执行委员会的成员。阿根廷、智利和波兰正畸学会的荣誉会员，并于 2010 年成为美国国家牙科学会的成员。2010 年被评为医学和医疗保健领域年度女性。Harfn 博士曾编写数部专著，包括 *Achieving Clinical Success in Lingual Orthodontics*（Springer，2014）等。Harfin 博士获得了世界正畸联盟颁发的 2018 年区域奖，以表彰她对正畸学艺术与科学的重大贡献。

颂猜·萨特拉瓦哈（Somchai Satravaha）：泰国曼谷玛希敦大学的临床副教授和泰国正畸委员会专科医师。在曼谷朱拉隆功大学获得荣誉博士学位，在德国巴登－符腾堡州获得正畸医师资格和牙医博士学位。毕业于德国慕尼黑，以优异成绩获得学位。Satravaha 博士 2005 年至 2015 年担任世界正畸联盟（WFO）的执行委员会成员，也是泰国正畸医师协会和亚太正畸学会的前任主席。于 2013 年获得泰国正畸医师协会颁发的终身成就奖，并于 2014 年获得朱拉隆功大学牙科校友会颁发的杰出校友奖。于 2018 年获得 WFO 区域优秀奖，并于 2019 年被泰国皇家牙科外科学院评为口腔正畸学杰出专家。她是菲律宾正畸医师协会、印度正畸医师协会、胡志明正畸医师协会、孟加拉国正畸医师协会、尼泊尔正畸和颌面矫形医师协会荣誉会员，以及亚太正畸医师协会的荣誉会员。目前担任泰国正畸医师协会顾问委员会主席。

贝恩德·G.拉帕特基（Bernd G. Lapatki）：1994 年获得德国弗莱堡大学牙科学位。1998 年获牙科博士学位，2007 年发表论文 *Habilitation Thesis on the pathogenesis and treatment stability of cover-bite and Class II Division 2 malocclusion*。于 2010 年获得奈梅亨大学神经生理学博士学位，研究方向为在运动单元水平上对面部运动系统进行电生理表征。于 1995 年开始临床工作，任执业牙医 2 年后在弗莱堡大学医学中心正畸科开始研究生学习。2000 年至 2009 年，任科室正畸专科医师并兼任荷兰内梅亨大学奈梅亨医学中心临床神经生理学部门的研究员。2009 年起任乌尔姆大学正畸科全职教授、科主任。从 2013 年到 2019 年任牙科中心主任。2019 年起任大学牙科学院院长。Bernd G. Lapatki 的论文于 1999 年获弗莱堡大学医学和应用科学学院医学 / 医学技术领域最佳论文。2004 年，Bernd G. Lapatki 获得德国口腔医学学会颁发的 Alex Motsch 奖，2007 年获得德国正畸学会颁发的 Arnold Biber 奖（德国正畸学最高科学奖）。他所在课题组的重点研究方向是正畸临床力矩检测方法，固定和隐形矫治的数值模拟和实验力学评估，以及面部和咀嚼运动系统的（病理）生理学。

近年来，儿童早期矫治受到广大家长和口腔医生的高度重视，早期矫治的需求日益增长。然而，目前开展早期矫治的医生水平参差不齐，学术界对于一些问题也仍有争议。同时，基层医生也希望能够了解、掌握一些早期矫治方面的知识，从而更好地为患儿服务。笔者团队于2022年主译出版了《正畸早期矫治临床病例集萃》（第1版），取得了较好的反响，得到了广大医生同仁的鼓励和肯定。当今世界，知识的更新是迅猛的，这本书的原著第2版已经在国外出版发行，书中内容也有大幅修改。为了帮助中国医生能够及时了解国外同行的理念、技术，笔者团队与世界图书出版西安有限公司再次合作，《正畸早期矫治临床病例集萃》（第2版）也即将出版发行。

新版包括数字化技术辅助早期正畸治疗，安氏Ⅱ类1分类错𬌗畸形的阶段性治疗，安氏Ⅱ类错𬌗畸形、内倾性深覆𬌗和安氏Ⅱ类2分类错𬌗畸形的早期矫治等内容。第2版是第1版的传承，同时也增加了新的病例，更方便读者学习。"他山之石，可以攻玉"，相信本书能供国内同行学习研讨，从而推动国内儿童早期矫治的健康发展。

本书的翻译主要由空军军医大学口腔医院正畸科的优秀青年学者团队完成，他们是马艳宁副教授、张浩副教授、刘佳副教授、秦文副教授、文艺副教授、牛茜楠博士、高洁博士、郭长刚医生、刘宁宁医生、杨妍医生、祁祎喆医生、惠铄壹医生、许益蒙医生、刘珂医生、张旭博士。非常荣幸的是，中华口腔医学会口腔正畸专委会前任主任委员、空军军医大学口腔医院正畸科金作林教授、中华口腔医学会口腔正畸专委会副主任委员、空军军医大学口腔医院正畸科主任金钫教授在百忙中担任本书的主审。在此，笔者对他们的支持和巨大贡献表示衷心的感谢！同时，还要衷心感谢世界图书出版西安有限公司马元怡编辑的辛勤付出！没有她严谨认真的工作，就没有本书的问世。由于水平所限，翻译不妥之处请批评指正。

武俊杰

2024 年 2 月

目　录
Contents

第 1 章

概　述

Julia Harfin

本书主要讲述儿童多发、常见的错𬌗畸形的治疗。

阻断性矫治是指对发育中的牙列进行干预，以使其达到最佳咬合状态，或者尽可能简化或缩短后续治疗（DiBiase，2002）。

毫无疑问，如果早期治疗给患者带来更多的益处，那么早期治疗是合理的。

本书中所有临床病例都是解决何时、如何以及为什么早期矫治。早期矫治的目标专注于功能和骨骼矫正，而不是牙齿矫正。

了解诊断标准和何种类型的病例应尽早治疗，将有利于临床医生为每个患者提供最有效的解决方案。一般来说，早期混合牙列的一期矫治后必须继续进行恒牙列的二期矫治。

某些患者的生长时间和生长量是不可预测的，但生长方向可以控制（Suresh，2015），因此，临床医生通过早期治疗来诊断和阻断某些发展中的问题是很重要的。

许多病例可以进行观察，在恒牙萌出后再进行治疗。在所有恒牙萌出之前纠正功能和骨骼失衡是至关重要的，临床医生必须考虑到这一点，在正确诊断的基础上做出决定。

混合牙列期早期矫治的一个最重要的优势

J. Harfn (✉)
Department of Orthodontics, Maimonides University, Buenos Aires, Argentina

Health Sciences Maimonides University, Buenos Aires, Argentina

是骨骼生长模式在一定程度上是可以改变的。也有一些医生建议必须在第二磨牙萌出后再开始治疗（Behrents，2006），此时生长调控将受到限制。

早期治疗的适应证包括 Ⅱ 类和 Ⅲ 类错𬌗畸形，表现为上颌面中部发育不良，前牙和后牙反𬌗（单侧和双侧）、乳牙早期缺失导致的中线偏移、严重的前牙开𬌗、严重的深覆𬌗并伴有腭部咬合创伤、吮指习惯和拥挤导致恒牙异位等（Dugoni，1998；Dugoni et al，2006）。

并非所有情况都是非黑即白的，每个患者都是独一无二的。例如，治疗 Ⅱ 类错𬌗畸形的最佳时机有争议（Cozzani et al，2013）。一些临床医生主张在混合牙列期或乳牙列期开始第一阶段，而另一些医生更倾向于在第二磨牙萌出后治疗。

此外，治疗干预的时机可能会受到错𬌗畸形的严重程度、患者开始治疗时的年龄和生长发育情况的影响。

目前没有一种通用的托槽和弓丝可以适用临床中每个诊断正确的患者，因此我们应该强调使用不同类型的托槽和弓丝治疗不同患者的重要性。

正畸医生的作用是用最有效的方法做出精准的诊断并解决问题。目前普遍认为对于因生物、功能、社会因素造成的不良咬合最好进行早期治疗。

后续章节将详细描述每种错𬌗畸形的治疗方案。

为了设计一个有效的治疗计划，临床医生必须非常清楚地了解生长和发育过程。

众所周知，由于颌面部生长发育的方向和速率的多样性，相同的正畸治疗在不同患者身上会有不同的反应。

由于在混合牙列期必须治疗的大多数错𬌗畸形是多种因素的结果，因此不可能仅根据年龄来决定开始治疗的最佳时间。

总的来说，当需要矫正不良习惯时，无论是否伴随前牙和后牙反𬌗，混合牙列都是开始治疗的最佳时机。

患儿 8~10 岁时，必须做全口曲面体层片检查，以确认是否存在发育不全、多生牙、囊肿等。

本书最后一章对早期治疗的最主要争议问题做了深度分析。

以下的例子说明了根据患者初始是否有病理、生长方向和功能问题（如静止或吞咽时的鼻呼吸和舌姿势）来确定治疗时机。尽管在治疗开始时，患者的骨骼和牙齿都是Ⅲ类的，具有相似的生物型，但长期的结果完全不同。

一名 6 岁患者的父母询问了开始治疗的最佳时间，他们非常想让孩子尽早接受治疗，并避免正颌手术。正面照片证实了前牙区存在明显的反覆盖和反覆𬌗（图 1.1）。

从病因学的角度来看，虽然他的两个姐姐有Ⅰ类磨牙和尖牙关系，但他的七个表亲中有两个是Ⅲ类关系，并接受了正颌外科手术。

另外在此之前，出于未知原因，他只吃软一些的食物。

侧位 X 线片证实了前牙反𬌗的情况。Ricketts 分析显示上唇后缩，下唇外翻，凸度正常。面角为 95°，前面部高度较低（图 1.2）。

真正的问题是开始矫正这种Ⅲ类错𬌗畸形的最佳治疗时间是何时，是现在开始，还是等到 11~12 岁或 18 岁？毫无疑问，前牙反𬌗的治疗应尽早进行，这将有助于实现上颌骨的正常发育并改善软组织轮廓。

图 1.3 为应用功能性矫治器 26 个月后的结果。患儿覆𬌗和覆盖得到改善，中线几乎正常，第一阶段治疗的目标已经实现，改善舌位很重要。

最重要的问题是治疗结果能否长期保持稳定。

图 1.4 显示治疗 9 年后的照片。尽管在上颌尖牙区出现了一些牙龈退缩，但结果仍得到了维持甚至改善。很幸运，这个病例不用进行 2 期治疗。

图 1.5 为治疗开始时和治疗后 9 年的微笑像之间的对比，说明患者童年和青少年时期治疗效果得到很好的保持。

可以肯定的结论是：低龄前牙深覆𬌗Ⅲ类患者的治疗效果比前牙明显开𬌗的Ⅲ类患者更可靠，正如下文中病例所观察的。

下面的病例与第一个病例明显不同。很显然，尽管患者生长类型和方向不利，其治疗成功与否未知，但是早期治疗对患儿还是有所帮

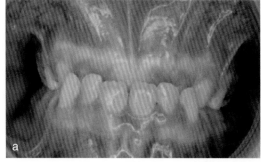
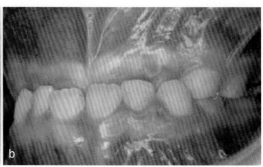

图 1.1 治疗前正、侧面口内照。存在明显的反𬌗

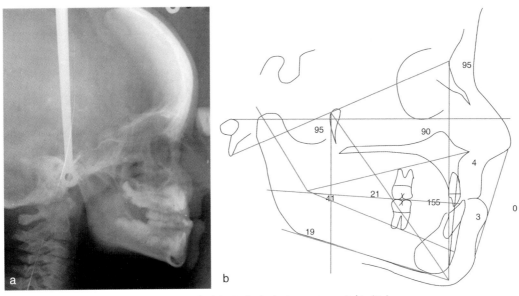

图 1.2　治疗前侧位片（a）和 Ricketts 分析（b）

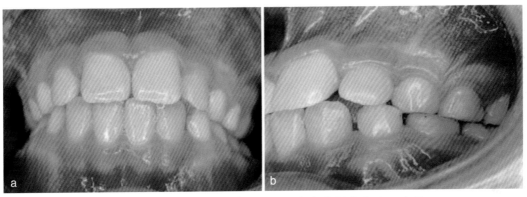

图 1.3　治疗第一阶段结束时的正面（a）和侧面（b）口内照

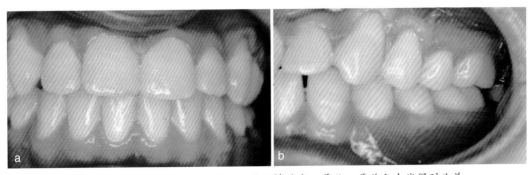

图 1.4　治疗后 9 年的口内照。结果保持稳定。覆𬌗、覆盖和中线得到改善

助。患儿 4 岁 9 个月，口腔病史显示她的父母是Ⅲ类骨型，而她妹妹不是。

正面照片显示一个严重的Ⅲ类咬合，前牙区有明显的开𬌗，后牙区反𬌗。

由于舌尖位于前下部位置，下牙列存在明显的间隙（图 1.6）。

矫正舌位是最困难的问题之一，需要患者及其父母花费大量时间和精力。

虽然 Ricketts 分析适用于 9 岁以上患儿，但该患儿的侧位 X 线片提示牙性和骨性开𬌗Ⅲ度，

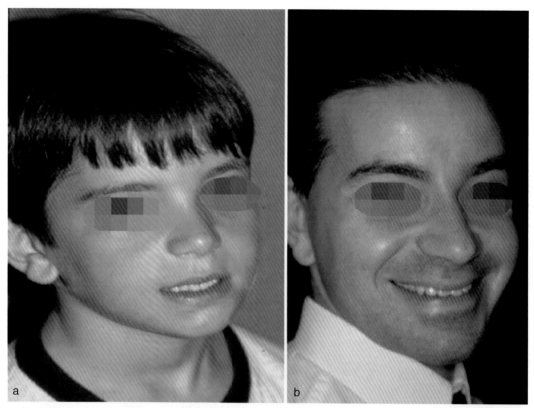

图 1.5 治疗前（a）和治疗后 9 年（b）的微笑照对比

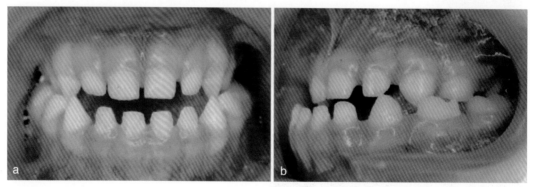

图 1.6 治疗前正面（a）和侧面（b）口内照。这名 4 岁 9 个月大的女孩出现了严重的骨性和牙性Ⅲ类错𬌗畸形，有相当大的开𬌗

为 Braquiface 生物型，这种类型的预后最差。

考虑到Ⅲ类合并开𬌗的患者比Ⅲ类合并深覆𬌗的患者更难治疗，为了避免复发，必须矫正静止和运动时的舌姿势（图 1.7）。

核心的问题是何时有可能改变这些Ⅲ类患者的生长，以及如何在早期了解下颌骨的发育情况（Baccetti，Franchi，2006）。

图 1.8 和图 1.9 显示了使用上颌快速扩弓器和面具前方牵引治疗 3 年后的结果。虽然大多

数治疗目标都实现了，但如果在第一阶段治疗结束时能实现前牙深覆盖、深覆𬌗会更好。患者及其父母出于个人原因决定结束这一阶段治疗，无后续的治疗记录。

在第一阶段结束时，后牙反𬌗未完全矫正，中线未对齐。右上中切牙的颜色变化是因为患者骑自行车时受外伤（图 1.8）。

第一阶段治疗结束时的侧位 X 线片显示了临床治疗效果（图 1.9）。

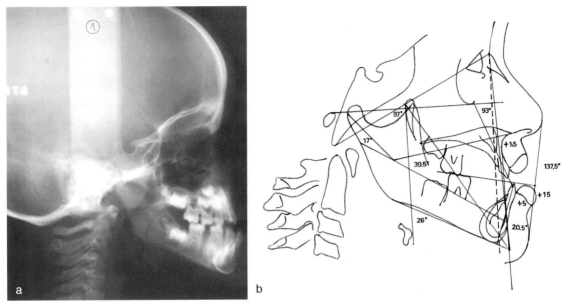

图 1.7　治疗开始时的侧位片和 Ricketts 分析，Ⅲ 度开𬌗

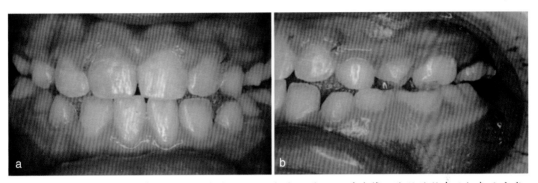

图 1.8　初始治疗阶段结束时的正面（a）和侧面（b）口内照。并非第一阶段的所有目标都已完成

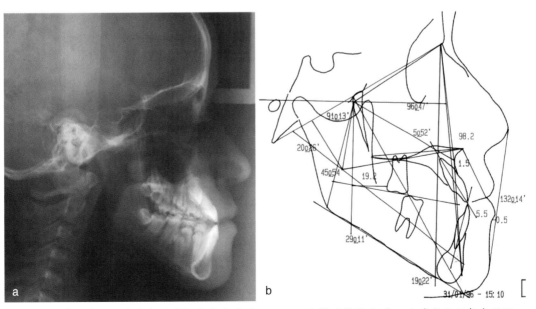

图 1.9　第一阶段治疗结束时的侧位片（a）和 Ricketts 头影测量图（b），大多数目标都实现了

患者在 5 年后复诊，之前没有任何随访。父母承认由于一些个人问题，他们忽视了孩子的治疗，停止了言语治疗师的治疗，从未戴过保持器。

口内照片清楚地显示，前牙开𬌗、Ⅲ类磨牙、尖牙关系比预期的更加严重（图 1.10）。

头颅侧位片和 Ricketts 分析证实了骨性开𬌗Ⅲ度。患者 20 岁左右时，治疗计划必须包括正颌外科手术（图 1.11）。

这两个临床病例清楚地表明了恢复肌肉功能的重要性，并且尽可能调整生长方向是该阶段治疗的主要目标之一。

相同的正畸治疗方案会在两个年轻Ⅲ类患者身上出现不同的反应，这是由于颅面部生长方向和生长速率的不同产生的。

综合诊断需要考虑生长的方向和量，这是医生确定最佳治疗方案的基础。

长期保持结果取决于许多因素：面部生长型、生长方向、遗传、习惯控制等。

患者的早期治疗是必要的，不仅因为他的外貌，还因为上切牙突出的位置（图 1.12~ 图 1.14）。

第一阶段治疗的目标包括恢复上切牙的位置和唇倾度，防止因在家庭或学校发生意外导致的任何类型的牙齿或颌骨外伤。同时，改善下唇的位置也是必要的（Franchi et al，2011）。

此外，要咨询耳鼻喉科医生，保证患者呼

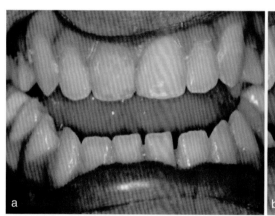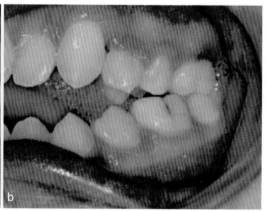

图 1.10　5 年无随访的正面（a）和侧面（b）照。结果比预期的更糟

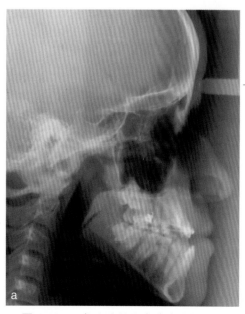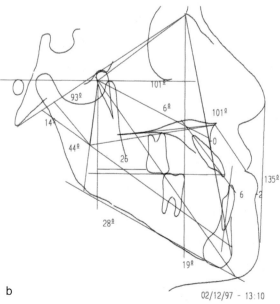

图 1.11　5 年后的侧位片（a）和 Ricketts 分析（b）。结果清楚地表明了不利方向的生长发育

吸没有问题,训练嘴唇和舌的位置也是必要的。

关键问题是,对于这种上切牙前突的患者,最好的正畸治疗方法是什么?是早期开始治疗还是等到所有恒牙都萌出?

由于治疗目标之一是避免上切牙折断,因此毫无疑问,治疗必须从早期开始。

与耳鼻喉科医生的会诊至关重要,因为患者必须学会如何通过鼻呼吸。

在为该患者选择最佳治疗方案之前,医生要确定患者Ⅱ类错𬌗畸形的类型。

如果医生不了解病因,就很难确定正确的个体化治疗方案。

众所周知,功能性因素有助于面下1/3在三个方向上的发育。因此,在早期混合牙列中,纠正口腔不良习惯对于促进牙齿于正常位置萌出至关重要。

为了完善诊断方案,患者因夜间打鼾严重被送到儿科就诊。该患者侧貌较凸,较小的鼻唇角提示上下唇难以闭合。此外,他还有一些呼吸问题,同时有吮吸拇指和咬下唇的不良习惯(图1.12)。

为了确定最佳和最有效的治疗方案,医生应考虑是否只是矢状向问题还是合并横向问题。在这种情况下,强烈建议首先处理横向差异问题(Subtelny,2000)。此外,治疗时限制上颌牙列及牙槽突的向前位移,同时允许下颌骨的正常发育。

由于存在功能性问题,患者下颌牙列处于后退位并伴有下颌切牙舌倾,左下尖牙完全没有萌出空间(图1.13a、b)。

全口曲面体层片显示了患儿其他恒牙的正常萌出。侧位片显示上切牙明显唇倾。患者面部为平均生长型,凸度9 mm。上下切牙交角135°,面角85°(图1.14)。

有证据表明,与青春期接受治疗的患者相比,上切牙突出的儿童早期正畸治疗能更有效地

减少切牙外伤的发生(Thiruvenkatachari et al,2014)。

为了恢复鼻呼吸和口腔肌肉的正常位置,建议使用肌功能矫治器。

患者母亲和患者有强烈的意愿进行早期矫治,但其他医生建议到18岁配合正颌手术纠正错𬌗畸形。

患者每两个月由正畸医生复诊一次,在第一年每周进行2次语音治疗,之后每周去一次。

建议患者白天2h和整个夜间使用矫治器。

图1.15是使用功能性矫治器治疗3年后的结果,该矫治器有助于恢复正常功能,从而改变了牙齿萌出的位置。

患儿每天晚上继续使用该矫治器。3个月后治疗结束,没有粘接托槽,患者母亲确认鼾声消失。

患者的外貌改善比预期的要好,在整个第二阶段治疗期间,没有使用托槽。

由于患者能够正常呼吸,他在学校、在家里和人们的互动也有所改善(图1.16)。患者的侧貌和前牙位置均有明显的改善。

6个月后复诊证实结果得到了保持。切牙位置基本良好,覆盖良好。牙龈线和咬合平面平行(图1.17)。

侧面咬合照显示,尽管在治疗开始时,下颌尖牙没有足够的萌出空间,但现在能正常萌出(图1.18a、b)。

上下牙弓弓形的恢复是口腔肌肉功能训练的结果。牙弓为椭圆形,为所有恒牙萌出留出了空间(图1.19)。

为了保持矫治效果,控制舌的位置和上下牙弓的宽度,建议使用一个新的、更硬的(第二阶段)训练器(图1.20)。

分析这类患者后,笔者认为替牙列早期矫治是有效控制和纠正功能错𬌗的最佳时机。

治疗结束照片清楚地显示:患者的切牙和

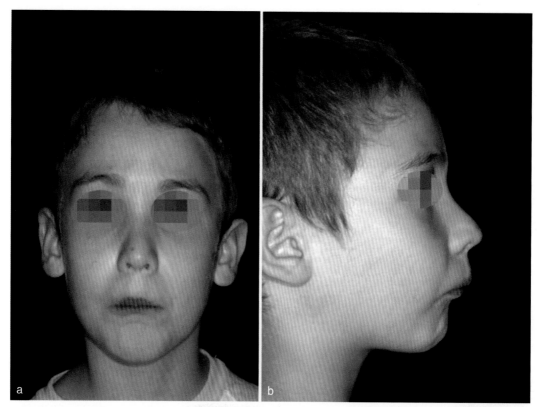

图 1.12　面部治疗前正面（a）和侧面（b）照。闭嘴困难显而易见

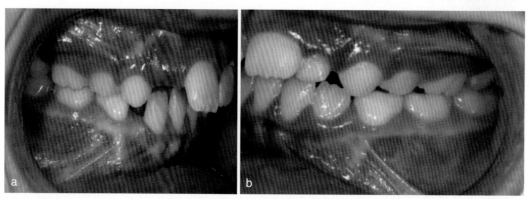

图 1.13　治疗前右侧（a）和左侧（b）口内照。伴随着下切牙的舌倾，左下尖牙完全缺乏萌出空间

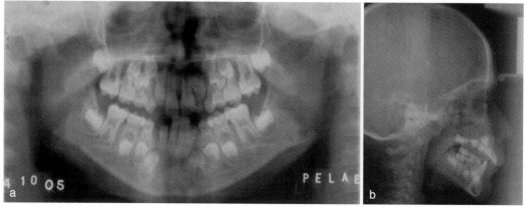

图 1.14　治疗前全口曲面体层片（a）和侧位片（b）。确认了上切牙的位置

软组织都恢复正常。此时，患者可以在没有任何肌肉张力的情况下闭嘴，鼻唇角在正常范围内（图 1.21）。

治疗后 1 年的正面和侧面咬合照可见所有牙齿都在正常位置萌出。尖牙和磨牙达到 I 类咬合关系并保持完美。患者在整个治疗过程中保持了良好的口腔卫生（图 1.22）。

治疗前后侧面照对比显示功能的恢复，上牙弓未拔牙（图 1.23）。由于口腔殆系统的恢复，鼻唇角的变化比预期好。

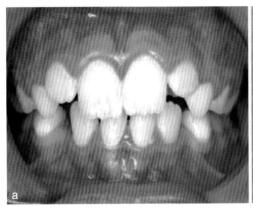
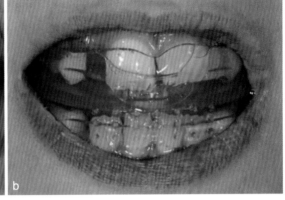

图 1.15　治疗 3 年后肌功能训练器就位（a）和未就位（b）的正面照

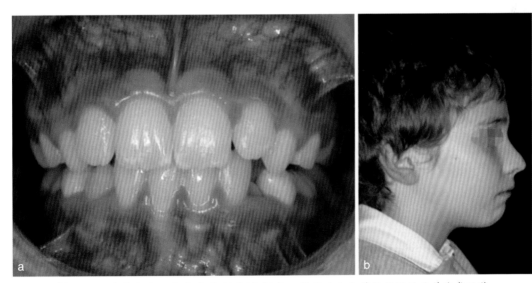

图 1.16　治疗后的正面（a）和侧面照（b）。前牙咬合和嘴唇位置的改善非常显著

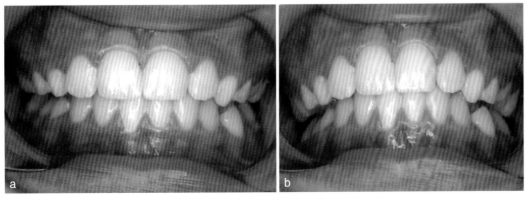

图 1.17　治疗后 6 个月的对照。中线、覆殆和覆盖都很正常

这一病例有力说明了第二或第三阶段治疗的益处。早期正确的诊断和治疗可以减少未来正颌手术的概率，并获得最佳治疗结果。

另一种需要尽早治疗的错𬌗畸形是前牙深覆𬌗，因为肌肉组织在治疗前、治疗中和治疗后漫长的保持期都起着重要的作用。矫正前牙深覆𬌗的早期治疗方案可分为三个部分：前牙压低、后牙伸长或两者的组合。

为了设计最佳的治疗方案，仔细分析休息位和功能位的微笑像是至关重要的。微笑时上切牙的位置决定了是否必须压低上切牙。

下文是一个典型的病例。患者9岁6个月，

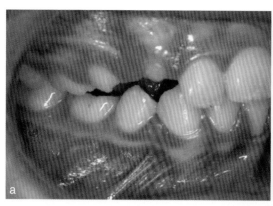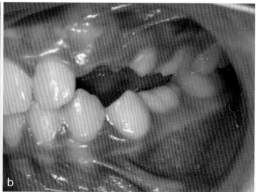

图 1.18　右侧（a）和左侧（b）口内照。Ⅰ类磨牙关系保持不变，此时左右两侧尖牙均有足够的萌出空间

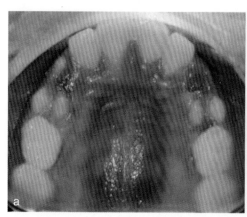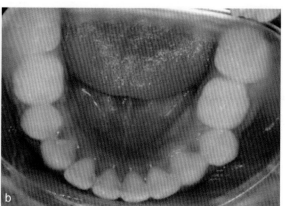

图 1.19　治疗后的上下牙弓。他们的横向和矢状向尺寸正常

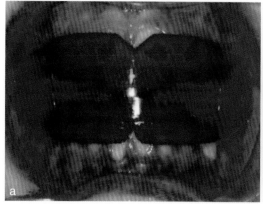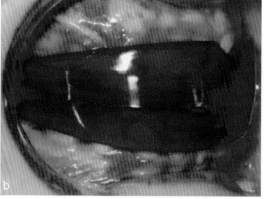

图 1.20　保持治疗效果的第二阶段。建议使用肌功能训练器保持取得的良好结果

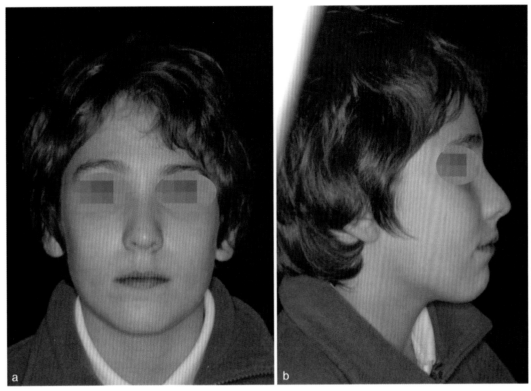

图 1.21　治疗后正面照（a）和侧面照（b）。嘴唇紧闭，没有任何肌肉紧张，鼻唇角完全正常

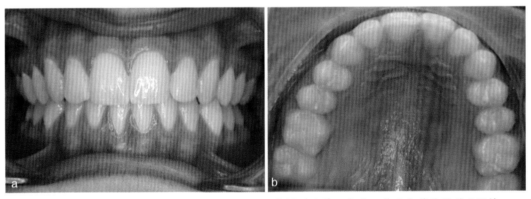

图 1.22　治疗后 1 年的正面和上颌𬌗面照。口腔卫生得到改善。中线、覆𬌗和覆盖得到了保持

她母亲是一位著名的儿童口腔医生。患者从未使用任何活动功能矫治器来矫正前牙深覆𬌗，她的母亲感到非常失望。

正面照显示下中切牙被完全遮盖，侧位片证实了这一点。牙齿中线对齐，左上侧切牙比右边更突出。下前面部高度明显减小（41°）（图 1.24）。

侧位片证实了上颌切牙深覆𬌗和内倾。上

下第一磨牙未完全萌出（图 1.25）。咬合平面与牙龈线不平行。

考虑到该患者的首要任务是恢复前牙正常垂直向关系，医生在上颌中切牙和侧切牙的舌侧粘接托槽，排成一列。推荐采用个性化的间接粘接方法来正确放置托槽。没有在磨牙上放置带环或颊面管，以允许磨牙生理性萌出并实现正常的覆𬌗（图 1.26）。

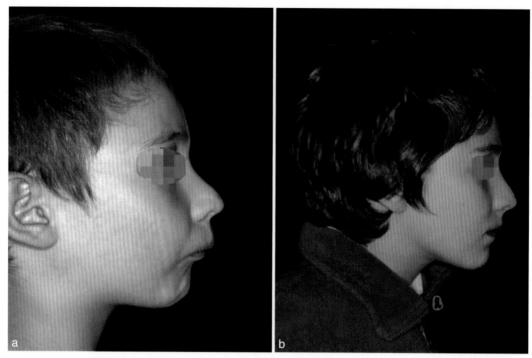

图1.23　治疗前（a）和治疗后（b）侧面轮廓的比较。软组织得到了显著改善并得以保持。

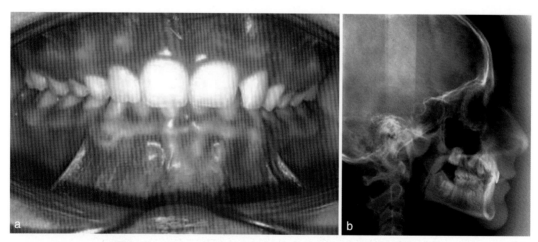

图1.24　正面口内照（a）和侧位片（b）显示明显的深覆𬌗

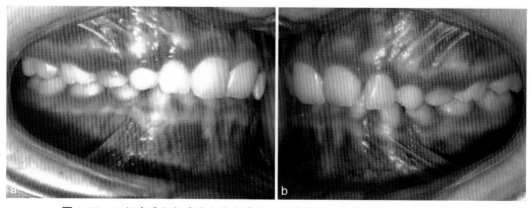

图1.25　双侧磨牙和尖牙均为Ⅰ类关系。上前牙完全覆盖下前牙，上切牙舌倾

侧面照显示后牙出现预期的开𬌗（图1.27）。记住，当磨牙慢慢萌出时，它们会引导牙槽骨生长，在这个阶段没有使用其他矫治器。

4个月后的随访显示，仅使用这种固定矫治器，前牙深覆𬌗明显改善，下切牙清晰可见（图1.28）。

对侧后牙段牙齿伸长非常明显，由于这种伸长非常缓慢，下颌闭合肌肉完全可以适应，因此预计不会复发（图1.29）。

治疗前和治疗后（6个月）的对比证实，治疗方案有效。第一阶段治疗非常重要，因为肌肉系统的适应性是可预测的。当所有恒牙都萌出时，可能需要进行第二阶段治疗。尽管后牙区伸长明显，但中线是稳定的（图1.30）。

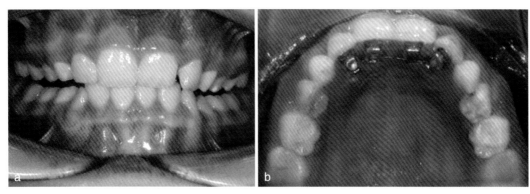

图 1.26 将托槽粘接在上切牙的舌面上

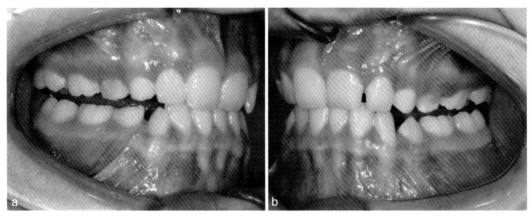

图 1.27 间接粘接舌侧托槽后的口内侧位照，后牙区开𬌗

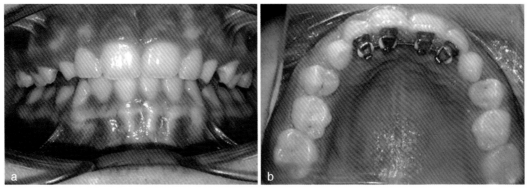

图 1.28 治疗 4 个月后的正面照（a）和𬌗面照（b）

患者每天 24h 使用这种固定的前牙咬合导板非常重要，这样将使整个口腔系统适应新的垂直高度，并实现正常的功能性咬合。保持必须包括一个功能性保持器，直到所有的恒牙都萌出。

不论需要多少治疗阶段（Bowman，1998），早期正畸治疗的作用都是毋庸置疑的。

由于每个患者都是独一无二的，因此必须将重点放在治疗反应上。

结论

早期正畸治疗的好处之一是提高了患者的自信，因为在这个年龄段，患者在学校的人际交往非常重要。需要强调的是，不同类型的托槽和弓丝都是需要的，因为没有一种托槽可以解决所有患者的问题。

早期恢复神经肌肉功能比纠正某些牙齿的位置更为重要，因此早期治疗对于避免不良习惯的影响具有确切的优势。

正畸医生的作用是以最有效的方式获得最好的诊断、预后、治疗和保持。

事实证明，即使年龄和错𬌗畸形种类相似，也没有适合所有患者的矫治器。一般来说，治疗计划需分为一个、两个或多个阶段：第一阶段只能在乳牙或早期混合牙列上进行，纠正习惯并缓解功能问题，在第二阶段或第三阶段使用固定矫治器治疗恒牙列。

关键问题是：诊断、矫治时机和矫治效果。

最佳的治疗方法必须基于现有的证据。

需要牢记的是早期治疗并不能避免第二阶段的治疗，但可以减少治疗时间和治疗的并发症。

参考文献

请登录 www.wpcxa.com 下载中心查询或下载，或扫码阅读。

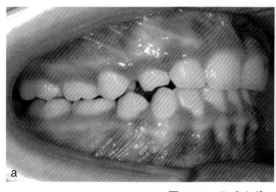
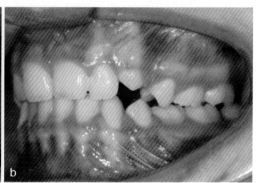

图 1.29　乳牙和第一恒磨牙区的伸长

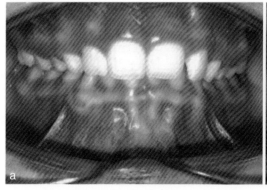
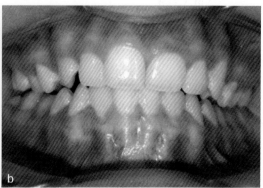

图 1.30　使用部分固定舌侧矫治器作为前咬合导板治疗 6 个月前后的对比

第 2 章

数字化技术辅助早期正畸治疗

Bryce Lee

2.1　简介

数字化技术的使用对我们的生活产生了巨大的影响，同样它也影响正畸患者的管理。

本章分为三个部分。

1. 正畸治疗室的数字化工作流程。

2. 数字化技术辅助早期正畸治疗的临床适应证及应用。

3. 数字化技术的陷阱与过度依赖。

以下是本章中某些术语的定义，对于理解本章内容可能会有所帮助。

·数字化技术是当今使用的一个包罗万象的术语，其根源在于这种技术能够将信息转换为数字化（0 和 1 的二进制格式），可以让机器吸收和使用这些信息（图 2.1）。

·人工智能（AI）。它使用算法和数字化模式来模拟人类大脑的认知功能，以"学习"和"解决"相关问题（图 2.2）。

·CAD-CAM（计算机辅助设计 - 计算机辅助制造）。20 世纪 70 年代 CAD-CAM 引入牙科。在过去 20 年中，随着治疗理念和方式的变化，CAD-CAM 在正畸学中的使用呈指数级增长。例如使用 3D 打印模型制作的矫治器。图 2.3 举例说明了这样一个例子。

B. Lee (✉)

Atria-City Dental Group, National University of Singapore,
Singapore

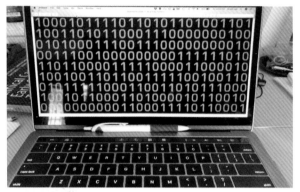

图 2.1　计算机使用数字化二进制格式（电路被打开 / 关闭）使机器能够同步信息

2.2　数字化工作流程

在正畸诊所，新兴技术改善了数字化工作流程，提高了正畸治疗室内的患者参与度、时间效率和数据采集效率（Christeensn，2017）（图 2.4）。

工作人员、患者和访客的日志记录保存在中央计算机中（图 2.5），以监测出勤情况和体温（自新冠肺炎疫情以来，笔者所在治疗室制定了这项新要求）。

数字化记录保留了患者的信息和治疗进展。如今，患者就诊情况（包括到达、离开时间）也是重要参考。

医生能远程查看患者记录，非常方便（图 2.6）。

数字化数据采集实现了有效的信息访问，X 线片和 CBCT 数据可以远程访问（图 2.7）。

口内和口外的数字化扫描仪均很方便，是临床上可接受的记录保存和传输牙颌数据的方式。基于云存储的信息不仅易于获得，而且还节省了实物储存的空间（图 2.8）。

数字化扫描和随后的模拟治疗如果使用得当，可以提高患者接诊量，管理治疗预期，并帮助医生制定治疗计划。下文图 2.9 是模拟治疗的一个例子。

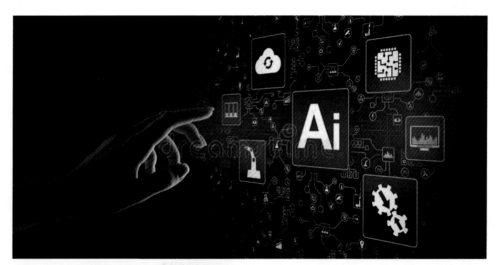

图 2.2 人工智能利用所知信息试图复制人类大脑的认知功能

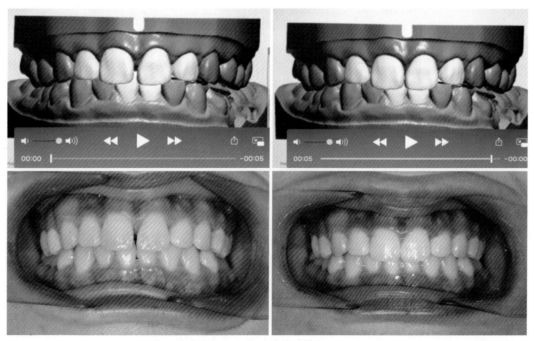

图 2.3 CAD-CAM 的一个简单的正畸示例：牙齿的模拟移动、矫治器的制造以及由此产生的牙齿移动

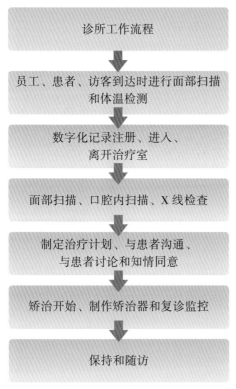

图 2.4　正畸治疗室数字化工作流程示意图

图 2.5　带有诊所快速识别码（QR）的面部识别扫描仪（用于追踪接触者）和红外温度扫描仪

2	11/4/2019	8997	1	Review Development	37.45	37.45	0.00	0.00	
2	11/4/2019	PNOTE	1	Patient Notes	0.00	0.00	0.00	0.00	Y
2	16/4/2019	8998	1	Orthodontic Records	160.50	160.50	0.00	0.00	
2	16/4/2019	0340	1	Lateral Skull X-Ray (Digital)	107.00	107.00	0.00	0.00	
2	16/4/2019	PNOTE	1	Patient Notes	0.00	0.00	0.00	0.00	Y
2	16/4/2019	PNOTE	1	Patient Notes	0.00	0.00	0.00	0.00	Y
2	17/4/2019	8220B	1	Fixed Appliance - Bond Innovation	1605.00	1605.00	0.00	0.00	
2	17/4/2019	PNOTE	1	Patient Notes	0.00	0.00	0.00	0.00	Y
2	24/4/2019	8220B	1	Fixed Appliance - Bond Innovation	1605.00	1605.00	0.00	0.00	
2	24/4/2019	PNOTE	1	Patient Notes	0.00	0.00	0.00	0.00	Y
2	30/5/2019	8999A	1	Orthodontic Adjustment	160.50	160.50	0.00	0.00	
2	30/5/2019	PNOTE	1	Patient Notes	0.00	0.00	0.00	0.00	Y
2	2/7/2019	8999A	1	Orthodontic Adjustment	160.50	160.50	0.00	0.00	
2	2/7/2019	PNOTE	1	Patient Notes	0.00	0.00	0.00	0.00	Y
2	8/8/2019	8999A	1	Orthodontic Adjustment	160.50	160.50	0.00	0.00	
2	8/8/2019	PNOTE	1	Patient Notes	0.00	0.00	0.00	0.00	Y
2	14/9/2019	8999A	1	Orthodontic Adjustment	160.50	160.50	0.00	0.00	
2	14/9/2019	PNOTE	1	Patient Notes	0.00	0.00	0.00	0.00	Y
2	19/10/2019	8999A	1	Orthodontic Adjustment	160.50	160.50	0.00	0.00	
2	19/10/2019	PNOTE	1	Patient Notes	0.00	0.00	0.00	0.00	Y
1	23/11/2019	0140	1	Consultation	42.80	42.80	0.00	0.00	
1	23/11/2019	1110S	1	Scale And Polish	101.65	101.65	0.00	0.00	
1	23/11/2019	PNOTE	1	Patient Notes	0.00	0.00	0.00	0.00	Y
2	23/11/2019	8999A	1	Orthodontic Adjustment	160.50	160.50	0.00	0.00	
2	23/11/2019	PNOTE	1	Patient Notes	0.00	0.00	0.00	0.00	Y
2	28/12/2019	8999A	1	Orthodontic Adjustment	160.50	160.50	0.00	0.00	
2	28/12/2019	PNOTE	1	Patient Notes	0.00	0.00	0.00	0.00	Y
2	1/2/2020	8999A	1	Orthodontic Adjustment	160.50	160.50	0.00	0.00	
2	1/2/2020	PNOTE	1	Patient Notes	0.00	0.00	0.00	0.00	Y
2	29/2/2020	8999A	1	Orthodontic Adjustment	160.50	160.50	0.00	0.00	
2	29/2/2020	PNOTE	1	Patient Notes	0.00	0.00	0.00	0.00	Y

Clinical Treatment Notes (A4 paper)　Printed 15/12/2020 13:49　Page 1 of 4

Date	Prv	Items	Notes
12 Dec, 2020	2	8999A, PNOTE	Adj 16 U - IPR 21/22 in view of black gingival triangle, retied L - retied, bond 37 aux .014 Q3 Cl II rt same as per L/V; Left side triangular pattern 36 to 22 to 33 - both BLUE R/V 5/52
07 Nov, 2020	2	8999A, PNOTE	Adj 15 U - retied L - retied Cl II rt same as per L/V; Left side triangular pattern 36 to 22 to 33 - both BLUE R/V 5/52 (1/2 hr , bond 37)
03 Oct, 2020	2	8999A, PNOTE	Adj 14 U - retied L - 17x25 nTMA retied , BCT more on 47 cont Cl II (blue) bilat, F/T to hooks d to upper 2s R/V 5/52
29 Aug, 2020	2	8999A, PNOTE	Adj 13 U - retied L - 17x25 nTMA retied restart Cl II (blue) bilat, F/T to hooks d to upper 2s R/V 5/52
25 Jul, 2020	2	8999A, PNOTE	Adj 12 U - retied L - 17x25 nTMA - torque control for 47 restart Cl II (blue) bilat, n/o R/V 5/52
16 Jun, 2020	2	8999A, PNOTE	Adj 11 U - retied L - 17x25 niti restart Cl II (blue) bilat, n/o R/V 5/52

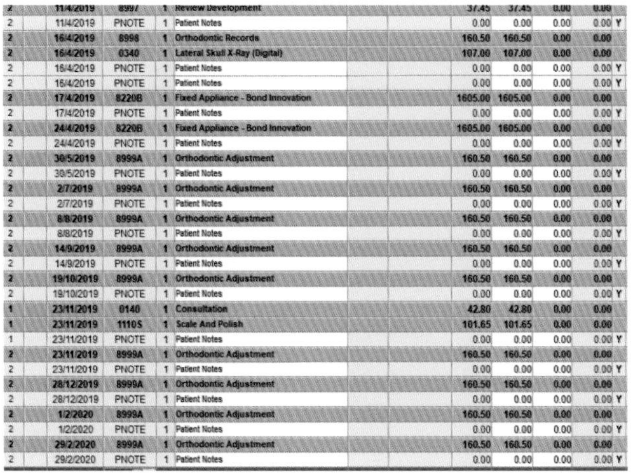

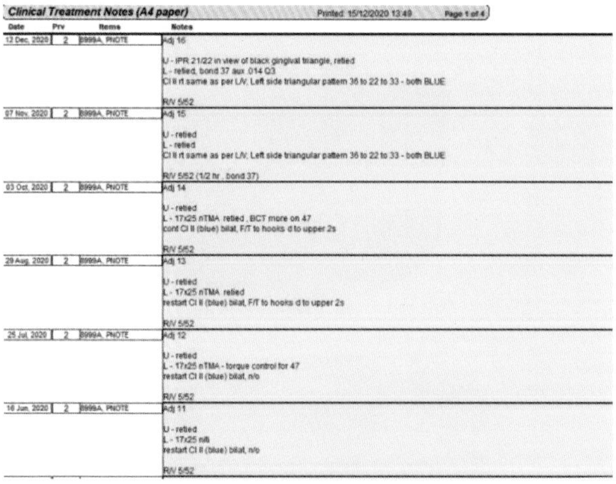

图 2.6　日志和患者的付款记录可以数字化存储

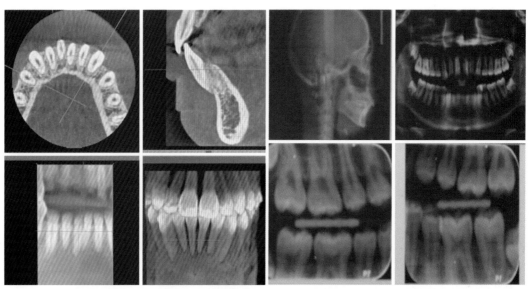

图 2.7　数字化 X 线片（各种类型）使胶片处理、数据访问和传输变得容易

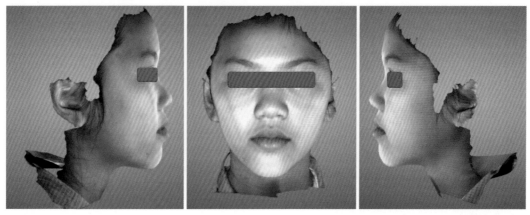

图 2.8　数字化口腔外扫描有利于制定矫正计划和 CBCT 集成。图片由 Dhirawat Jotikasthira 教授提供

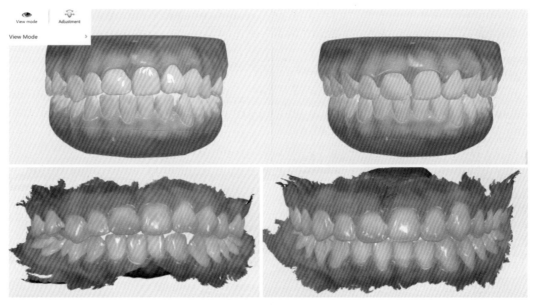

图 2.9　使用 3-Shape TRIOS 扫描软件对同一患者进行前后扫描的牙科模拟示例（TRIOS 治疗模拟器）。注意患者右侧后牙对刃咬合的矫正和下颌的移位

基于 X 线片的算法可用于预测某些情况（Htulter，1966）。图 2.10 所示为利用颈椎形态来确定个体的生长发育的研究（Bacetti et al，2002）。

扫描数据的整合可以用来提供具有预测性的治疗结果。正颌手术病例尤其受益于这样的模拟预测结果。如图 2.11 所示。

可以增加对治疗进展的监测。手机应用程序和高度创新的手机摄像头的使用使正畸医生能够远程监控患者（图 2.12）。鉴于新冠肺炎疫情，对远程牙科和远程诊断的需求已不再是一种奢望（Barenghi et al，2020）。应用程序可用于监测患者的依从性、治疗进展、口腔卫生状况等。

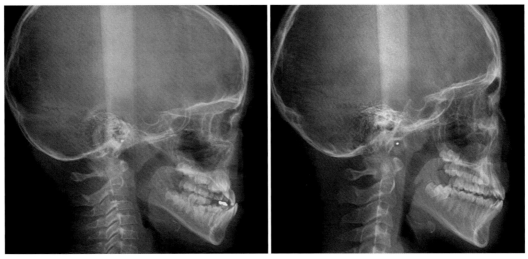

图 2.10 用于预测生长的颈椎分期。例如：这两例骨性Ⅲ类患者年龄均为 12 岁，但骨骼组织成熟度却不同。研究人员正在研究算法（Kok et al，2019），并借助标志点来帮助确定这一点

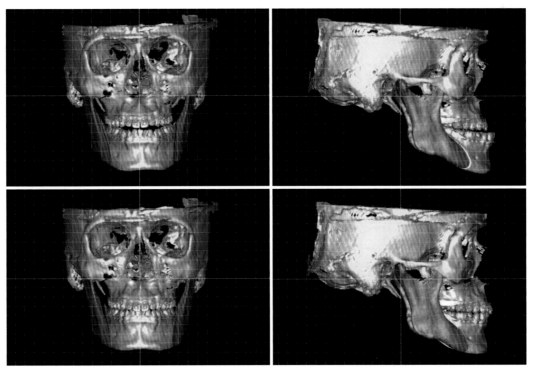

图 2.11 CBCT／口内扫描整合可获得更具预测性的结果。它也有助于制造中间和最终的手术夹板。图片由 Andrew Ow 博士提供

传输门户和数据存储在当今的数字化环境中非常重要。基于云空间的用户能够实现更安全的数据存储和管理，同时也更易于获取，而且这种数据的传输和访问也更加卫生。扫描的数据还可以通过此类门户网站转移到技工室和其他牙医那里，这就减少了物理材料处理，有利于控制感染（图2.13、图2.14）。

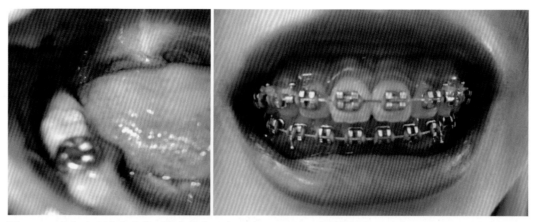

图2.12 患者治疗进展的监测越来越急迫（Hausa et al，2020）。新冠肺炎大流行期间拍摄的实际照片，询问牙齿感染和正畸进展情况

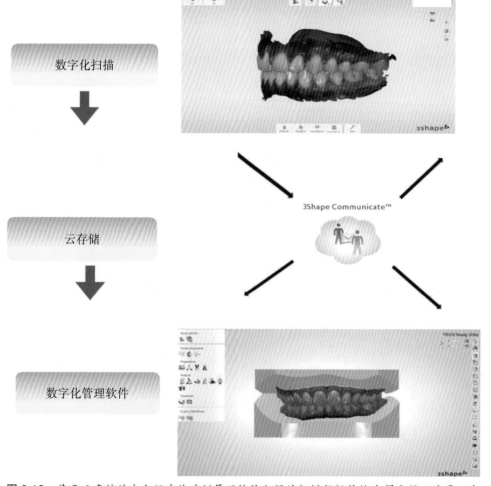

图2.13 基于云存储的安全门户使病例管理软件之间的扫描数据传输变得方便。这是一个使用3-shape平台进行传输的示例

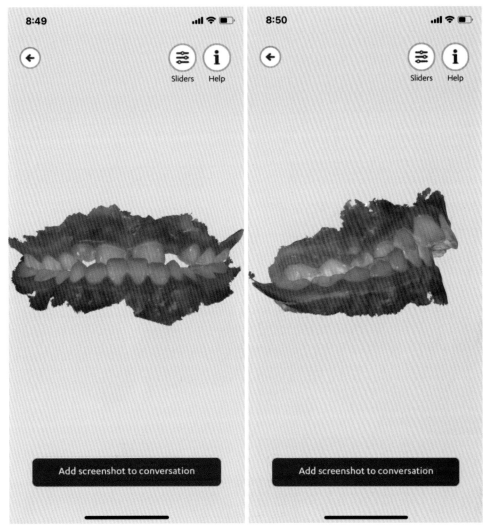

图2.14 易于访问（例如，通过移动应用程序）案例进行审阅和讨论也是一个巨大的优势（手机屏幕截图取自 3-shape 通信移动应用程序）

2.3 数字化辅助早期正畸治疗的临床适应证及应用

口内扫描使许多过程比印模材料更容易、更安全（Chalmers et al，2016），包括超出设备初始设计使用范围的应用，如用于婴儿和年轻患者（图 2.15）。

可移动设备的设计和生产从数字化技术中受益匪浅（图 2.16）。专用的技工软件使诊室内部和技工室能够以更快的时间制造简单或个性化定制的设备。

固定矫治器中托槽和弓丝设计以及粘接定位装置可能会改变我们使用固定矫治器的方式（图 2.17）。

使用定制化生产的个性化矫治器，可以使力的传导和施加更为精确（图 2.18）。

功能性矫治器：在隐形矫正器中添加前导下颌装置（Giancotti et al，2020）是一个非常有趣的治疗探索（图 2.19）。

隐形矫正器已经成为正畸学中的两种革命性技术之一（另一种是暂时种植体支抗技术），它彻底地改变了医生对患者的管理方式（图 2.20）。

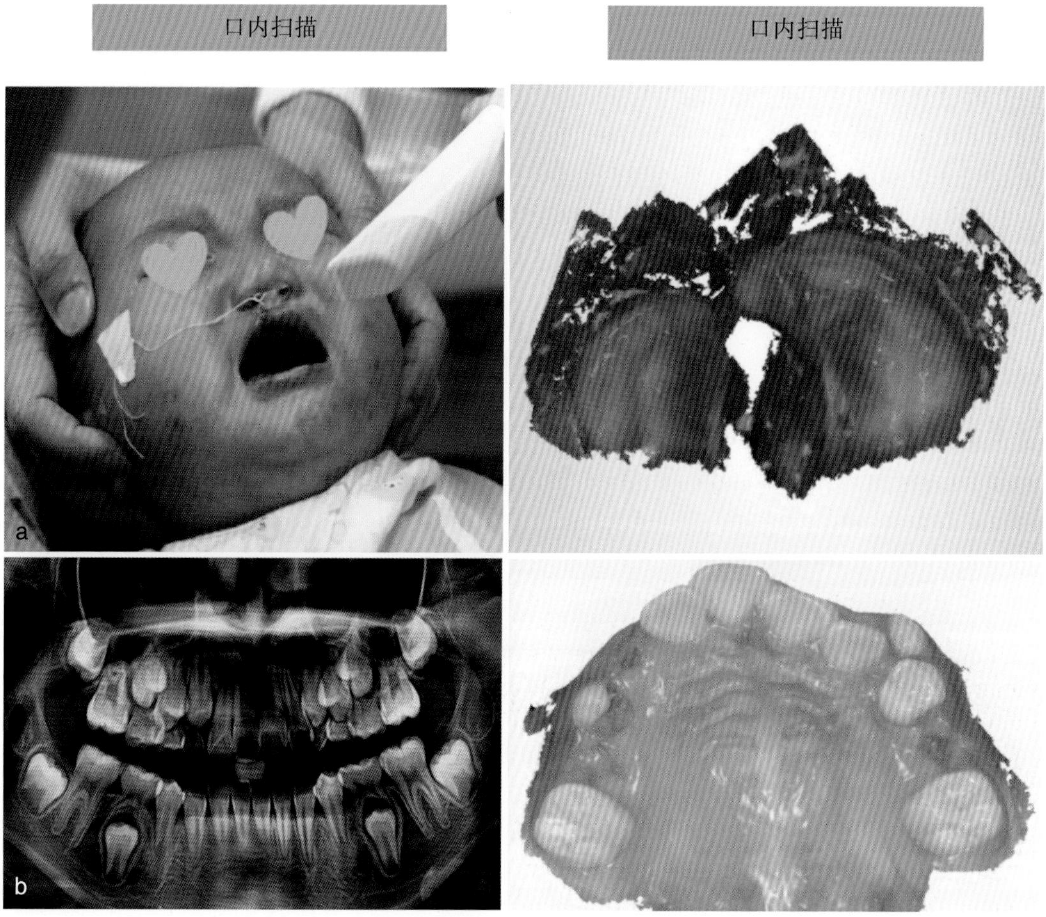

口内扫描

口内扫描

图 2.15　易于接受的扫描避免了患者对印模材料的不适（Chaudhari & Kharbanda 2017），并克服了松动牙的问题。a. 唇腭裂病例，图片由 Dhirawat Jotikasthira 教授提供。b. 显示了一名混合牙列期的患者，其第一和第二乳磨牙松动明显被拔除，并立即获取数字化研究模型。上述两种情况如使用藻酸盐印模都会非常不舒服，而且很难操作

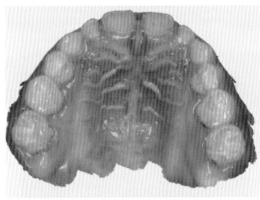
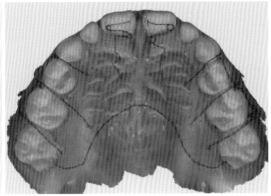
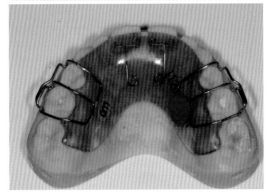

图 2.16　从口内扫描获取数字化研究模型，为技工室技工设计草图提供支持，适合患者口内情况的 3D 打印矫治器

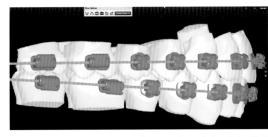
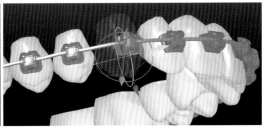

图 2.17　CAD-CAM 技术可以为医生提供定制的方案和定制的弓丝。图片显示使用 Insignia 系统制定治疗计划

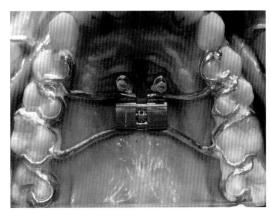

图 2.18　用于扩弓的定制矫治器。借助数字化技术制造（Graf，2017）。图片由 Nikhilesh Vaid 医生提供

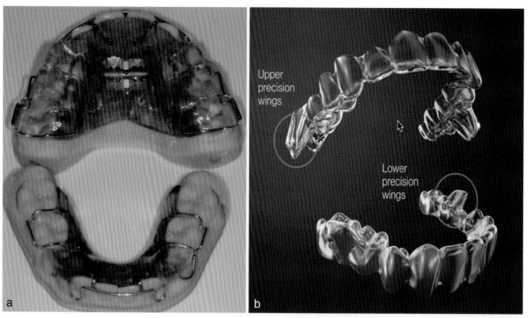

图2.19 功能性矫治器，将来会变得更为高效吗？a.目前的Twin-Block矫治器，由技工室制作。b.带有前导下颌附件的隐形矫治器，同时可以排齐牙列（由Invisalign提供）

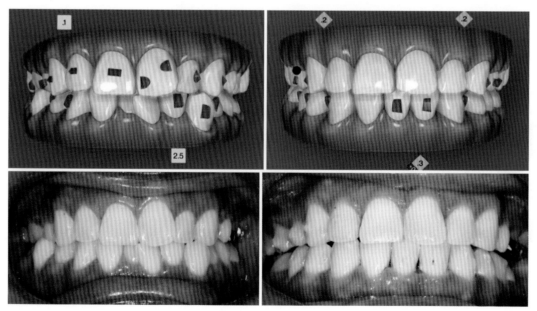

图2.20 从获得牙颌数据到模拟矫治的完成隐形矫治器得到了突飞猛进的改进（Keitn，2018）。算法也得到了改进，数据库也得到了增加，以提供更可预测的治疗方案。此处是使用Invisalign的示例

保持器是数字化技术可以改进的另一个方式。更精确的保持器和更短的制造时间将大大改善保持方案（图2.21、图2.22）。

2.4 数字化技术的缺陷与过度依赖

笔者慎重地写下了本章的标题，希望对正畸治疗有所帮助。

数字化技术虽然非常有用，但不能取代临床医生（图2.23）。

在与患者交流中，医护人员已经认识到沟通和共情在疾病管理中发挥着关键作用，这些是技术无法复制的（Dunbar et al，2014）。

系统性疾病和口腔疾病的检测及其影响也

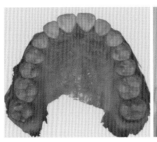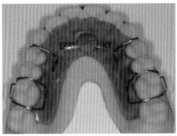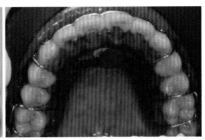

图 2.21 使用数字化技术制作的活动保持器。基于云存储的数据传输到技工室进行 3D 打印。定制矫治器并交付给患者

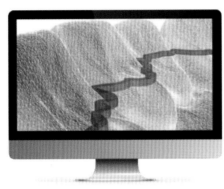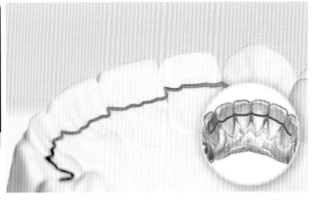

图 2.22 使用数字化技术制作的固定保持器。Ormco 公司的 Memotain 是一种 CAD-CAM 保持器，通过 bβ 镍钛合金的精确切割制成（Kravitz et al，2017），以完全适应牙齿的解剖形态

人际接触 - 沟通与共情	综合检测全身和口腔问题
相同治疗的不同反应	个体差异性问题（没有单一的"万能"解决方案）
患者的偏好和心理伪装	存在医疗法律问题

图 2.23 数字化技术的不足和局限

需要牙科医生给予足够的重视。

人工智能的优势在于帮助医生确定牙齿移动的理想方式，但目前还无法完全整合面部形态和骨骼解剖结构。患者表现出不同的错𬌗畸形种类，并对类似的治疗方式有着不同的反应。

精细调整和个性化的治疗计划不可或缺。患者的需求和心理状态也决定了合适的治疗计划和目标（Faber et al，2019）。到目前为止，人工智能算法还不能完全满足这些要求。

最后，人们必须始终意识到数字化技术在法律层面并不能免除用户的责任。

参考文献

请登录 www.wpcxa.com 下载中心查询或下载，或扫码阅读。

第 3 章

安氏 Ⅱ 类 1 分类错殆畸形的阶段性治疗

Kurt Faltin Jr

安氏 Ⅱ 类 1 分类是一种多因素导致的错殆畸形，发病率很高，约为 40%。有研究指出这类错殆畸形是生长发育阶段神经、肌肉及遗传因素等功能障碍引起的。

安氏 Ⅱ 类 1 分类中 80% 是由下颌后缩造成的，20% 是由上颌前突引起的。这两种分类的治疗方案完全不同。

医生必须明确优先解决的是功能性、骨性还是牙性问题，这将由准确的诊断方案来确定（Björk，1955）。

上颌横向发育不足是第一阶段治疗中最重要的问题。只有上颌骨的横向宽度和下牙弓匹配，才能恢复 Ⅰ 类咬合（Faltin Jr et al，2003）。

Bionator 矫治器是由德国 W. Balters 教授在 20 世纪 60 年代发明的一种功能性矫治器，已沿用至今。

3.1 下颌后缩的治疗

病例 1

MS，9 岁 3 个月。

患者横向牙弓宽度正常但伴有明显下颌后缩，治疗方案是使用 Bionator 功能矫治器，改善患者在矢状向和垂直向的功能问题，以恢复

K. Faltin Jr (✉)
Face Orthopedics – Orthodontics, Rua Frei Caneca,
São Paulo, SP, Brazil
e-mail: kurt@faltin.odo.br

颅颌面功能的正常（Balters，1964）（图 3.1、图 3.2）。

治疗结束后保持期间，要求患者在前 6 个月每周至少 6 天全天佩戴最后一个 Bionator 矫治器，后 6 个月时只夜间佩戴。治疗结果如图 3.3 所示。

功能性干预通过纠正神经生理系统，促进了机体平衡、稳定的发育，并取得了较好效果（Petrovic，Stutzmann，1977）（图 3.4~ 图 3.6）。

病例 2

PHL，8 岁，见图 3.7~ 图 3.10。

只有少数患者可以单独使用 Balters 的 Bionator、Frankel 功能矫治器或其他功能调节器。这两种功能矫治器相似，被认为是唯一的全功能颌骨矫形装置（Bishara，Ziara，1989）。

绝大多数 Ⅱ 类 1 分类患者是下颌后缩、上颌骨横向宽度不足、上前牙突出、下牙拥挤，牙齿表现为完全远中磨牙关系，伴有一般功能障碍。患者在接受功能性矫形治疗如 Bionator 治疗前需做一些治疗准备工作。

快速扩弓 RME 是第一种推荐的干预措施。推荐活动基板扩弓器或是粘接式扩弓器。

接下来进入 Balters 的 Bionator 功能矫形阶段，需要考虑治疗过程中一系列因素的控制，包括从咬合重建到患者口内调整和使用指导。

可惜只有一小部分病例可以单独使用 Bionators 治疗。

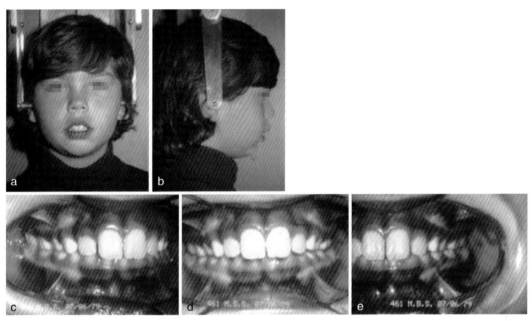

图 3.1　病例 1。MS，9 岁 3 个月，治疗前照片

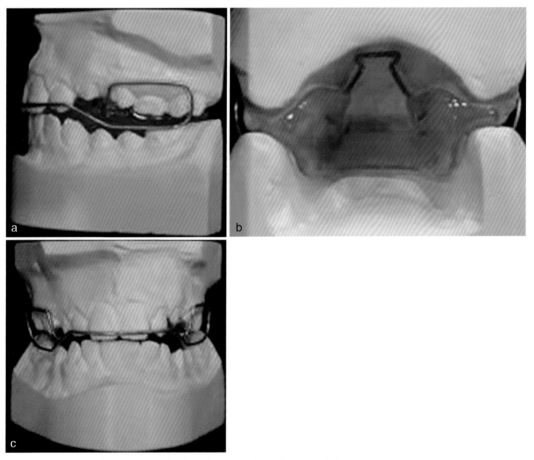

图 3.2　在 3 年 2 个月时间内，患者佩戴了 3 个 Balters 的 Bionators 矫治器

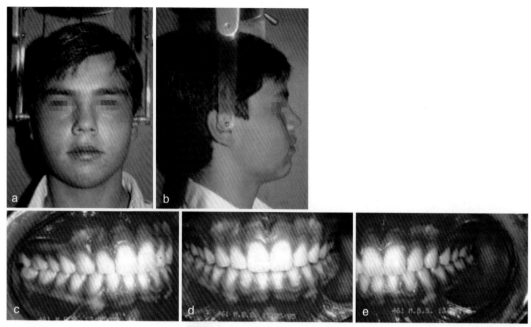

图 3.3 没有借助固定装置，患者达到了正常的咬合，面部和谐美观，神经肌肉功能平衡

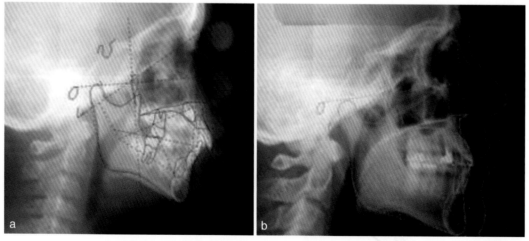

图 3.4 治疗前（a）与治疗后（b）的头影测量描记图

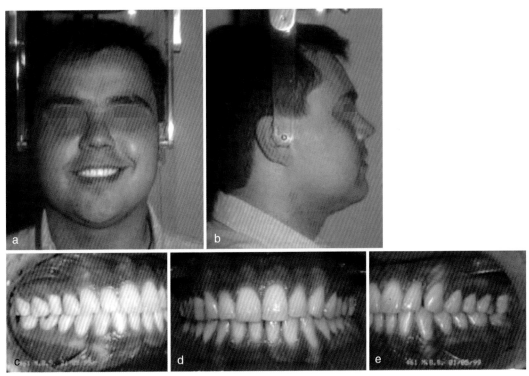

图3.5　7年后的长期随访表明Ⅱ类错殆的下颌骨矫形治疗稳定性很好

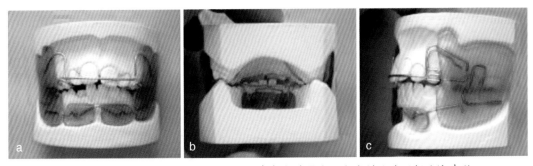

图3.6　FR2是另一种功能矫形器，可用于治疗青春期前Ⅱ类1分类错殆伴下颌后缩畸形

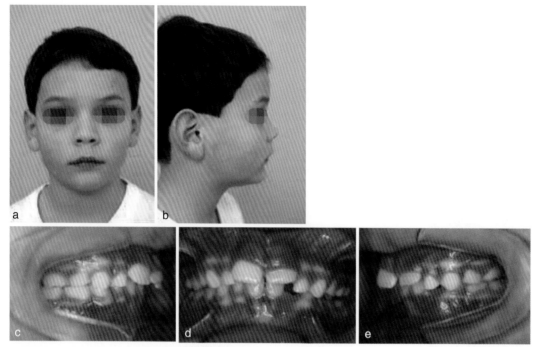

图 3.7　病例 2 为 8 岁男孩，与第一例患者相似，但该病例存在一些错𬌗畸形问题，如拥挤、上牙弓突出、上颌骨牙弓狭窄、深覆𬌗和功能障碍

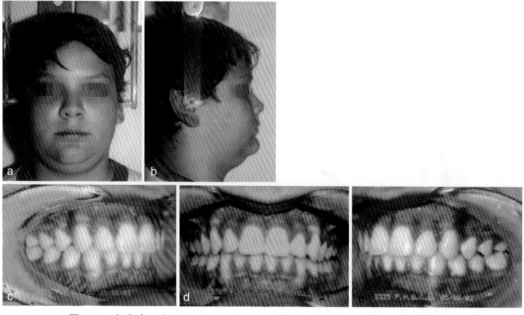

图 3.8　患者在 5 年内使用了三副 FR2 矫治器，这是 12 岁 7 个月时的情况

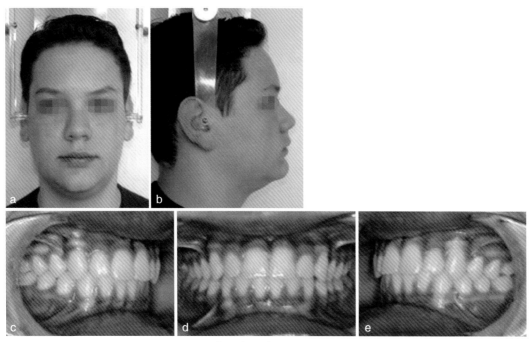

图 3.9 没有佩戴保持器，2 年后的稳定性

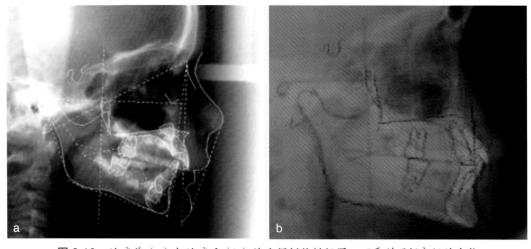

图 3.10 治疗前（a）与治疗后（b）的头颅侧位描记图，可看到下颌良好的生长

病例 3

JDS，9 岁 3 个月。初诊照片见图 3.11。

对各种检查及头影测量全面分析后，诊断显示上下颌横向存在差异、开𬌗、牙列拥挤和呼吸功能障碍（van der Linden，1986）（图 3.12）。

患者在接受功能性矫治前（如 Balters 的 Bionator）必须做好的准备（图 3.11）。第一阶段：上颌快速扩弓，同时使用下颌多用途弓矫正下切牙。这一阶段用时 8 个月。

第二阶段目标是达到面部和谐美观，在垂直向、矢状向和水平向进行治疗。在此阶段，患者使用了改良的 Balters 的 Bionator 矫治器。

上颌戴用 Balters 的 Bionator 时，下颌多用途弓继续使用，Bionator 佩戴一年时间。

第三阶段的目的是调整牙齿排列和咬合，最终实现功能性正常咬合。

保持阶段上颌使用了活动保持器，下颌使用了固定舌侧丝（图 3.13 显示最终结果，图 3.14 为头颅侧位片），患者最终达到了面部形态美观的效果。

在这种情况下，为了能够达到面部协调美

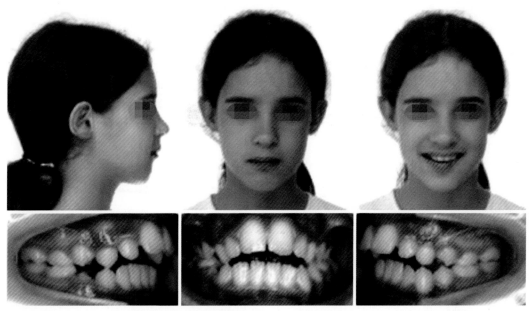

图 3.11 初始记录

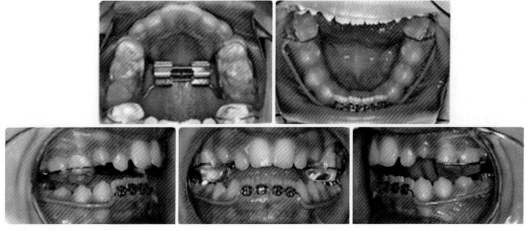

图 3.12 在使用 Bionator 前的治疗

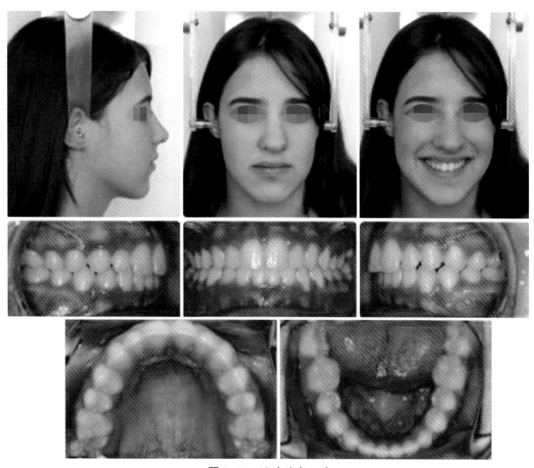

图 3.13　治疗结束记录

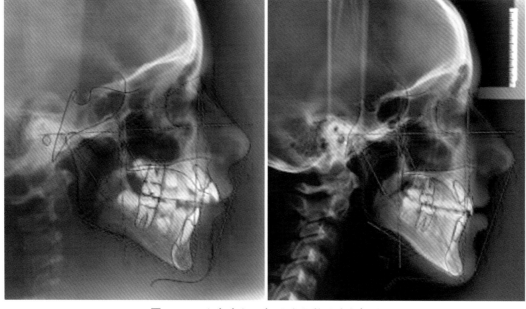

图 3.14　治疗前和 5 年后的头影测量分析图

观，正常咬合和正常功能的神经肌肉，必须尽快开始矫形和正畸治疗。

G.Sander（2001）开发了一种新的矫治器：SⅡ。它由两块带有螺钉的基板和一块带有金属导轨的上板组成，金属导轨在前部区域与基板接触。

SⅡ矫治器具有上颌横向扩弓、磨牙扶正和下颌前伸的功能。SⅡ治疗的优点可以使上颌骨增宽，纠正深覆𬌗，同时为牙齿正畸治疗和下颌骨前移打开空间。

Sander 的 SⅡ 和 CIark 的 Twin-Block 有类似的功能，见病例 4（图 3.15）。

病例 4

R.L.B.H，12 岁。

第一阶段持续了 1 年 6 个月，在使用 SⅡ 的整个治疗过程中可看到咬合的改善和治疗效果。下一阶段使用固定矫治器，包括保持的 15 个月（Sander，2001）（图 3.16）

图 3.17 显示最终的治疗效果。

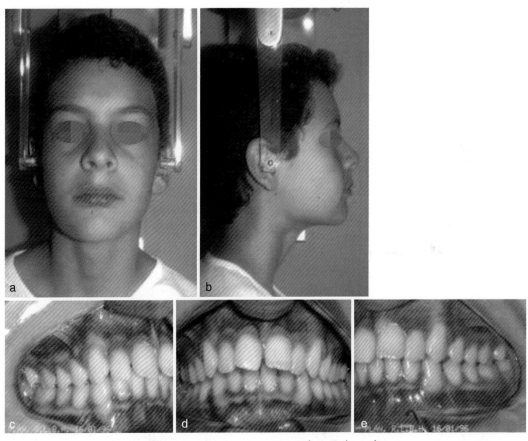

图 3.15 病例 4。R.L.B.H 治疗开始前 12 岁

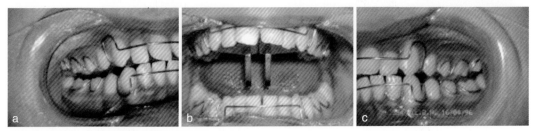

图 3.16 下一阶段使用固定矫治器，通过 15 个月保持，结果稳定

对于明显的安氏Ⅱ类1分类，伴有严重的上颌前突、下颌后缩、深覆𬌗和功能障碍，但无下牙列拥挤的患者，必须立即治疗，即使是在乳牙列期（图3.18、图3.19）

生物学上的原因是，在这种反向表观遗传因素下，牙颌面形态将随着生长发育而变差。

阶段性矫治可以协调面部形态，平衡咬合和神经肌肉功能，这是对咀嚼肌系统的形成、咀嚼肌大小和形状等正常功能适应的正向刺激。

SⅡ的治疗优势在于上颌骨扩弓，纠正深覆𬌗，打开咬合，并导下颌向前。

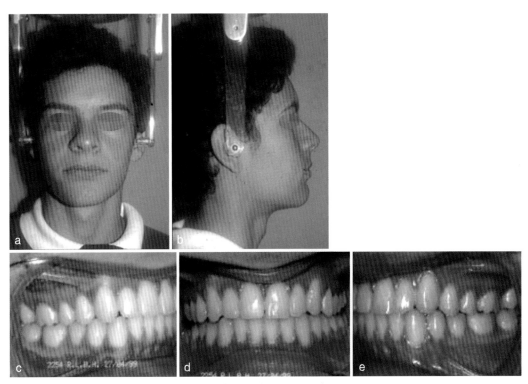

图3.17 治疗结束后患者达到了非常好的矫治效果

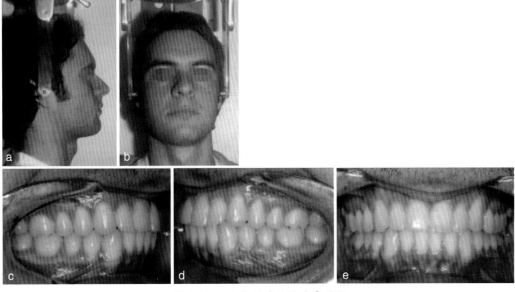

图3.18 长期治疗结果非常稳定

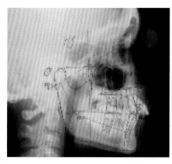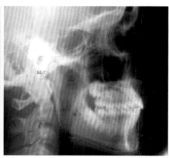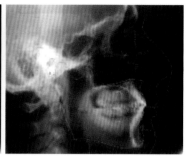

图 3.19 治疗前、治疗后与长期保持的头影测量图

病例 5

L.M，4 岁 6 个月。

治疗开始时，在第一阶段使用了 Bionator 很长时间，在第二阶段使用 SⅡ（图 3.20~ 图 3.23）。

距离他的生长发育结束还有很长时间，所以矫形后的结果非常重要（图 3.22）。

病例 6

只有在很小的年龄就开始治疗时，才能获得满意的效果（图 3.24~ 图 3.28）。

特定阶段患者的治疗。由于垂直向发育较差，治疗的首要目标是实现面部的协调，而后进行固定矫治。

治疗顺序如下文所述。

由于此患者已经是生长发育晚期，医生决定首先使用 Balters 生物矫治器恢复面型协调，然后根据 Ricketts 理论使用固定矫治器。

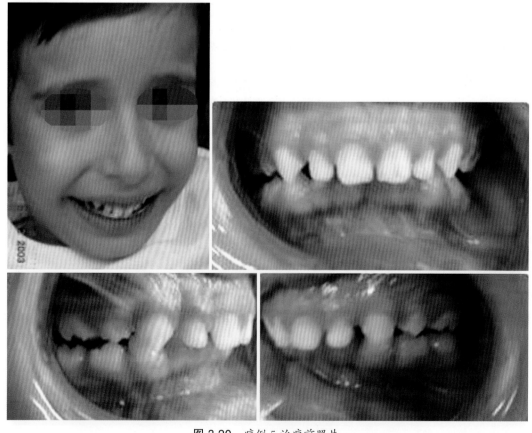

图 3.20 病例 5 治疗前照片

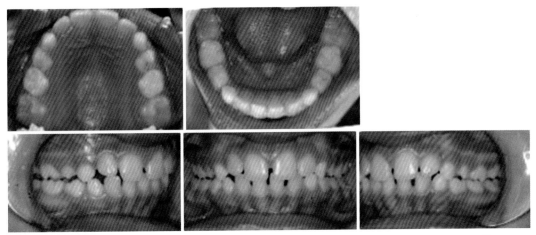

图 3.21　2001 年 11 月至 2005 年 3 月，患者使用了活动的上颌扩弓器、Bionator 和 SⅡ

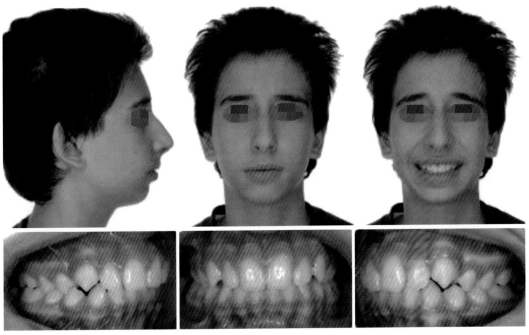

图 3.22　2010 年 6 月至 2013 年 6 月，第二阶段，患者接受固定矫治器和保持治疗

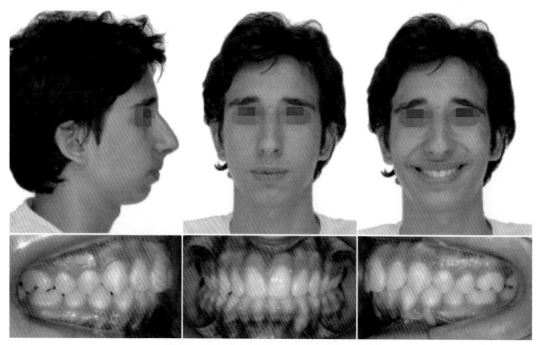

图 3.23　长期保持后的颜面照和口内照

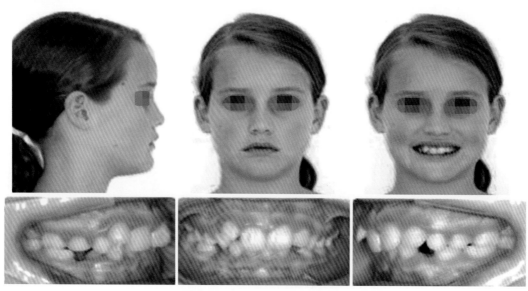

图 3.24　病例 6 开始治疗前

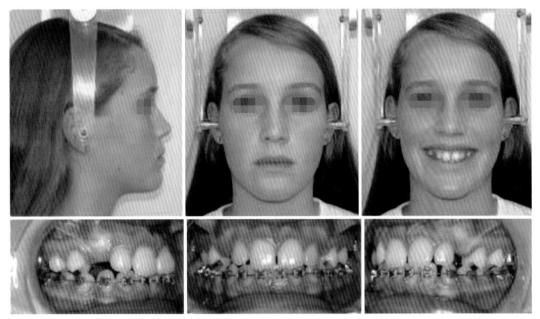

图 3.25　Bionator 治疗结果

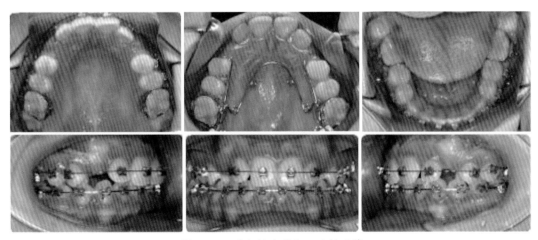

图 3.26　固定矫治器和四眼扩弓簧

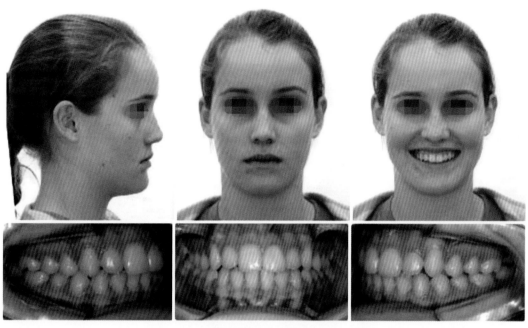

图 3.27　治疗结束

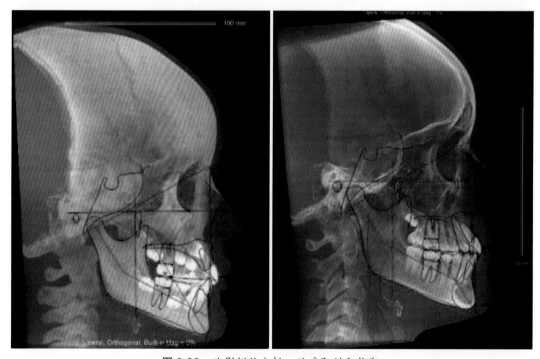

图 3.28　头影侧位分析：治疗即刻和长期

病例 7

FA，10 岁 2 个月。

在治疗开始的时候，患者为典型的下颌后缩畸形（图 3.29、图 3.30），需优先协调面部形态（图 3.31~图 3.34）

图 3.35 是治疗前和治疗后 X 线图像，显示

了双侧颞下颌关节的功能适应程度，髁突在关节窝中重新定位。

3.2　上颌前突的治疗

安氏 Ⅱ 类 1 分类错𬌗畸形以上颌前突为特

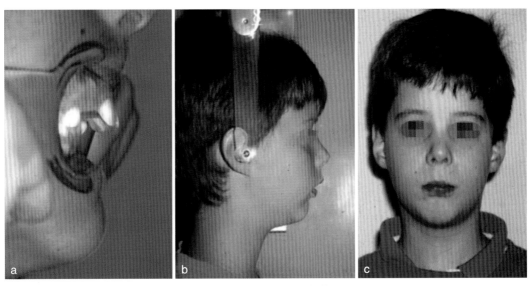

图 3.29　病例 7 治疗前

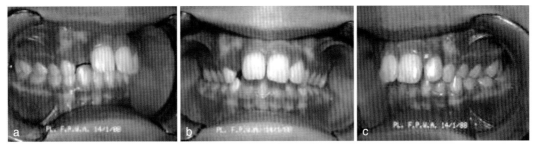

图 3.30　治疗开始时的正侧位照片

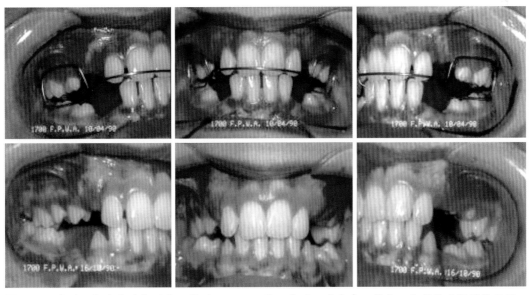

图 3.31　达到Ⅰ类关系时戴用和不戴用 Bionator 的口内照。患者在 2 年零 3 个月的时间里使用了 5 个 Bionator，并使用固定矫治器完成了治疗

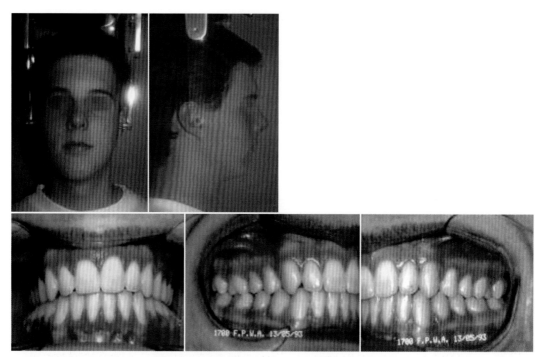

图 3.32　治疗结束，矫治时间为 4 年 3 个月

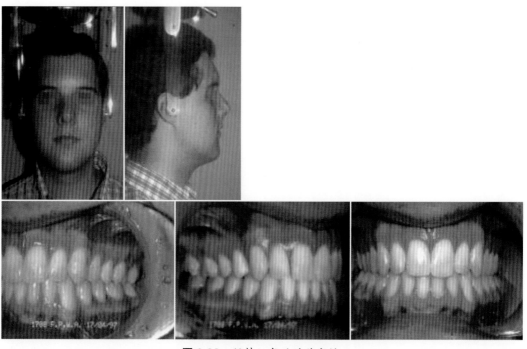

图 3.33　保持 6 年后的稳定性

征，治疗必须以口外牵引为主，使用 G. Sander 发明的口外牵引装置（图 3.36）。这种口外牵引装置具有恒定的 4~5N 的颈部力量。牵引器每天应使用 18h。

口外牵引装置的牵引力主要靠颈部。如果患者具有水平生长倾向，则有必要与前牙咬合板联合使用。如果患者具有垂直生长倾向，则表明需要使用低位后牙咬合板。

颌骨矫治完成后，使用固定矫治器矫治，保持一定时间后完成治疗。

病例 8

S.C.W，11 岁，图 3.37、图 3.38 所示为治疗开始时。

一期治疗采用上颌可摘扩弓装置，治疗时间 8 个月（图 3.39）。

第二阶段治疗为口外牵引 12 个月，固定矫治和保持。治疗时间共计 2 年 11 个月（图 3.39）。

长期治疗结果如图 3.40 所示。

治疗前、治疗中和长期保持头影测量分析显示治疗结果稳定（图 3.41）。

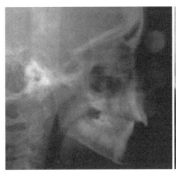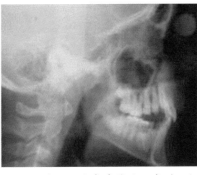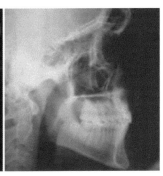

图 3.34　头颅侧位片可以非常清楚地观察到下颌骨的生长

治疗前　治疗后　治疗前　治疗后

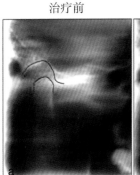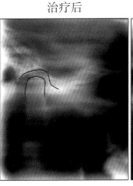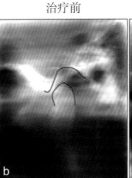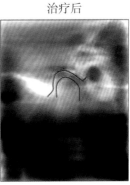

图 3.35　a. 右侧髁突。b. 左侧髁突

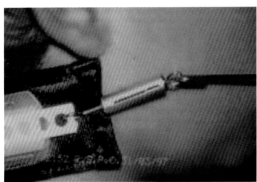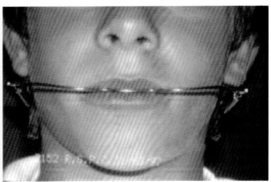

图 3.36　放置口外弓牵引器

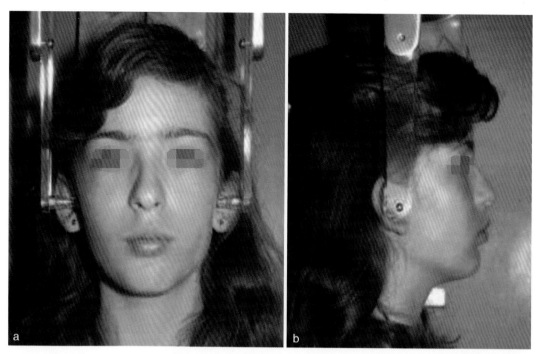

图 3.37　病例 8 治疗开始前的颜面照

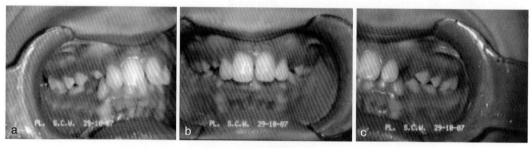

图 3.38　治疗前口内照

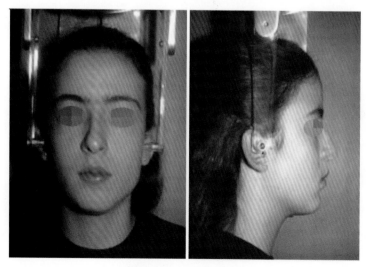

图 3.39　治疗第二阶段

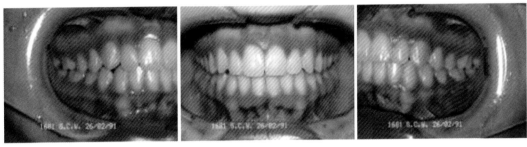

图 3.39（续）

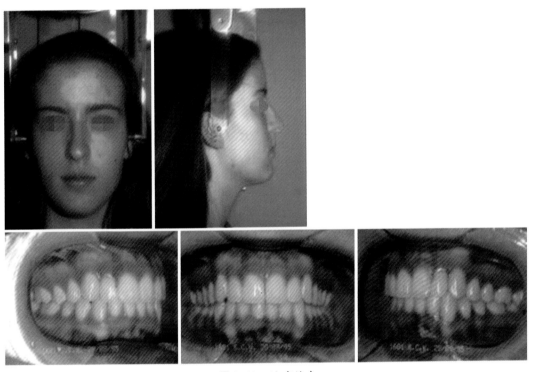

图 3.40　治疗结束

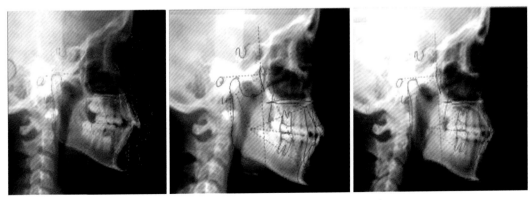

图 3.41　治疗前后与长期保持的头颅侧位片

病例 9

C.P, 9 岁 10 个月。治疗开始时（图 3.42）。口外矫治器和 Balters 的联合治疗。

顺序如下。

1. 上颌骨横向扩弓。

2. 使用 Bionator 治疗 2 年 10 个月（图 3.43）。

3. 使用口外矫治器（1 年）和固定矫治器，图 3.44 显示了治疗结束时的情况。

4. 长期保持（图 3.45）。

5. 治疗前后的头影测量图像（图 3.46）。

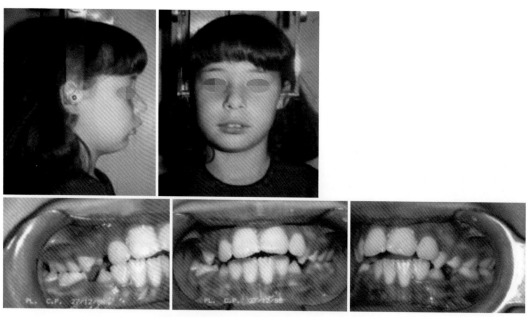

图 3.42 病例 9 治疗前颜面照和口内照

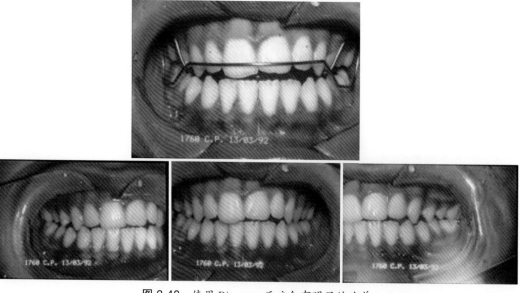

图 3.43 使用 Bionator 后咬合有明显的改善

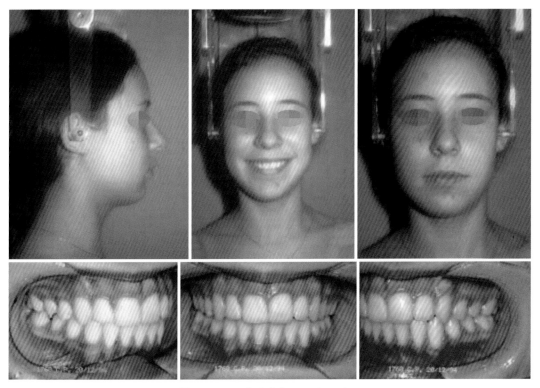

图 3.44　治疗结束颜面照和口内照

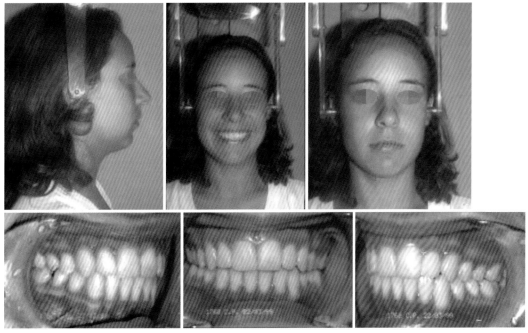

图 3.45　观察 5 年后

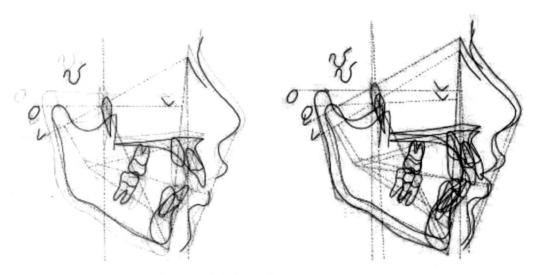

图 3.46 治疗前与治疗后的头影测量重叠图

3.3　结论

在了解牙颌面咀嚼系统所涉及的生物学过程基础上，使用个性化诊断，确定相应的治疗方法，应用高效恰当的矫治器，最终才能实现面部和谐美观、咬合正常和神经肌肉功能静态与动态平衡。

正畸治疗中面部美观是正畸治疗优先考虑的因素，但是实现神经肌肉平衡和正常咬合的维持才能达到口颌系统的长期稳定。

正畸医生必须做好准备，了解本专业在遵循基本原则的基础上不断发展的长期趋势。

参考文献

请登录 www.wpcxa.com 下载中心查询或下载，或扫码阅读。

第 4 章

安氏 II 类错殆畸形是否值得早期矫治

Amit Bhardwaj

正畸医生常常对 II 类错殆畸形感兴趣是因为这类错殆畸形占治疗病例的 45%（Bishara，Saunders，2001）。II 类错殆畸形的病因可以是牙性、骨性或二者兼之。大多数 II 类错殆畸形的患儿都存在骨性问题。

早期矫治主要为改善颌骨的生长，减少骨量差异和肌力失衡（Moyers，1988）。矫治目标是实现良好的功能、美学和稳定性。

在开始治疗之前，医生必须从最终的结果出发，这就意味着我们必须进行全面的检查、诊断和治疗计划的制定。

医生需要对病例进行分析，从而发现问题，列出问题清单，进行必要的检查，并解释检查结果以进行诊断。

根据 Thomas Rakosi 的研究，II 类错殆畸形的头影测量分类如下（Graber et al，1997）。

1. 牙性 II 类错殆畸形。

2. 功能性 II 类错殆畸形。

3. 上颌前突导致的骨性 II 类错殆畸形。

4. 下颌发育不足导致的骨性 II 类错殆畸形。

5. 由于上下颌骨发育异常引起的 II 类错殆畸形。

需要重视的是，医生必须在适当的时间选择合适的矫治器。

A. Bhardwaj (✉)
Department of Orthodontics, Modern Dental College & Research
Centre, Indore, MP, India

4.1　牙性 II 类错殆畸形（图 4.1~图 4.3 ）

口腔不良习惯，如咬唇（图 4.2）和吮吸拇指（图 4.3）（Fleming，2017）在牙性 II 类错殆畸形中起着重要作用。

简单矫治器可用于矫正上前牙和（或）下前牙唇倾。

4.2　功能性 II 类错殆畸形

功能性 II 类错殆畸形见图 4.4~ 图 4.15。

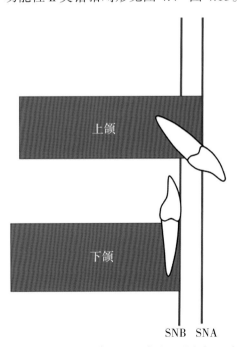

图 4.1　牙性 II 类错殆畸形，上前牙和（或）下前牙唇倾度异常

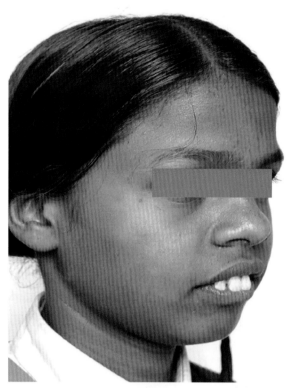

图 4.2 咬唇，下唇位于上下前牙之间

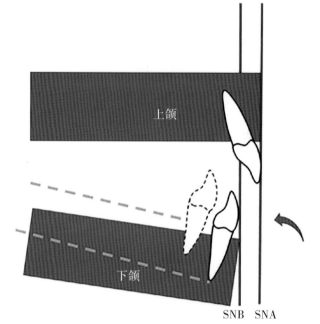

图 4.4 功能性Ⅱ类错𬌗存在被迫性的远中咬合关系。在牙齿的引导下，下颌从息止颌位向后滑动

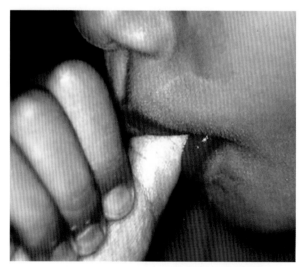

图 4.3 吮指

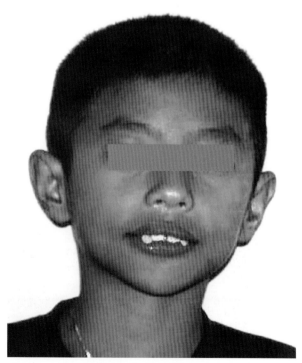

图 4.5 一名12岁男孩在息止颌位时的口外照片显示，上颌前牙唇倾，下唇位于上下颌前牙之间

病例 1

这一功能性安氏 II 类案例符合 Reichenbach 和 Taatz 对"脚和鞋现象"的解释（McNamar, Brudon 1993, 2001）（图 4.5~ 图 4.14）。

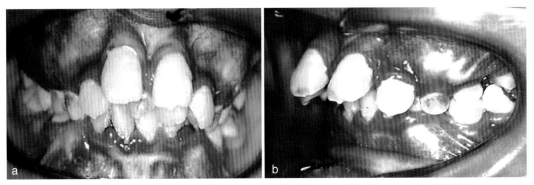

图 4.6　口内照片显示，患者现处于混合牙列期；深覆盖明显，口腔卫生很差

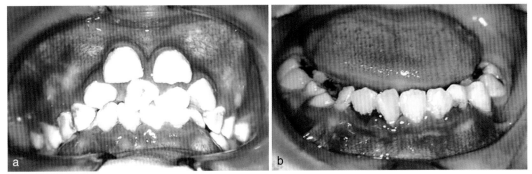

图 4.7　口内照片显示上颌牙弓形态呈 V 形，12 牙和 22 牙舌侧存在两颗多生牙。下颌牙弓形态呈 U 形 (b)，因此，只有当下颌前牙位于多生牙舌侧时，才能进行咬合

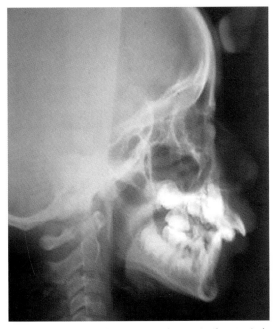

图 4.8　头颅侧位片显示上颌骨和下颌骨之间存在严重的骨性不调，因为，只有当下颌前牙位于多生牙舌侧时，才能进行咬合

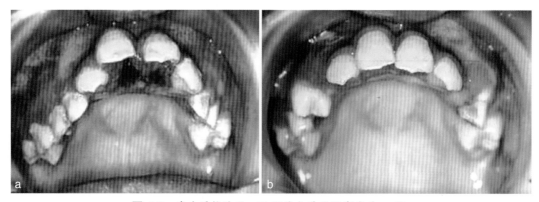

图 4.9 多生牙拔除后，V 形的上牙弓逐渐变为 U 形

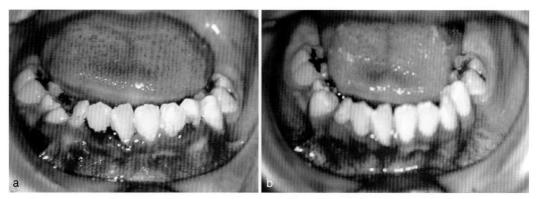

图 4.10 下牙弓形态也逐渐改变，以适应变化的上牙弓形态

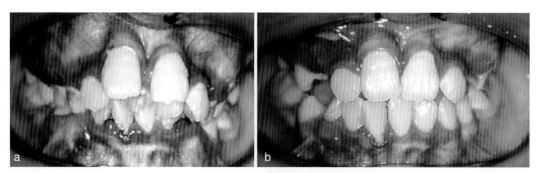

图 4.11 口内照片显示拔除多生牙后变化明显

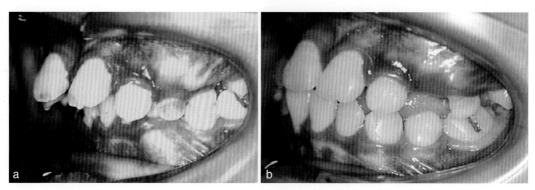

图 4.12 覆𬌗、覆盖均改善

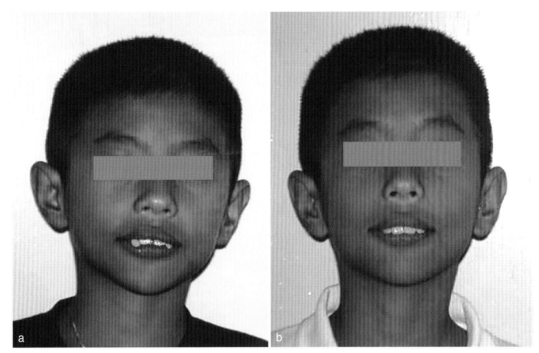

图 4.13 拔牙前（a）和拔牙后（b）的颜面照对比；面部外观和微笑均得到改善

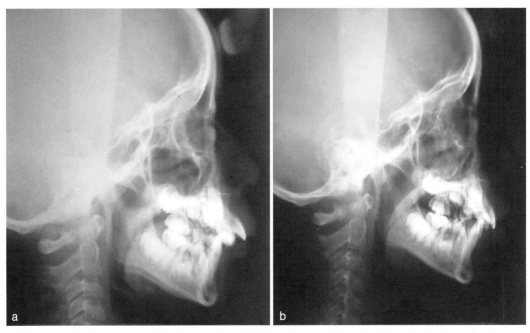

图 4.14 拔牙前（a）和拔牙后（b）的头颅侧位片显示，拔除多生牙后，下颌前移，覆盖减少

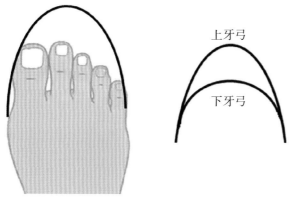

图 4.15 图中的脚代表 U 形下牙弓，无法向前滑动以适应代表 V 形上牙弓的窄头鞋

4.3 上颌骨前突导致的骨性 II 类错𬌗畸形（图 4.16）

许多学者建议使用口外矫治器来抑制上颌骨的生长，例如，用于水平生长型患者的颈部头帽（图 4.17a）和用于垂直生长型患者的高位头帽（图 4.17b、c）（Firouzet et al，1992；Southardet et al，2013）。

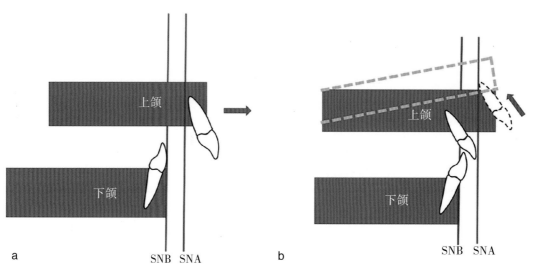

图 4.16 a. 上颌骨前突导致的骨性 II 类错𬌗畸形；上颌骨前突，下颌骨正常。b. 上颌骨前突并向前上倾斜导致的骨性 II 类错𬌗畸形

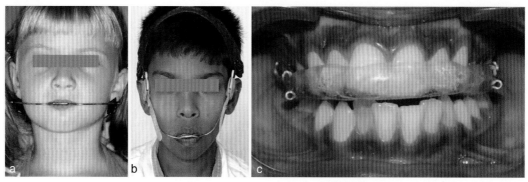

图 4.17 a. 颈部牵引头帽。b. 高位头帽。c. 带头帽口外弓管的𬌗垫

4.4 下颌骨发育不足导致的骨性Ⅱ类错殆畸形（图4.18）

4.4.1 病例2（图4.19~图4.28）

可摘和固定功能矫治器可将下颌骨前导到新的位置，以尽量减少上下颌骨在矢状向上的差异。对于前导下颌的最佳功能矫治器，目前尚无共识。可达到此目的的矫治器有很多，我们应该选择最有效的（Wishney et al，2019）。

William J.Clark 于 1977 年推出 Twin-Block 矫治器，该矫治器可用于矫治具有生长潜力的下颌后缩以及上颌弓狭窄的患者（Clark，2014）。

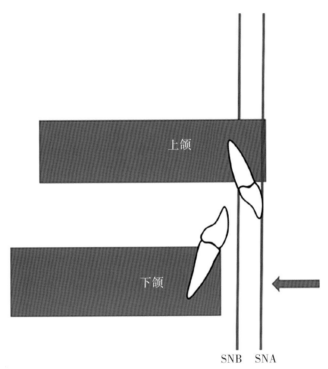

图 4.18 下颌骨发育不足的骨性Ⅱ类错殆畸形；上颌骨正常，下颌骨后缩

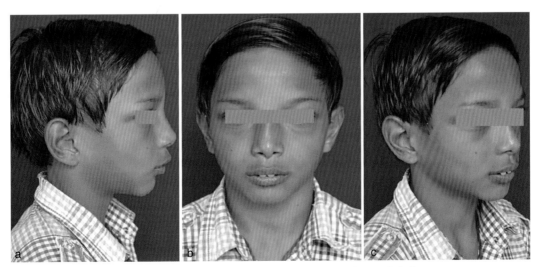

图 4.19 12岁男孩的颜面照。侧貌为凸面型，开唇露齿

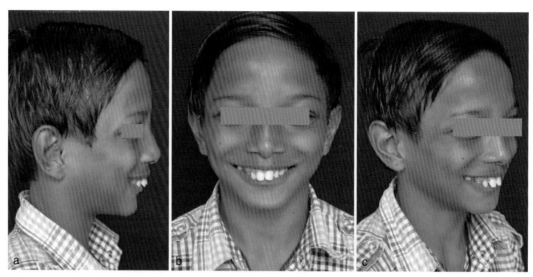

图 4.20 微笑时，患者的下唇位于上下前牙之间，这可能会导致上前牙更加唇倾，下前牙更加舌倾

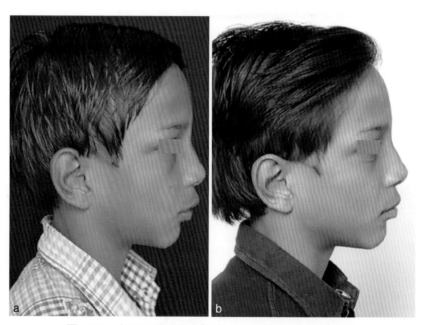

图 4.21 术后面型预测分析（VTO）用于预测治疗结果

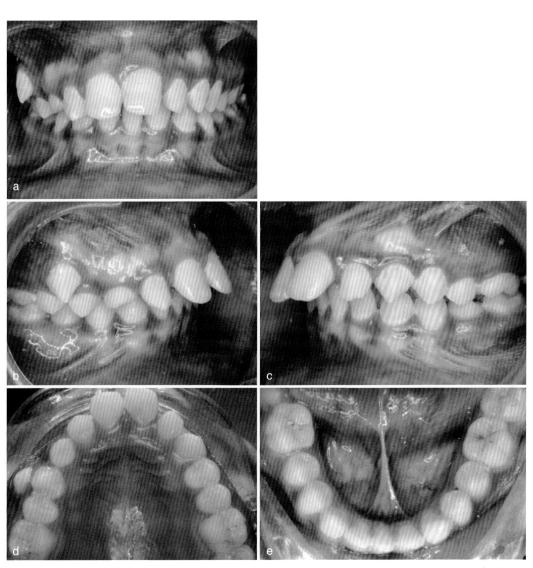

图4.22　口内照显示此时牙列处于混合牙列末期；上牙弓呈V形，下牙弓呈U形；磨牙远中关系，左侧尖牙远中关系，而右侧尖牙关系无法判断。13异位（a、b、d），53滞留；上前牙唇倾，覆盖大，上牙弓轻度拥挤

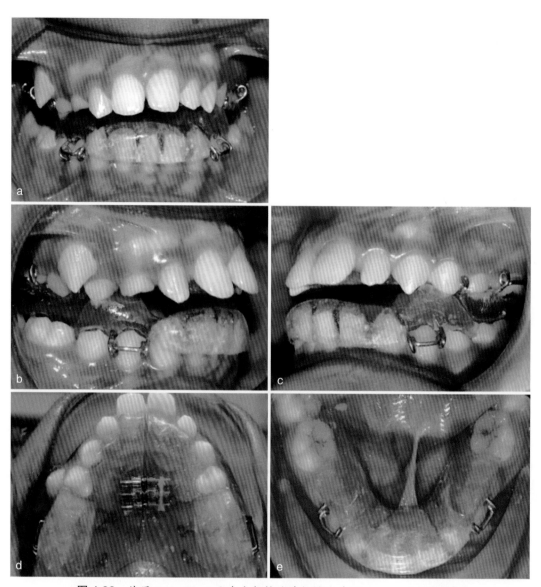

图 4.23　使用 Twin-Block 配合上颌扩弓进行矫治（Maspero et al，2015）

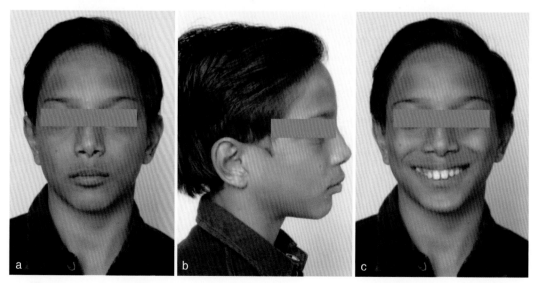

图 4.24　使用 Twin-Block 治疗后的口外照片；由于下颌向前移动，他的侧貌及微笑得到改善

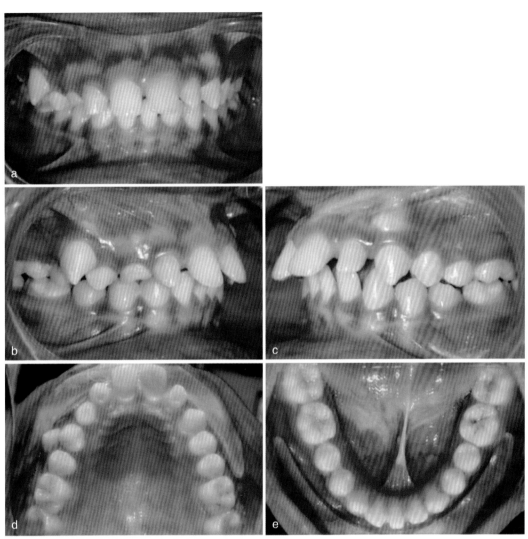

图 4.25　使用 Twin-Block 治疗后的口内照片显示下颌向前移动。左侧尖牙磨牙均为中性关系，覆𬌗、覆盖减小。上牙弓横向扩展（d）与下牙弓匹配（e）

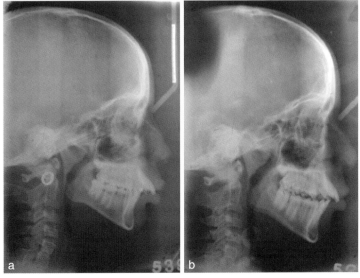

图 4.26　Twin-Block 治疗前、后的头颅侧位片对比显示，下颌位于更靠前的位置，覆盖和覆𬌗均减少（Mills，McCulloch，1998）

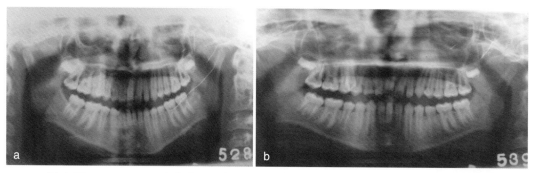

图 4.27　Twin-Block 治疗前、后的全口曲面体层片（OPG）显示 13 异位和 53 滞留

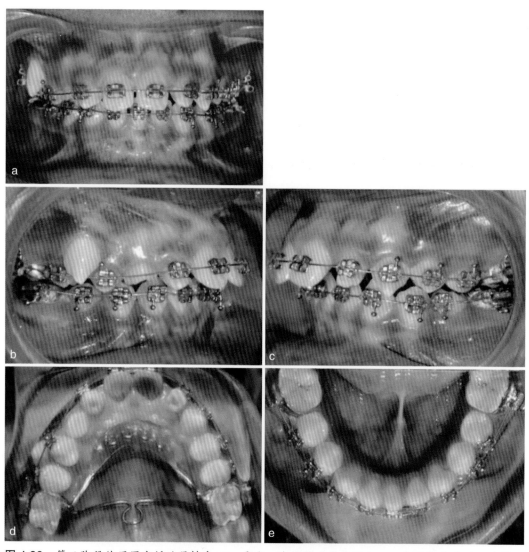

图 4.28　第二阶段使用固定矫治器排齐 13，是这一阶段的主要目标之一。有两种方案可以选择：将 13 纳入 14 和 15 之间，或者 13 向前移动替代 53

4.4.2 病例3（图4.29~图4.37）

4.4.3 病例4（图4.38~图4.51）

从病例2~病例4可以得出结论：所有病例都是独一无二的，每个病例都使用了不同的治疗方法。必须强调的是：在正确的部位，在正确的时间，使用合适的矫治器进行治疗。

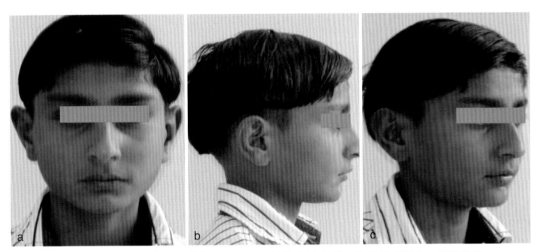

图4.29 一个12岁男孩的颜面照显示，侧貌为凸面型，上下唇可闭合，颏肌紧张

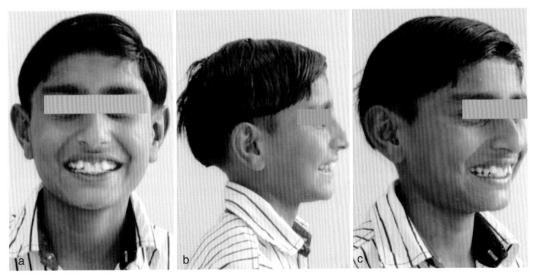

图4.30 微笑时，可以明显看到典型安氏II类2分类前牙舌倾的状态

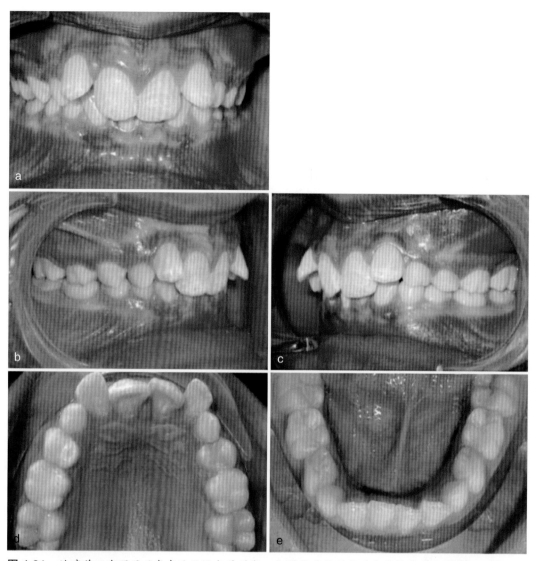

图 4.31 治疗前口内照显示患者处于混合牙列期。他的牙列呈现典型安氏Ⅱ类 2 分类特征；磨牙远中关系，上颌中切牙舌倾，上颌侧切牙唇倾；Ⅲ°深覆𬌗，浅覆盖

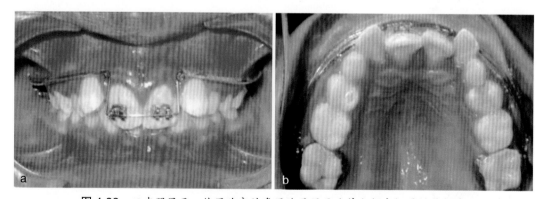

图 4.32 口内照显示，使用改良的多用途弓用于改善上颌中切牙的唇倾度

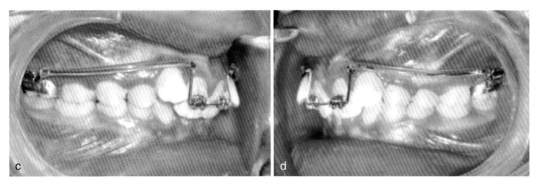

图 4.32（续）

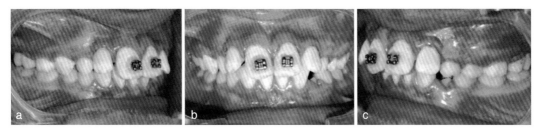

图 4.33 治疗后口内照显示上颌中切牙唇倾度纠正，随后可以使用 Twin-Block 前导下颌

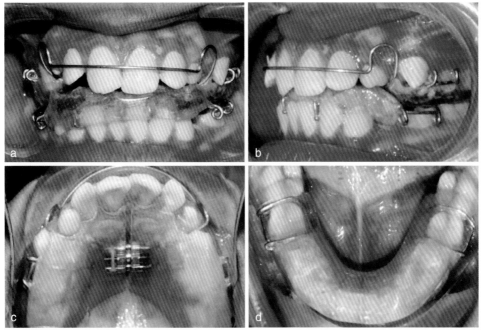

图 4.34 使用 Twin-Block，配合上颌扩弓进行矫治

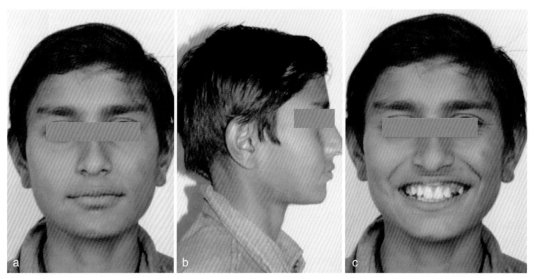

图 4.35　Twin-Block 矫治完后颜面照。前导下颌后，上下唇闭合；微笑美观，侧貌改善

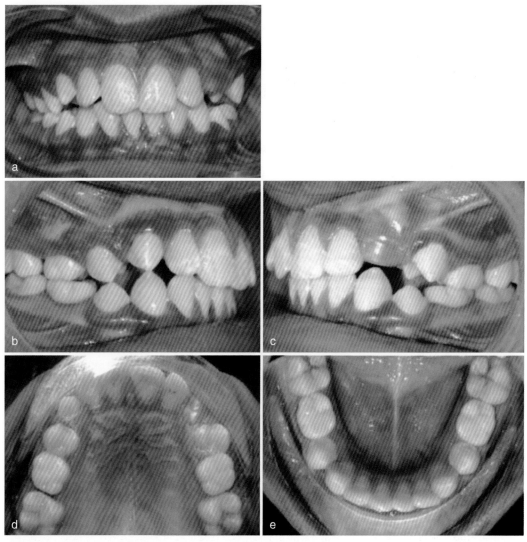

图 4.36　Twin-Block 矫治完后口内照显示现仍处于混合牙列期；磨牙中性关系，覆𬌗、覆盖正常；23 正在萌出

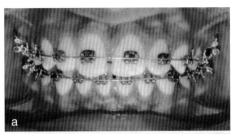

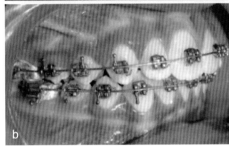

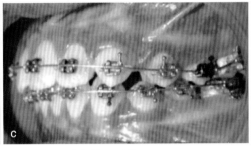

图 4.37　第二阶段使用固定矫治器进行精细调整

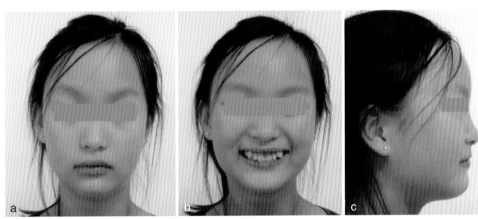

图 4.38　一个 10 岁女孩的颜面照显示露龈笑和典型安氏Ⅱ类 2 分类特征

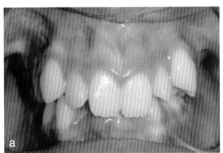

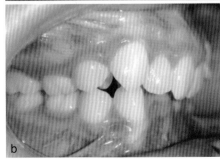

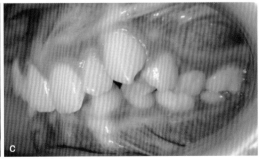

图 4.39　口内照显示处于混合牙列期;磨牙远中关系,尖牙远中关系;上颌牙弓呈方形;Ⅲ°深覆𬌗。典型的安氏Ⅱ类 2 分类切牙舌倾特征,13 和 23 舌倾,24 和 34 锁𬌗,下颌牙弓重度拥挤

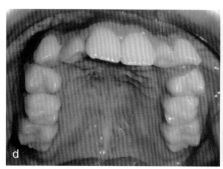
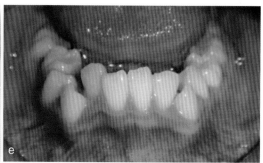

图 4.39（续）

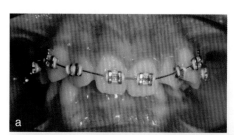

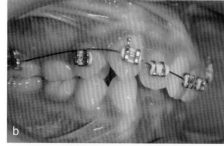
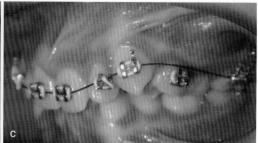

图 4.40　口内照显示，除 55 和 65 外，16 到 26 牙均粘接托槽；上颌牙列使用 NiTi 丝，14 和 24 不入槽，以唇展右上尖牙到左上尖牙

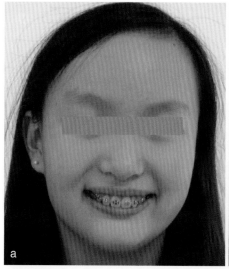
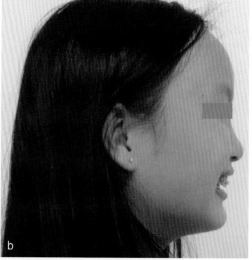

图 4.41　治疗过程中的颜面照片可见微笑甜美。笑线、笑弧和颊廓良好。图 b 可见上颌前牙唇倾度的变化

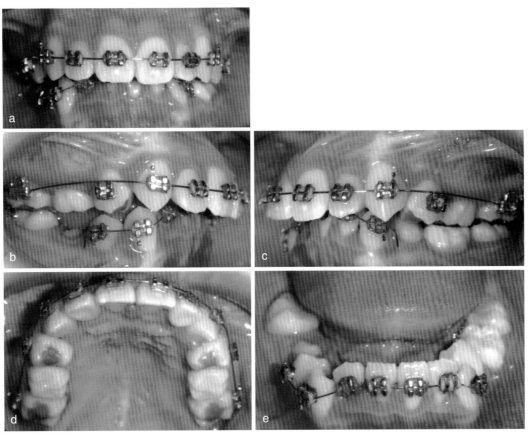

图 4.42　治疗期间的口内照显示下颌牙列粘接托槽，14、16、24 和 26 粘接树脂垫以打开咬合，排齐下颌牙列。45 正在萌出，55、65，75 滞留

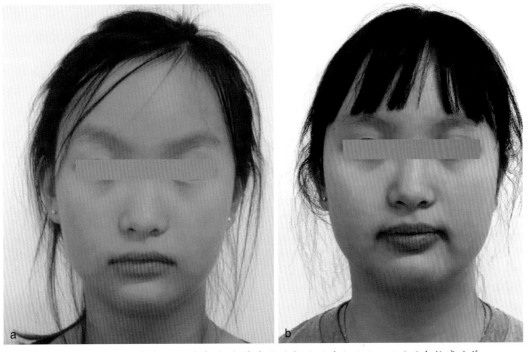

图 4.43　治疗前（a）和治疗中（b）休息位的颜面照对比显示，正面面部轮廓改善

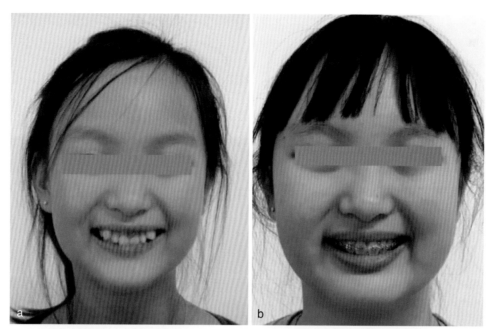

图4.44 治疗前和治疗中口外微笑照对比显示，露龈笑明显改善

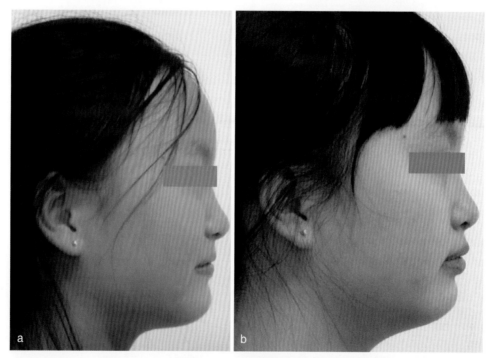

图4.45 治疗前和治疗中侧貌对比显示，改善令人满意

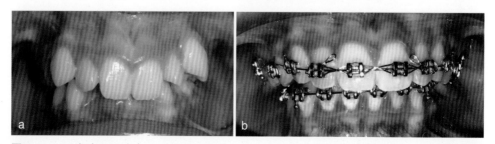

图4.46 治疗前和治疗中，正面口内照片比较，上、下牙弓形态均有改善；上下前牙拥挤度减小，覆𬌗和覆盖改善

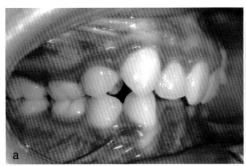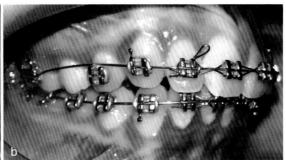

图 4.47 治疗前（a）和治疗中（b）右侧口内照片对比，经治疗磨牙达到中性关系，上、下前牙的唇倾度以及覆殆、覆盖均改善

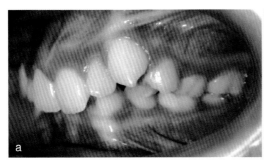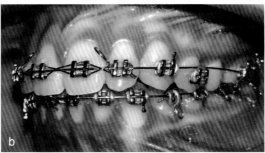

图 4.48 治疗前（a）和治疗中（b）左侧口内照片对比，经治疗磨牙达到中性关系，上、下前牙的唇倾度以及覆殆、覆盖均改善

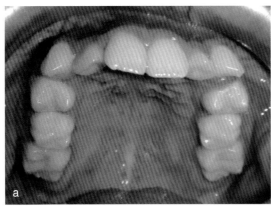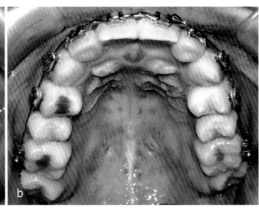

图 4.49 治疗前（a）和治疗中（b）上牙弓口内照片对比，经治疗上牙弓形态改善，上颌牙列排列整齐

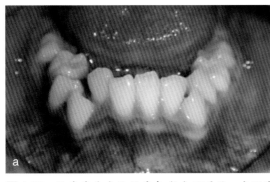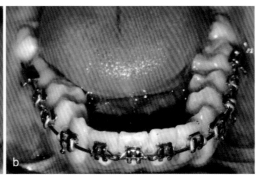

图 4.50 治疗前（a）和治疗中（b）下牙弓口内照片对比，经治疗下牙弓形态改善，下颌牙列排列整齐

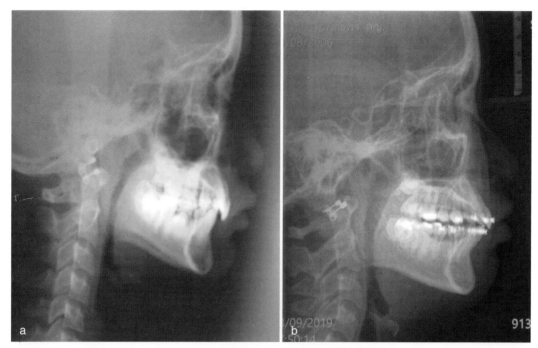

图 4.51　治疗前（a）和治疗中（b）的头颅侧位片对比显示侧面骨面型，经治疗覆𬌗、覆盖改善

4.5　上颌和下颌均发育异常的骨性Ⅱ类错𬌗畸形

Viggo Andresen 于 1908 年推出的肌激动器是最早用于矫治生长发育期患者下颌骨发育不足的功能矫治器之一。肌激动器适用于Ⅱ类 1 分类、Ⅱ类 2 分类、Ⅲ类和前牙开𬌗的病例（Luder，1982）。

对于上颌骨和下颌骨均发育异常的骨性Ⅱ类错𬌗畸形，Luder 推出了具有薄塑料基托的肌激动器，这种矫治器可以改善下颌后缩并减少上颌前突（Luder，1982）。

4.5.1　病例 5（图 4.52~图 4.60）
4.5.2　病例 6（图 4.61~图 4.69）

在这个病例中，使用肌激动器配合头帽前导下颌，以控制上颌生长（Bhardwaj et al，2020）。

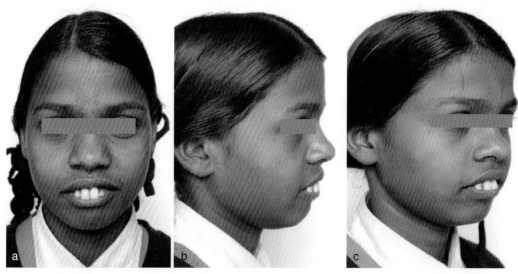

图 4.52　一名 12 岁女孩的颜面照显示凸面型，上前牙唇倾，下唇位于上下前牙之间

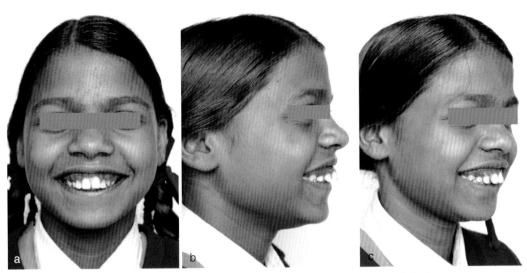

图 4.53　微笑时存在明显的露龈笑，同时上颌骨前突，上前牙唇倾

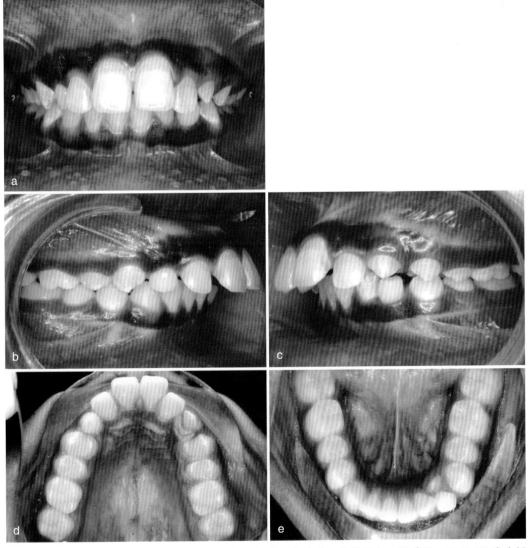

图 4.54　口内照片显示此时处于混合牙列期，磨牙远中关系；覆盖较大，深覆𬌗；33 从 73 的舌侧萌出

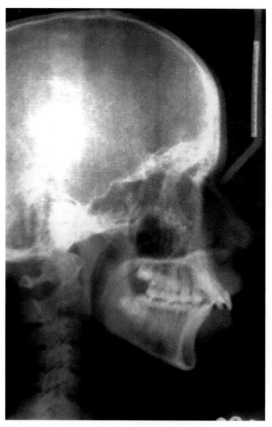

图 4.55 头颅侧位片显示该患者为骨性 II 类错牙合畸形，覆盖较大，下唇位于上下前牙之间

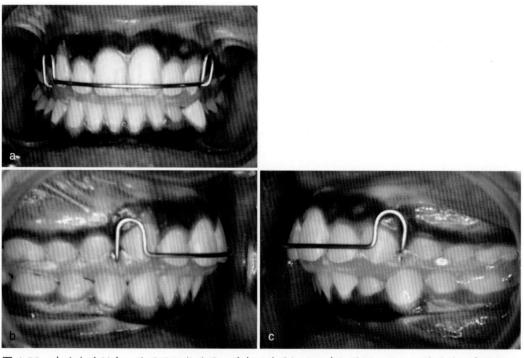

图 4.56 在这个病例中，使用了肌激动器，并在下前牙切端配有切牙帽，防止下前牙进一步唇倾

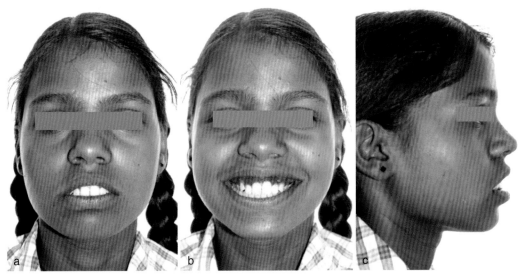

图 4.57 肌激动器治疗后的颜面照。患者侧貌更加协调。该患者上唇外翻，导致开唇露齿，此时下唇不再位于上下前牙之间

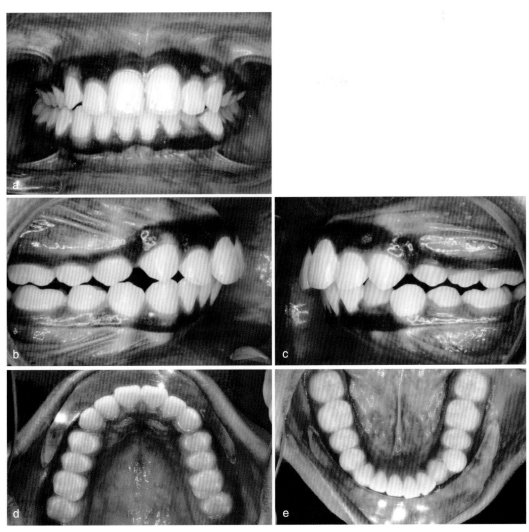

图 4.58 肌激动器治疗后的口内照片显示：磨牙中性关系，上牙弓排列整齐，下牙弓轻度拥挤，上下牙中线不调；覆𬌗和覆盖基本正常

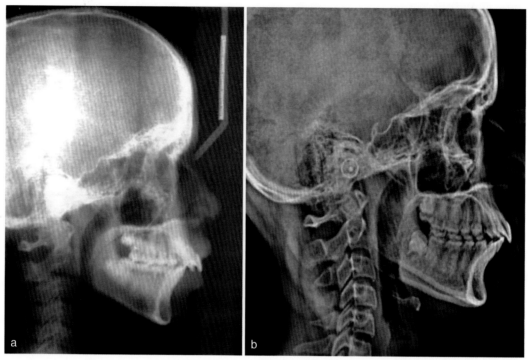

图 4.59 肌激动器治疗前后的头颅侧位片对比显示：由于下颌骨向前移动及覆𬌗、覆盖减少，上颌骨和下颌骨之间的骨性不调关系得到改善

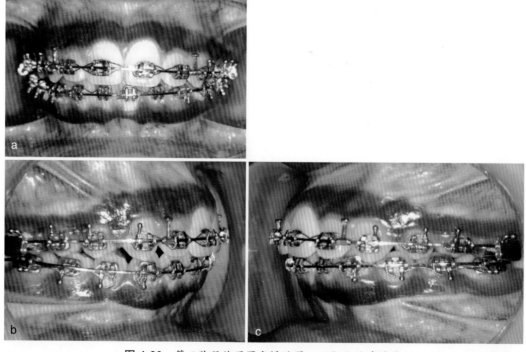

图 4.60 第二阶段使用固定矫治器，以优化治疗结果

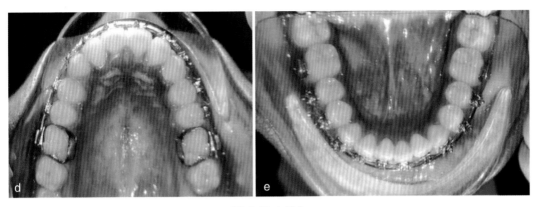

图 4.60（续）

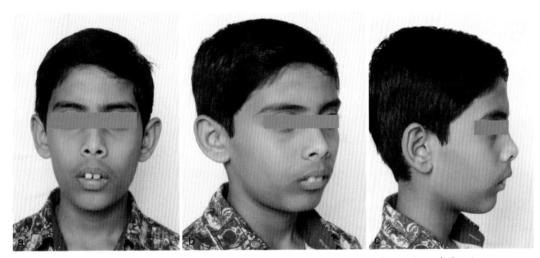

图 4.61　一名 12 岁男孩的颜面照显示侧面型为凸面型，下唇位于上下前牙之间

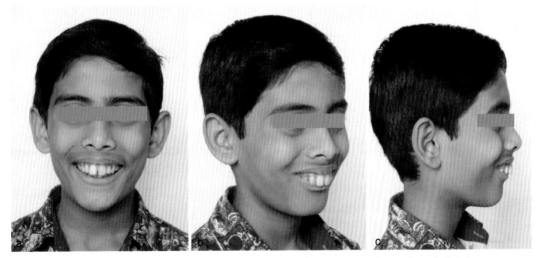

图 4.62　微笑可见上颌骨前突伴露龈笑，上前牙唇倾，下唇位于上下前牙之间

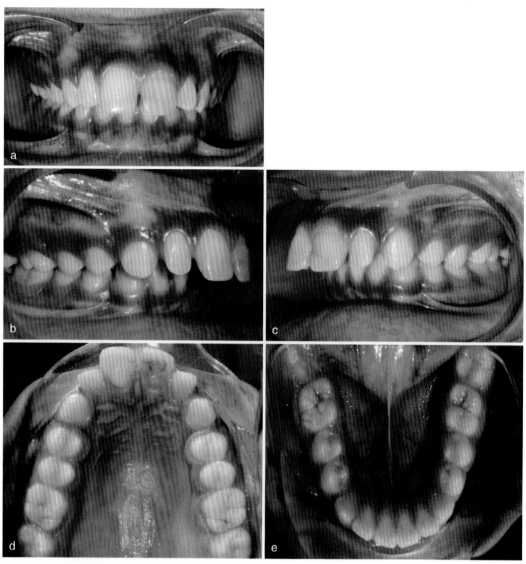

图 4.63 口内照片示从混合牙列到恒牙列的过渡阶段，磨牙和尖牙为远中关系，上下牙弓存在散在间隙，深覆盖，深覆𬌗

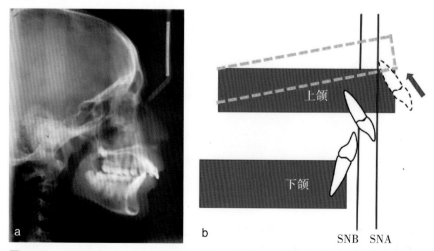

图 4.64 头颅侧位片显示为骨性Ⅱ类错𬌗畸形，如图 b 所示，上颌骨前突并向前上倾斜，下颌后缩，额部饱满，下唇位于上下前牙之间。根据颈椎成熟指数，患者处于 CS2-CS3 期，处于生长发育高峰（Baccetti et al, 2002）

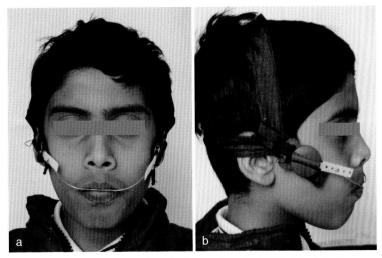

图 4.65 该患者使用高位牵引头帽（口外矫形装置）进行矫治

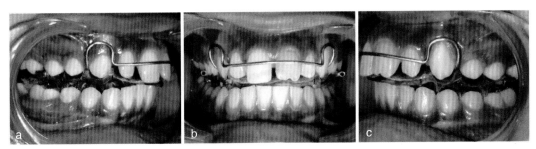

图 4.66 口内照片显示该患者使用的是联合头帽的肌激动器

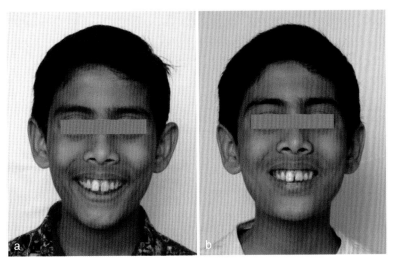

图 4.67 肌激动器配合头帽治疗后的笑容变化。治疗前（a、c、e）和治疗后（b、d、f），微笑改善明显

覆𬌗和覆盖减少

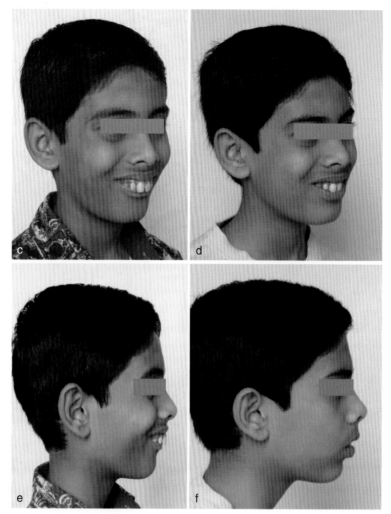

图 4.67（续）

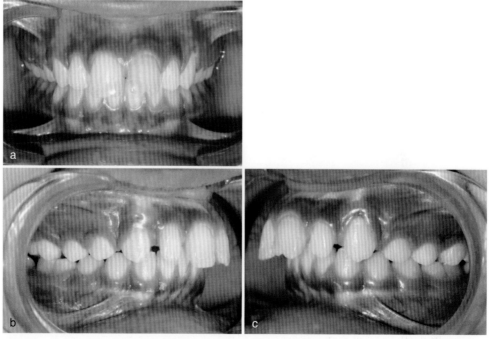

图 4.68　肌激动器配合头帽治疗后的口内照片。磨牙、尖牙中性关系，上牙弓存在散在间隙，覆𬌗和覆盖减少

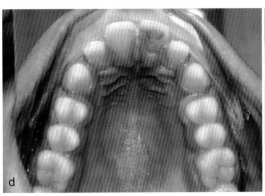
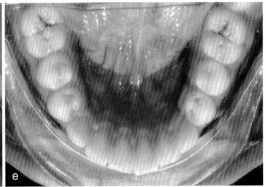

图 4.68（续）

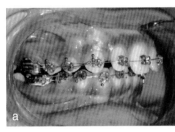
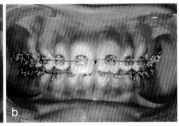
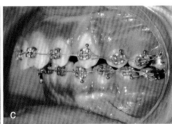

图 4.69　第二阶段使用固定矫治器，以优化治疗结果

如前所述，对病例的分析非常重要。分析该病例的年龄、牙龄和骨龄后，得知该患者仍处于生长活跃阶段。联合使用功能矫治器与口外矫形矫治器，将有很大可能成功矫治错殆畸形。

因此，本病例使用了肌激动器联合高位头帽牵引前导下颌，抑制上颌的生长，同时纠正上颌前牙唇倾。

4.6　稳定性

4.6.1　病例 7（图 4.70～图 4.76）

4.7　结论

为了回答早期矫治Ⅱ类错殆畸形是否值得

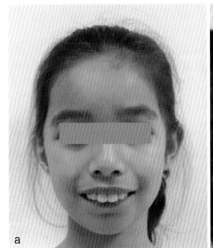
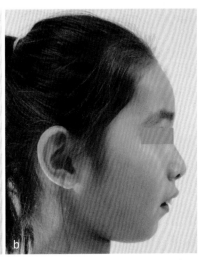

图 4.70　一名 9 岁女孩的颜面照。侧面型为凸面型，下唇位于上下前牙之间

的问题，医生必须考虑治疗结果。治疗结果应符合治疗目标，即良好的功能、美观和稳定性。

早期矫治可以纠正错殆畸形并防止后期错殆畸形加重。正畸医生通过利用患者现有生长潜力，可以协调上下颌骨差异，以改善功能和美观。在许多情况下，如果不及早治疗，错殆畸形可能会导致功能问题，并对患者心理产生负面影响。

根据笔者的经验，相信早期矫治会产生积极的结果。笔者认为，除了改善口腔功能外，患者也会变得更自信。

稳定性是正畸医生真正关心的问题，因为治疗结束后的任何时候都可能复发。如果治疗结果是稳定的，那么答案便是：尽早治疗Ⅱ类错殆是值得的！

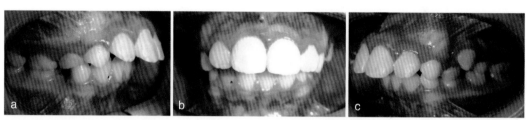

图4.71 口内照片显示此时处于混合牙列早期阶段。磨牙、尖牙为远中关系、深覆盖，深覆殆，上下牙中线不调

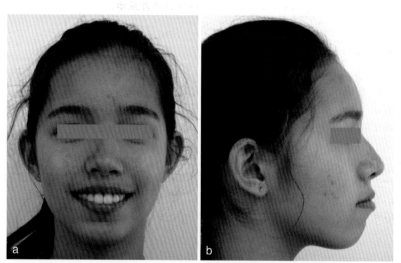

图4.72 治疗结束时的口外照片显示侧貌有所改善。笑容甜美，笑线、笑弧和颊廊改善

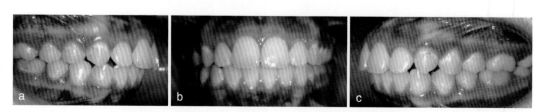

图4.73 治疗结束时的口内照片显示磨牙中性关系，上下牙中线对正，覆盖和覆盖正常

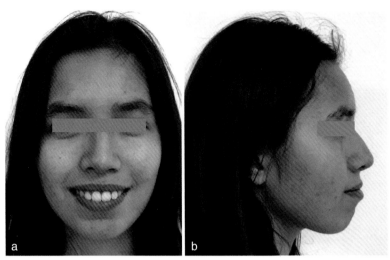

图 4.74　治疗后 3 年 5 个月的口外照片显示治疗结果稳定

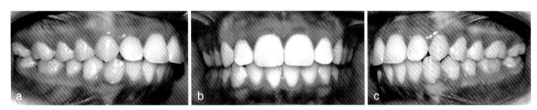

图 4.75　治疗后 3 年 5 个月的口内照片显示治疗结果稳定

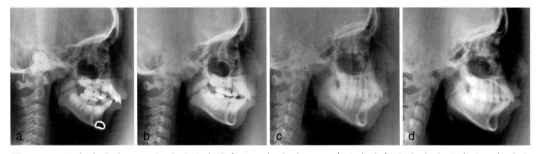

图 4.76　治疗前（a）、肌激动器治疗结束后 1 年（b）、正畸治疗结束时（c）和治疗后 1 年的头颅侧位片对比图（d）

参考文献

请登录 www.wpcxa.com 下载中心
查询或下载，或扫码阅读。

第 5 章

内倾型深覆𬌗和安氏 Ⅱ 类 2 分类错𬌗畸形的早期矫治

Bernd G. Lapatki

5.1 概述

上颌中切牙舌倾是两种常见错𬌗畸形的特征：内倾型深覆𬌗（coverbite）和安氏 Ⅱ 类 2 分类。

内倾型深覆𬌗最初是指前牙覆𬌗较深，下切牙被上切牙所覆盖（Mayrhofer，1912；Herbst，1922）。这种垂直向的异常通常与其他临床表现同时出现，特别是与上颌中切牙舌倾，因此，内倾型深覆𬌗被确立为独立的一类错𬌗畸形，以上述两个特征作为主要表现（Fränkel，Falck，1967；Pancherz，Zieber，1998；Peck et al，1998）。从病因学角度来看，将内倾型深覆𬌗作为一个独立的错𬌗畸形也是合理的（见下文相应章节）。在相关文献中，对于深覆𬌗与前牙舌倾到何种程度才能被称为内倾型深覆𬌗是有争议的，因此，一些作者将较轻的前牙深覆𬌗和上切牙舌倾的错𬌗类型描述为"内倾型深覆𬌗样"或"具有内倾型深覆𬌗特征"（Hotz，1974；Schulze，1993）。

Angle 于 19 世纪末提出错𬌗畸形分类法（Angle，1899），通过上、下颌第一磨牙矢状向的位置关系来判断牙齿与颌骨的位置异常。这一分类法的应用之所以持久，是因为对于大

多数患者的治疗，纠正上、下牙弓之间的关系非常关键。然而，对安氏 Ⅱ 类 2 分类错𬌗畸形而言，上切牙舌倾的患者有 20%~40% 的磨牙关系并不是安氏 Ⅱ 类（Schulze，1993）。也就是说，Angle 分类具有一定的局限性，因为有很大一部分这种临床表现的患者并没有被考虑在内（Pancherz，Zieber 1998；Peck et al，1998）。

由于一些争议以及历史方面的因素，尽管内倾型深覆𬌗与安氏 Ⅱ 类 2 分类这两类错𬌗畸形的特征与临床症状在很大程度上互有交集，但仍然共同存在（图 5.1）。此外，coverbite 一词主要用于讲德语的地区，而在英文文献中较

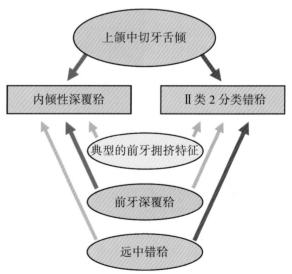

图 5.1 内倾型深覆𬌗和 Ⅱ 类 2 分类错𬌗的特征性表现（红色和蓝色箭头），常见表现（灰色箭头）。尽管这两类错𬌗的特征和常见表现很大程度上互相重叠，但在正畸文献中这两种说法均较为常用

B. G. Lapatki (✉)
Department of Orthodontics and Dentofacial Orthopedics,
Ulm University Medical Center, Ulm, Germany
e-mail: bernd.lapatki@uniklinik-ulm.de

少使用，这也反映了 Angle 分类法在全球的主导地位。然而，当描述临床症状、发病机制和可能的治疗策略时，全方面地评估并使用内倾型深覆殆和安氏Ⅱ类2分类更为合理。因此，在本章内容中这两类错殆畸形被视为同一类型。

关于上切牙舌倾的错殆畸形的命名，建议使用内倾型深覆殆和安氏Ⅱ类2分类：若磨牙为中性关系可定义为内倾型深覆殆（下颌中切牙完全被上颌中切牙覆盖）或内倾型深覆殆样（下颌中切牙仅部分被覆盖）。根据安氏分类的原始定义，"安氏Ⅱ类2分类"是指上颌中切牙舌倾并伴有磨牙Ⅱ类关系。如果这些患者的下颌切牙完全被上颌切牙覆盖，那这类错殆畸形可以被称为"安氏Ⅱ类2分类伴内倾型深覆殆"。

5.2 内倾型深覆殆与Ⅱ类2分类错殆畸形

5.2.1 患病率

据文献报道，内倾型深覆殆的发病率在4%~14%（平均6.8%）（Christiansen-Koch，1981），安氏Ⅱ类2分类错殆畸形的发病率为2%~5%（Ingervall et al，1972；Myllärniemi 1970；Ast et al，1965）。显然，这种差异是因为安氏Ⅱ类2分类错殆排除了磨牙关系不是远中的患者。

5.2.2 口内、口外与骨骼特征

内倾型深覆殆或安氏Ⅱ类2分类错殆患者，其上颌前牙段往往表现为特定的前牙拥挤模式（Jonas，2000；Schulze，1993；van der Linden，1988；Hotz，1974），即上颌中切牙舌倾伴上颌侧切牙唇倾、扭转和低位异常（图5.2a）。这种模式可能只发生在一侧（图5.2b），但与遗传性拥挤明显不同，后者的特点是由于牙胚位置导致上颌侧切牙腭侧异位萌出。内倾型深覆殆患者的上颌侧切牙与上颌中切牙相比，通常

为低位。这类特定的拥挤模式也可能表现为上颌四颗切牙内倾，同时尖牙唇侧异位或排列整齐（图5.2c），这说明了后天因素的重要性，如上颌切牙的近远中宽度减少（Kaiser 2002，Peck et al，1998）。

一些形态学研究（Isik et al，2006；Uysal et al，2005；Lux et al，2003；Walkow，Peck，2002）表明，上颌基骨矢状向长度的增加主要与切牙牙根的前后向位置有关，而不是大多数正畸教材中假设的，与上颌牙槽突复合体过度发育有关。

对于覆殆极深的病例，牙龈退缩可能发生在上切牙的腭侧牙龈或下切牙的唇侧牙龈。这类牙龈退缩是上、下中切牙咬合创伤所致（图5.2c）。

内倾型深覆殆和安氏Ⅱ类2分类错殆畸形患者的面部特征：颏部突出、鼻部较大，相比之下显得下面部较凹（Jonas，2000；Schulze，1993；van der Linden，1988；Hotz，1974）；颏部上方软组织褶皱明显（Jonas，2000；Schulze，1993；Fletcher，1975；Hotz，1974；Burstone，1967；Korkhaus，1953）；以及上唇长度减小（van der Linden，1988）。图5.3和5.4所示为患者的面部特征。然而，相应的形态学研究表明，这一特定的面部形态并不完全适用于上颌切牙舌倾的患者，因此不能将这一面部形态认为是特征性的（Themann，1974）。许多研究表明，与对照组或其他错殆畸形相比，内倾型深覆殆或安氏Ⅱ类2分类错殆畸形的患者唇线水平明显更高（Devreeseet al，2006；Karlsen，1994；Luffingham，1982；Fletcher，1975；Mills，1973）。

此外，头影测量的研究显示，许多与内倾型深覆殆或安氏Ⅱ类2分类错殆畸形相关的牙颌特征并不一致（Lux et al，2004；Pancherz，Zieber，1998；Fisher-Brandies et al，1985；Droschl，1974；Godiawala，Joshi，1974）。更具体地说，这些个体与对照组之间的形态学区别仅限于垂

直向的变异，如下面高减小、下颌平面逆旋，下颌角减小（Barbosa et al，2017；Lux et al，2004；Brezniak，2002；Pancherz，Zieber，1998；Karlsen，1994；Maj，Lucchese，1982；Droschl，1974；Mills，1973）。对于颌骨的前后向关系，大多数头影测量研究认为该类错𬌗畸形患者上颌前突，而下颌后缩（Lux et al，2004；Brezniak et al，2002；Pancherz et al，1997；Karlsen，1994；Fisher-Brandies et al，1985；Hitchcock，1976；Mills，1973）。一些研究认为该类错𬌗患者上下颌的颌间关系为中性（Barbosa et al，2017；Peck et al，1998），甚至为Ⅲ类关系（Brezniak et al，2002；Demisch et al，1992）。这些研究报道的上下颌基骨矢状向关系如此不同，可能与选择的标准不同

有关。同时表明Ⅱ类2分类不一定是骨性Ⅱ类，更多的是牙槽特征（Barbosa et al，2017）。

关于牙槽骨形态，头影测量研究显示内倾不仅经常表现在上切牙，而且还涉及下切牙（Pancherz et al，1997；Hitchcock，1976；Mills，1973），这种趋势通常较小，甚至并无统计学意义（Brezniak et al，2002；Peck et al，1998；Godiawala，Joshi，1974）。一项研究表明，与双侧后牙远中关系的患者相比，后牙中性关系的患者下切牙内倾更为明显（Pancherz，Zieber，1998）。大多数头影测量研究表明，唇线水平较高是内倾型深覆𬌗和安氏Ⅱ类2分类错𬌗最普遍的形态特征之一（Devreese et al，2006；Karlsen，1994；Luffingham，1982；Fletcher，1975；Mills，1973）。

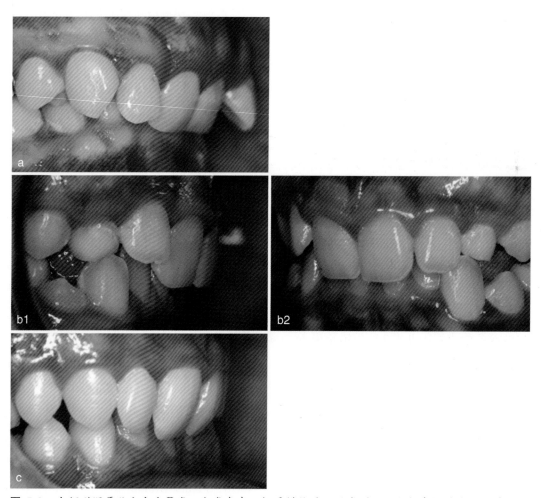

图 5.2 内倾型深覆𬌗和安氏Ⅱ类2分类患者，切牙错位的不同类型。a.上颌中切牙内倾，前牙段呈特征性的拥挤模式，即侧切牙唇倾、扭转。b.上颌4颗切牙中的3颗内倾，右上侧切牙唇倾，位置明显较低。c.上颌4颗切牙均内倾，前牙无拥挤

事实上，当上颌切牙与下唇的重叠增加时，头影测量研究不能识别任何一致的牙颌形态特征，这已被一项有关颌骨、牙槽和软组织形态的头影测量研究所证实（Lapatki et al，2007）。本研究的样本量较大，涵盖了上颌中切牙内倾的整个范围，从轻度到重度（U1-SN：104°～64°）。结果显示，47%的上颌中切牙倾斜度异常可归因于唇线水平，表明这两个变量之间相关性密切。多元回归分析显示，增加下颌矢状关系和下颌中切牙倾斜度这两个变量，上中切牙倾斜度的解释比例增加到81%。这些结果表明，特定的切牙-唇的垂直向关系是上

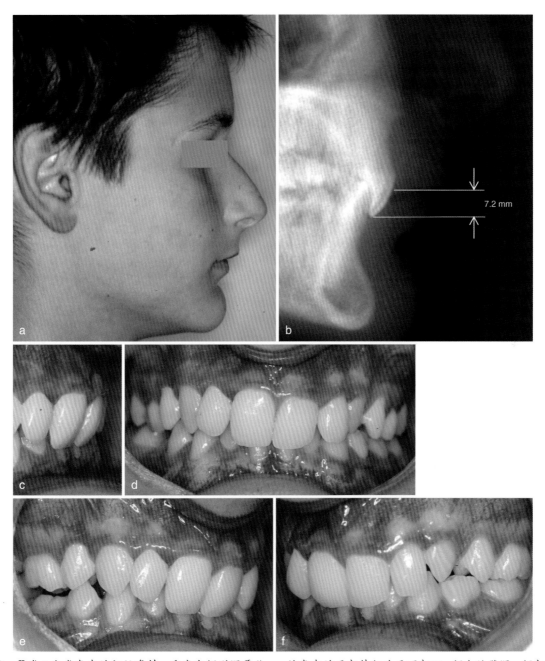

图5.3　Ⅱ类2分类患者的初始资料，重度内倾型深覆𬌗。a.该患者的面部特征为面下部凹，颏上皱襞深，颏部明显。尽管这些被认为是典型的内倾型深覆𬌗和Ⅱ类2分类错𬌗特征，但形态测量学研究显示它们并不一致。b.头影测量显示中切牙严重内倾，偏离参考值-12°，高唇线水平为7.2 mm。患者呈水平生长型，下颌骨基部矢状关系呈中性，ANB角偏离个体化参考值0.6°。c~f.口内情况显示上颌中切牙咬于下颌唇侧牙龈，创伤导致牙龈退缩

切牙内倾的特征表现。可以假设，另外两个具有统计学意义的模型参数，即骨性Ⅱ类和下颌切牙内倾，要么由于切牙间矢状距离的增加为上切牙内倾提供了条件，要么就是继发性症状。

5.2.3　病因学

基于对双胞胎（Christiansen-Koch，1981；Nakasima et al，1982）、家族史（Trauner et al，1961；Kloeppel，1953；Corsten，1953）、畸形出现概

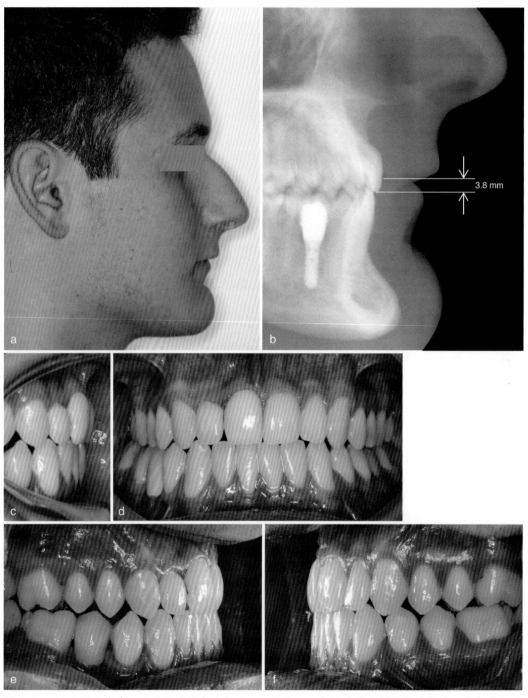

图5.4　图5.3所示患者，主动治疗结束5年后。a. 侧貌。b. 与治疗前头颅侧位片相比，上颌中切牙唇倾17.4°。颌骨矢状关系显示骨性Ⅲ类趋势（Wits值：−2.5 mm，ANB角偏离参考值−2.5°）。唇线高度从7.2 mm减少到3.8 mm。c~f. 口内情况显示前牙覆𬌗和后牙中性关系较稳定。45 先天缺失，种植牙代替

率（Schulze，1993）的研究认为，遗传因素在内倾型深覆𬌗和安氏Ⅱ类2分类的病因中起主要作用。多认为是多基因遗传（Christiansen-Koch，1981）的影响。环境因素可能会改变表型，甚至对上颌切牙的内倾程度产生重要影响，文献中记录了两个病例：同卵双胞胎分别表现为安氏Ⅱ类1分类和安氏Ⅱ类2分类（Ruf，Pancherz，1999；Leech，1955）。一般认为，环境因素对恒牙萌出过程的影响较大（van der Linden，1983）。

文献中提到伴随上颌切牙内倾的遗传形态特征包括上颌中切牙牙胚倒置（Fränkel，Falck，1967），特定的牙齿形态，如牙齿近远中宽度减小（Peck et al，1998）；上颌中切牙冠根角增大（Bryant et al，1984；Delivanis，Kufteinec，1980）；特异性的口周软组织形态（van der Linden，1988；Fletcher，1975；Fränkel，Falck，1967）和口周肌的非生理运动功能（Fischer-Brandies et al，1985）等。

需要明确的是，上述因素中只有少数是有证据支持的。所有这些特征都是关键致病因素是几乎不可能的。相反，一些安氏Ⅱ类2分类的重要形态特征（如切牙近远中宽度减小或上颌中切牙冠根角增加）会加重上切牙的内倾（Schulze，1993），而不是造成该表征的原因。从上述所有形态因素来看，只有内倾型深覆𬌗和安氏Ⅱ类2分类患者的特征性唇-切牙关系以及安氏Ⅱ类2分类中的高唇线可被视为潜在的致病关键因素。事实上，相关的实验也证实这一特征是该类错𬌗畸形的病因。

5.2.4 病因

相关的纵向研究认为，内倾型深覆𬌗或安氏Ⅱ类2分类错𬌗的表现可能并不是初始就形成的，而是随乳牙甚至恒牙的萌出逐渐发展而成（Fletcher，1975；Fränkel，Falck，1967）。一些学者认为，上中切牙内倾本身也是重要的致病因素，内倾影响了上下切牙的支持关系，

从生理学来说，这会抑制牙齿进一步萌出；同时，内倾会导致深覆𬌗（Kim，Little，1999；Karlsen，1994；Björk，Skieller，1972）。还有一些学者认为，上颌切牙切缘的内倾有可能促进甚至导致下切牙内倾，抑制下颌骨在矢状方向的生长（Schulze 1993）。由于安氏Ⅱ类2分类和内倾型深覆𬌗的关键形态特征对上颌切牙萌出过程和随后牙槽骨的生长发育过程的影响，早期治疗干预可能对预防此类错𬌗非常有益。

关于切牙内倾的起始过程，文献中讨论了几个致病因素。"功能理论"指的是牙齿位置的平衡（Profit，1978；Weinstein et al，1963），即从口内和前庭两个方向对牙齿施加力的机械平衡。一般认为，与舌肌施加的力相比，静息状态下唇肌和颊肌施加的力更为重要，因为它们更具有静态的特性（Thuer et al，1999a；Proffit et al，1975；Lear et al，1974）。这意味着，对出现上切牙内倾而言，静态唇肌力量的增加可能是扰乱平衡的潜在因素（Jonas，2000；Schulze，1993；van der Linden，1983）。

在未证明压力大小和上中切牙倾斜度之间的关系的几次研究之后（Thuer，Ingervall，1986；Luffingham，1969；Gould，Picton，1968），一项包括21个上中切牙内倾和21个正常倾斜度的上中切牙的研究认为：静息状态下两组的唇肌力量不同（Lapatki et al，2002）。这种差异与静息时压力的大小及其在牙冠表面的分布有关。具体来说，在对照组中，两个中切牙上的两个电容式微型压力传感器记录的数据（图5.5a、b）显示：与切缘区（-1.25 cN/cm^2）相比，牙颈部的静息压力明显更高（$+1.34$ cN/cm^2）。上中切牙内倾的受试者表现出相反的情况：切缘区（$+3.05$ cN/cm^2）的静息压力显著高于牙颈部（-1.24 cN/cm^2）（图5.5c）。相关分析可以得出结论：高唇线实际上是造成这种差异的原因。

从这些数据中，可以得出以下三个原则。

1. 在靠近唇线区域，唇肌对牙齿施加的压力可以忽略不计；该区域实验测得的负压值可能反映口腔内负压的环境；这一观察结果与其他研究一致（Shellhart et al，1996；Thuer et al，1999b）。

2. 下唇施加的静息压力约为上唇的2.5倍。

3. 施加于上颌中切牙唇面的唇肌压力大小显著依赖于唇线的水平，而唇线的水平分别决定了上中切牙与上唇和下唇之间的重叠量。

因此，唇线高度为生理性水平时，即上下唇与中切牙接触于冠唇面的切1/3处（图5.5d），上中切牙受到的上唇静息压力相对较低。相反，

唇线水平较高时，唇肌力量较大，主要源于下唇施加相对较高的静息压力（图5.5e）。

基于口周肌电图，该研究也证明了内倾性深覆𬌗和安氏Ⅱ类2分类静息唇压的增加与口周静息肌肉活动的增加无关。因此，特定的唇－切牙垂直向关系被认为是这类错𬌗的主要决定因素。

常观察到内倾型深覆𬌗或安氏Ⅱ类2分类的个体中侧切牙唇倾，这与切牙唇倾度和软组织静息压力之间的因果关系并不矛盾。上颌侧切牙的萌出大约在中切牙萌出1年后，自腭部向中切牙方向萌出（Schulze，1993；Baume，1955）。中切牙在侧切牙萌出之前已内倾，侧切牙的萌

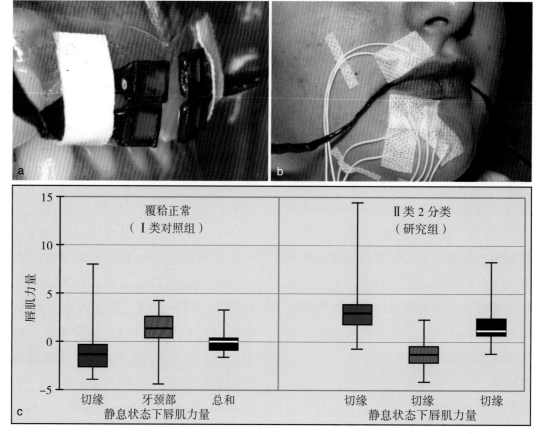

图5.5 上颌中切牙内倾的发病机制的研究（Lapatki et al，2002）。a. 两个薄的微型压力传感器放置于上颌中切牙唇面的切缘和牙颈部。b. 唇处于静息状态时，记录口周肌肉活动和唇压。c. 箱形图显示切远和牙颈部静息状态时压力大小。负值反映口内为负压。在安氏Ⅱ类2分类中，切缘和牙颈部压力的总和显著较高。d. 对照组中，唇部与切牙为正常生理关系，上唇施加静息压力相对较低（绿色箭头）。e. 在研究组中，唇线水平（LipL）较高导致上颌切牙受到下唇（红色箭头）的静息压力，比上唇高2.5倍

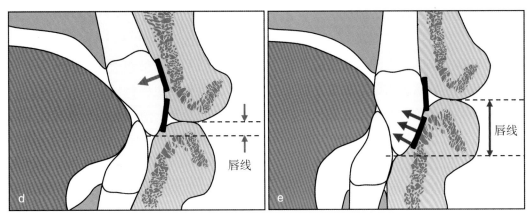

图 5.5（续）

出路径为其位于牙弓唇侧提供了一个合理的解释。一方面，上颌中切牙牙冠内倾，导致中切牙与乳尖牙之间的间隙不足，侧切牙唇倾；由于间隙不足，侧切牙也无法舌向移动（van der Linden，1983；Fletcher，1975）。另一方面，由于侧切牙的萌出路径，使得它与下唇上方接触（而不是下唇后方）。这解释了为什么在许多内倾型深覆𬌗或安氏Ⅱ类2分类错𬌗的个体中，侧切牙比中切牙更靠上。在一侧侧切牙内倾和一侧侧切牙唇倾的患者中，唇倾的侧切牙明显处于低位（图 5.2）。

5.3　混合牙列早期矫治的优点和缺点

通常，可以通过早期正畸治疗对混合牙列进行干预。更常见的是，混合牙列的干预是双期联合矫治的第一个组成部分，Ⅱ期为恒牙列的固定矫治。后者的治疗可能是因为大部分患者在通过可摘矫治器治疗后，要求矫正扭转牙齿和改善咬合，以及患者对矫治结果的美观需求越来越高。

显然，双期或多期联合矫治延长了总体治疗时间。近几十年来，正畸文献中一直在讨论较高的成本、较长的治疗时间以及对患者依从性的要求是否能与收益相平衡（Ren，2004）。对于安氏Ⅱ类2分类和内倾型深覆𬌗的早期矫治，需要讨论以下问题：早期干预对咬合发展的影响；早期干预是否可以显著减少固定矫治所需的牙齿运动和牙槽骨代偿的程度；早期矫治是否可以降低治疗副作用发生的风险；治疗效率以及对正畸后稳定性的影响。

早期正畸干预是在错𬌗畸形完全表现出来之前就阻断发病机制，防止进一步加重和增强固有的生长潜力。对于安氏Ⅱ类2分类和内倾型深覆𬌗，这种阻断可能效果较佳。首先，如上所述，这类错𬌗的主要致病因素在于唇线较高导致的特定唇 - 切牙关系。这一因素本身并不存在，而是随着上颌乳切牙或恒牙的萌出逐渐发展的（Fletcher，1975；Fränkel，Falck，1967）。Vig 和 Cohen（1979）的一项研究认为，13 岁之前，下唇覆盖上颌切牙的量一直增加。因此，我们可以假设，在混合牙列期，上颌切牙的真性压低可以终止发病过程，防止前牙错𬌗进一步加重。其次，由于上颌前牙牙冠内倾而牙根唇倾导致上颌前牙区牙槽代偿性生长，可解除受限的下颌（Thomson，1986；Litt，Nielsen，1984；Arvystas，1979）。这种对固有下颌骨生长潜能的去抑制作用显著有助于Ⅱ类错𬌗畸形矫正（Woods，2008；Parker et al，1995）。第三，对于重度内倾型深覆𬌗，早期纠正前牙深覆𬌗也可去除咬合创伤，防止牙龈退缩加重。这些创伤与下颌切牙咬于上颌腭侧牙龈，或者与上颌前牙咬于下颌唇侧牙龈有关（图5.3）。

如果早期干预安氏Ⅱ类2分类错𬌗畸形确实可以阻断发病机制并防止错𬌗的加重，那么恒牙期矫治时面对的错𬌗畸形程度会较小，特别是对于固定矫治时需要控制上颌切牙牙根唇腭向转矩、压低前牙段的病例。需要注意的是，上述矫治目标可能会导致牙根外吸收（Harris，2000），这是正畸治疗中常见的医源性副作用。这也解释了与早期干预的双期治疗相比，为什么单期矫治安氏Ⅱ类2分类导致下切牙根吸收明显（Faxén Sepanian，Sonnesen，2018）。早期干预安氏Ⅱ类2分类错𬌗的另一个优点是早期阶段可以改善甚至完全纠正后牙关系，从而减少Ⅱ类的牙槽骨代偿，并避免相应的副作用。并不是所有这些理论分析和结论都有证据支持，本章展示的完整记录的病例至少可以提供临床证据。

安氏Ⅱ类2分类早期干预治疗效果的相关文献中评估安氏Ⅱ类2分类或内倾型深覆𬌗早期治疗的研究较少。Ferrazini（2008）研究了一种早期干预方法的效果。所有患者均根据Hotz（1974）的理念进行治疗，包括三个阶段，目标是：①唇倾上颌切牙，佩戴上颌带唇展舌簧的𬌗板；②唇倾并压低下颌切牙，通过戴用带引导平面的𬌗板；③随后的"激活阶段"。治疗结束3年后的数据显示，安氏Ⅱ类2分类的所有典型特征均可成功矫正，无须进一步的治疗干预。此外，评价双期矫治的研究较少，更多的是讨论深覆𬌗的纠正。Baccetti等人（2012）及Franchi等人（2011）研究了两组患者：两组患者均采用双期矫治，行上颌咬合板治疗，但治疗初始时间或早或晚。有关安氏Ⅱ类2分类或内倾型深覆𬌗的研究纳入的患者数量相对较少，治疗结果也没有单独报道。总的来说，笔者没有找到安氏Ⅱ类2分类双期矫治与恒牙列一期矫治效果比较的大样本研究。

唇倾上颌中切牙并为下颌骨前徙提供矢状向空间（这是早期治疗安氏Ⅱ类2分类或内倾型深覆𬌗的主要目标）的另一种方法是局部矫治，上颌第一磨牙和切牙粘接固定矫治器。Ricketts（1979）发明的多用途弓是最常用，有2×2或2×4设计。下文将更详细叙述。安氏Ⅱ类2分类治疗的第一阶段使用局部矫治，其巨大优势是在唇倾上颌中切牙的同时真正压低上颌中切牙。因此，治疗不仅可以解决矢状向问题，也可以降低唇线水平。唇线水平是上颌切牙内倾的关键致病因素。

讨论是否有必要在混合牙列期行双期矫治的一期矫治时，需要考虑两个因素：①治疗结果的质量，②达到这一结果所需的治疗时间（von Bremen，Pancherz，2002）。Ferrazini（2008）认为需要考虑的因素包括可摘矫治器、固定矫治器的治疗成本、治疗监控的需求和临床干预。例如，在肌激动器的治疗过程中，需要每年至少4~6次的临床复诊监控，患者通常在家里佩戴矫治器，主要是晚上。与纠正Ⅱ类错𬌗畸形的固定矫治器（如Herbst矫治器或骨性支抗远移上颌磨牙）相比，可摘矫治器具有明显优势，如促进口腔卫生、较少影响日常社交。这些方面对于讨论是否应该在混合牙列期纠正安氏Ⅱ类2分类和内倾型深覆𬌗也很重要。

综上所述，根据本章作者的观点，安氏Ⅱ类2分类和内倾型深覆𬌗是选择早期干预还是后期综合治疗，应根据患者个体情况和选择的矫治器而定。与恒牙期的一期综合矫治相比，早期正畸治疗的前提是患者和父母愿意接受较长时间的治疗。此外，早期干预安氏Ⅱ类2分类或内倾型深覆𬌗应针对关键致病因素，即高唇线和Ⅱ类倾向（如适用）。患者和家长必须参与整个决策过程，需要知道早期干预可能会防止错𬌗的进一步加重，从而减少与牙根吸收、

Ⅱ类牙槽骨代偿高风险相关的牙齿移动的需要。同时，还应告知其并非所有观点都基于非常可靠的科学证据，而有关于早期治疗安氏Ⅱ类2分类和内倾型深覆殆的合理性的争议仍存在。

5.4　正畸治疗后的稳定性

很多临床医生和学者认为内倾型深覆殆和安氏Ⅱ类2分类容易复发。例如，Selwyn-Barnett（1991）认为：安氏Ⅱ类2分类治疗后不稳定，复发概率高。Mills（1973）研究后认为，正畸治疗后上颌前牙唇倾13°，保持1年后复发大约50%。然而，其他学者认为上前牙唇倾后相对稳定。Devreese等人（2007）报道：正畸治疗后上颌切牙唇倾15.2°，治疗结束3年半，复发仅为2.2°。一些学者认为：上颌前牙唇倾后不稳定并不适用于大多数患者，仅适用于极具复发倾向的个别病例（Kinzel et al，2002；Kim，Little，1999；Binda et al，1994；Berg，1983）。

上述研究的样本为接受双期或一期固定矫治的患者。只有Ferrazini（2008）的一项研究讨论了治疗安氏Ⅱ类2分类的长期稳定性，纳入的患者根据Hotz（1974）的理念，仅接受了早期干预。作者观察到治疗后的大多牙性和骨性指标在治疗20年后仍具有显著的稳定性。然而，还有一个重要的发现，正畸治疗唇倾上颌中切牙5°~6°后几乎完全复发。从病理学的角度来看，这可能是由于主动机械性压低上颌切牙在治疗理念中并不是不可或缺的部分。因此，若唇线水平仍较高，上切牙内倾的致病因素仍发挥其作用。

实际上，复发的原因可以通过两项回顾性研究证实，研究内容包括治疗结束后2年（Lapatki et al，2004）和9年（Lapatki et al，2006）的头影测量分析、石膏模型评估和唇线水平的临床测量。研究中计算了多元回归模型，确定显著的复发决定因素。两项研究的共同发现是：上颌中切牙治疗后唇倾的复发主要取决于治疗性唇倾度的改变量以及治疗后唇线水平。根据研究结果，在治疗内倾型深覆殆或安氏Ⅱ类2分类的患者时，最重要的目标之一是减少下唇覆盖上切牙的量，如图5.3和5.4所示患者的治疗前、治疗后记录。可以在早期治疗阶段通过机械力主动压低和（或）抑制上前牙段的垂直向生长（见下面的患者示例）或恒牙列时通过片段弓对上切牙进行主动机械压低来实现。显然，如果在治疗计划中没有考虑这方面，复发风险会增加。

5.5　早期治疗及治疗方法

5.5.1　概述

内倾型深覆殆和安氏Ⅱ类2分类的治疗可分为混合牙列的早期治疗，尖牙、前磨牙萌出后的恒牙阶段的治疗。

早期治疗可进一步分为两个连续的治疗阶段。第一阶段的目标是纠正错殆的关键特征，也就是上颌中切牙内倾和高位。通过压低上切牙还是下切牙来纠正深覆殆，要考虑唇–切牙关系。唇处于静息状态时进行分析（如头颅侧位片），和微笑时进行分析（Zachrisson，2007），如本章病例所示。对于更严重的安氏Ⅱ类患者（即第一磨牙远中关系超过半颗牙），建议先远移上颌第一磨牙后再解决前牙段的问题。

早期治疗的第二阶段使用可摘功能矫治器，保持已获得的前牙段矢状向和垂直向的改善，并通过抑制上、下前牙段的垂直发育（即相对压低）和促进第一磨牙萌出，进一步纠正深覆殆。功能性矫治器也可以刺激下颌骨生长（Pacha et al，2016；Perinetti et al，2015），这对大多内倾型深覆殆或安氏Ⅱ类2分类患者是有利的；

同时还可以引导尖牙、前磨牙萌出，这有助于纠正其他问题，如前牙拥挤或牙齿发育不全。

若在混合牙列晚期或恒牙列早期才开始治疗严重的内倾型深覆𬌗或安氏Ⅱ类2分类错𬌗，建议用 Herbst 或类 Herbst 矫治器代替功能性矫治器（Schweitzer，Pancherz，2001；Obijou，Pancherz，1997），或者使用骨性支抗远移牙齿的矫治器（Wilmes，Drescher，2010）纠正Ⅱ类错𬌗。然后，在恒牙列中治疗前牙段错位问题，可使用 Burstone 的片段弓矫治技术（Burstone，2001）或该方法的改良方法。

早期治疗内倾型深覆𬌗和安氏Ⅱ类2分类错𬌗的基本理念将在以下内容中详细展示。本章节会展示7位患者，患者均由本章作者治疗。病例1至病例4的早期治疗阶段采用经典的双期矫治，包括上颌中切牙的压低和（或）唇倾，以及随后的功能矫治。病例5的早期治疗跳过了机械力主动压低上中切牙这个主要阶段。由于多用途弓和头帽治疗时间较长，病例6未进行第二个主要阶段（即功能性矫治）。对于病例7，早期治疗不能解决严重的磨牙远中关系，因此除了功能矫治器和固定矫治之间又增加了利用骨性支抗远移上颌磨牙。

5.5.2　严重远中关系患者的治疗前准备

如前所述，上中切牙的内倾和唇线高位通常是安氏Ⅱ类2分类错𬌗和内倾型深覆𬌗早期治疗第一阶段的治疗关键。然而，对于那些第一磨牙Ⅱ类关系更严重的患者（即远中超过半颗牙），可以使用颈带头帽远移上颌第一磨牙，之后再纠正上前牙。这一方法虽然不是标准化治疗程序，但却是合理的，因为颈带头帽无法同时压低上切牙。颈带头帽远移磨牙和压低上前牙对上颌第一磨牙有伸长作用（图5.6）。总的来说，伸长效应可能太大。与高位牵引相比，颈带头帽更有利于上颌磨牙远移，因此使用高位牵引结合多用途弓的方法（不进行颈带头帽）

无法完全纠正磨牙远中问题。治疗初始先远移磨牙的另一个原因是必须在第二磨牙开始萌出之前利用颈带头帽远移第一磨牙；利用头帽牵引同时远移第一、第二磨牙已被证明无法实现。

需要注意的是，初始颈带头帽治疗仅需要部分解决磨牙远中问题。遗留的轻度远中关系（如远中超过 1/4 颗牙）的纠正可推迟到早期治疗的第二个主要阶段（见下文）。

一般来说，对于覆𬌗较深的安氏Ⅱ类2分类或内倾型深覆𬌗的患者，利用颈带头帽推磨牙远移的过程中上颌磨牙的伸长是有利的。也就是说，解决垂直向问题的第一个措施是初始颈带头帽牵引阶段，前牙咬合的打开。初期颈带头帽牵引阶段，可以同时采取措施解决下牙弓问题。下颌可摘矫治器设计咬合导板有利于纠正第一磨牙远中问题。这一效应是因为咬合导板与下第一磨牙的咬合接触时，消除了第一磨牙近中向的力。

5.5.3　早期矫治的第一个主要阶段

对于大多数内倾型深覆𬌗和安氏Ⅱ类2分类患者，早期治疗的第一个主要阶段以纠正错𬌗的关键特征为主，即上颌中切牙的内倾和高位。这通常需要唇倾并压低上颌中切牙（也包括侧切牙），可以通过局部矫治，即在已完全萌出的切牙粘接托槽，上颌第一磨牙作为后牙支抗（见病例1~3、病例6、病例7）。Ricketts（1979）最初设计的多用途弓比较适用，主要原因有三个。

1. 如果弓丝和前牙托槽槽沟之间有足够的余隙，多用途弓是一个"静定力 - 力矩系统"（profit et al，2007b），很容易理解并进行临床监控（图5.6a）。

2. 可以通过双侧后倾弯并与第一磨牙结扎（重新）激活多用途弓。

3. 乳尖牙、乳磨牙未纳入矫治，此处弓丝可置于牙冠颈部水平，咀嚼过程中弓丝不易变形。

　　为了增加患者的舒适度，可以用硅胶管或牙科流动复合材料包裹多用途弓的两个后倾弯，将对前庭黏膜的刺激降到最小（图5.7a~c）。

　　牙根吸收是牙齿移动常见的不良后果，特别是压低切牙、转矩控制时（Linkous et al，2020）。Goel等人（2014）比较了通过三种方法压低后，上颌切牙真性压低量、唇倾度和牙根吸收率的指标。作者认为在三种压低方法中，Ricketts的多用途弓最有效。而多用途弓产生的牙根吸收率较高，这应该与压低效率高有关系。

　　从生物力学的角度来看，由于切牙段的弯曲、0.016英寸×0.016英寸矩形弓丝与前牙槽沟结扎，经典的2×4多用途弓基本上反映了两对力偶结构（Davidovitch，Rebellato，1995）。事实上，在这种"力-力矩系统"中，第一磨牙和切牙段可能产生大小未知的力矩，使得治疗所需的力和力矩难以控制（图5.6）。

　　初始上切牙的内倾可能会使多用途弓产生冠唇向转矩，但医生不希望激活后产生冠唇向转矩。这是因为反作用力同时会在前牙产生伸长力偶，在后牙产生压低力偶。而这些反作用力可以显著降低甚至完全抵消对上前牙的压低效应（图5.6b）。在不影响压低效应的前提下，增强多用途弓的伸长效应的较好方式，是在多用途弓前段入槽结扎之前，弯制前后向的台阶曲。如果矫正牙齿中线时，也可以弯制不对称的台阶曲进行矢状向激活（见病例2）。

　　切牙托槽距第一磨牙颊管的矢状向距离为几厘米，因此施加于两颗第一磨牙的反作用力的力矩远中倾斜效应较强。这种附带效应（通常并不需要）可以通过夜间使用高位牵引头帽并与口外弓成一定角度有效解决（病例3）。此时，口外力方向在第一磨牙的阻力中心上方，产生逆时针力矩，抵抗远中倾斜。剩余的口外力方向在第一磨牙的阻力中心上方，第一磨牙整体远中移动，这对于大多上切牙内倾的患者是有利的，可以纠正磨牙Ⅱ类关系。

　　如前文所述，绝不建议同时使用上颌多用途弓和高位牵引。两种矫治器均产生较强的伸长效应，且咬合接触点受到相反方向的力，这可能导致第一磨牙往复运动，加重牙周膜负荷。

　　最初，Ricketts建议使用0.016英寸×0.016英寸Elgiloy® blue作为弓丝材料。然而，我们在Ulm大学实验室进行的体外机械测试显示，0.016英寸×0.016英寸的不锈钢丝挠曲度同该材料也很相似。因为费用更低，不锈钢丝也可以作为一种选择。

　　根据只压低上颌中切牙还是全部四颗切牙，多用途弓可设计为2×2或2×4矫治器（图5.7）。建议根据不同情况确定力的大小：每颗上颌中切牙的压低力为15 cN，每颗上颌侧切牙为10 cN（Proffit et al，2007b；Burstone，2001）。因此，2×2和2×4多用途弓的适当压低的激活量分别为30cN和50cN。体外试验显示，0.016英寸×0.016英寸不锈钢多用途弓的后倾弯分别为15°和25°时，可以产生相应的力。前牙咬合平面倾斜时，可单侧或不对称激活多用途弓。

　　需要注意的是：未纳入托槽的弓丝的微小形变（如咀嚼过程中发生）很容易被临床医生忽视。这种非需求的弓丝形变可能会明显改变施加的力系统，导致切牙和磨牙移动不受控制。因此，为了避免很长时间内施加的压低力不当，建议每次患者复诊时拆丝调整（病例1、病例6和病例7）。

　　许多患者初始时先压低上颌中切牙，然后再压低侧切牙。临床上可先使用2×2矫治器压低中切牙，达到侧切牙水平后，使用可以纳入四颗切牙的辅弓丝。通常，可使用超弹性片段弓辅弓丝（例如0.016英寸×0.016英寸NiTi），因为侧切牙通常存在扭转（图5.7b、d）。

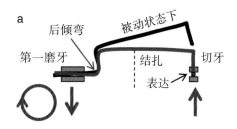

多用途弓
后牙→后倾
前牙→未激活转矩 + 足够的转矩表达

力 – 力矩系统→静定
后牙→远中倾斜 + 伸长
真性压低

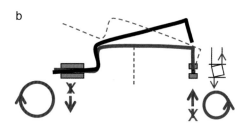

多用途弓
后牙→后倾
前牙→冠唇向转矩

力 – 力矩系统→静不定
后牙→远中倾斜 + 轻度伸长效应
唇向倾斜 + 轻度压低效应

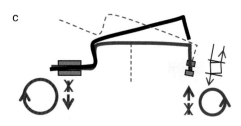

多用途弓
后牙→后倾
前牙→无转矩 / 切牙内倾

力 – 力矩系统→静不定
后牙→远中倾斜 + 轻度伸长效应
唇向倾斜 + 轻度压低效应

图 5.6 多用途弓在不同条件下产生的力 – 力矩系统（Ricketts，1979）。根据牛顿第三定律，正畸矫治器产生的力和力矩必须在任一平面上平衡。a. 理想条件下应用多用途，由于弓丝置于前牙托槽槽沟内充分表达，不会对上颌前牙段产生力矩。在这种情况下，多用途弓是"单力偶结构"，产生"静定系统"，这对于定量控制压低力是可取的。实际上，只有在以下条件下才可能发生这种情况：①相对于槽沟高度，弓丝尺寸足够小（例如 0.016 英寸 × 0.016 英寸弓丝与 0.018 英寸高的槽沟）（1 英寸约为 2.54cm）。②前牙段弓丝没有或只有非常轻微的弯曲，只纳入两颗中切牙的病例（所谓的 2×2 技术）（图 5.7a）。b. 激活多用途弓，前段产生唇冠向转矩。虽然唇冠向转矩对安氏Ⅱ类 2 分类错𬌗畸形有利，但还是不建议前牙表达冠唇向转矩，因为这样会显著减小切牙的压低量。为了避免需要的压低效应部分甚至完全被消除，多用途弓前段不扎入槽沟，置于前牙托槽下方或上方，且仅与上颌中切牙结扎（图 5.7b、d）。c. 上颌切牙重度内倾时，力 – 力矩系统产生的效应与 b 相同

压低的同时是否需要唇倾上切牙或仅唇倾上切牙，必须同时考虑病理生理学和美学。如前文所述，高唇线是上中切牙内倾最重要的原因（Lapatki et al，2002）。只从病理生理学角度来看，纠正这一因素对于获得治疗后的稳定性至关重要（Lapatki et al，2004，2006）。然而，正畸治疗也必须满足美学目标。对于大多数内倾型深覆𬌗和安氏Ⅱ类 2 分类患者，上中切牙的高位不仅需要参考咬合平面，还需要参考唇线，而后者通常表现为微笑时露龈明显（病例 1、病例 2 和病例 6 的初始记录）。因此，可以同时满足稳定性和良好的微笑美学。

然而，一些上切牙内倾的患者微笑时并

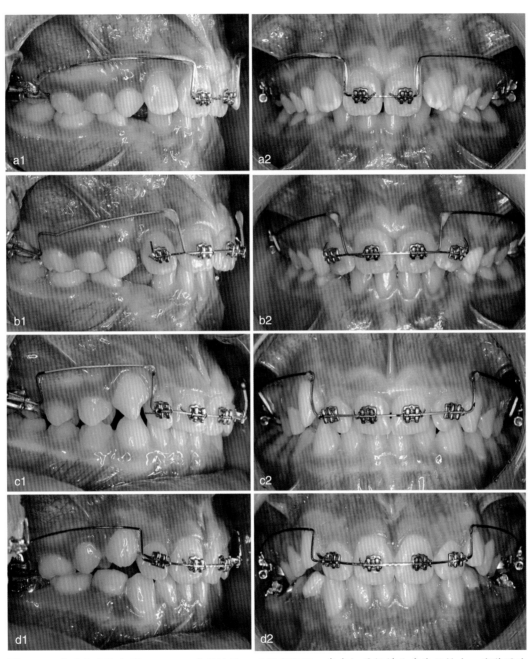

图 5.7　多用途弓的变形。a. 2×2 多用途弓，后倾弯激活，在中切牙托槽处产生压低力。这种用法在很大程度上避免了对前牙施加转矩，如前所述，有利于垂直向控制。b. 后期利用超弹性片段弓纳入侧切牙并压低。c. 典型的 2×4 多用途弓结构示例，前牙无片段弓辅弓丝。d. 对于该患者，将多用途弓置入内倾的 4 颗切牙托槽，会产生唇倾力矩；而对切牙的压低效应会减少甚至消除（图 5.6c）。使用片段弓辅弓丝，并只将多用途弓与中切牙托槽结扎，可以将这个问题最小化

未露龈，或者牙颈部被上唇覆盖（病例5和病例7的初始记录）。如果这些患者的唇线高度只是中等水平，首选的治疗策略并不是通过多用途弓的主动机械力压低上前牙，而只是唇倾上前牙。因此，在恒牙列系统性治疗时，需要更多地压低下切牙。如果忽略这些美学因素，不可否认的是，至少长期的微笑美学并不理想（Zachrisson，2007）。

最简单的唇倾且不压低上切牙的方法是带舌簧的上颌矫治器。这种常见的正畸矫治器还可以有效地解决其他问题，例如纠正牙齿中线不齐，腭部横向扩弓（见病例4）。

值得注意的是，使用多用途弓或上颌矫治器纠正上中切牙的错位时，可以同时解决下牙弓的其他问题。例如，下牙弓中线移位可以使用带指簧的下颌活动矫治器进行纠正（见病例4）。下颌活动矫治器还可以直立唇倾的下切牙（见病例2和3）或横向扩大下牙弓（见病例4）。

5.5.4 早期矫治的第二个主要阶段

早期治疗阶段取得的效果（如上颌切牙的压低和唇倾。如果需要，还有上颌第一磨牙的远移）需要在垂直向和矢状向上保持。从机械力的角度来看，需要一种矫治器来支撑上切牙的切缘和腭面。矫治器的垂直部分也可抑制前牙段的牙槽生长，进一步纠正前牙深覆𬌗。如果牙弓间隙存在差异，矫治器可以同时在混合牙列晚期预防第一磨牙近中移位。

双颌可摘矫治器可以同时满足这些目的，闭颌肌（咬肌和颞肌）可以充分提供需要的肌力。对于上切牙不齐伴磨牙远中关系，同时伴或不伴有骨性Ⅱ类关系而言，该矫治器适用于大多数内倾型深覆𬌗患者。制作双颌可摘矫治器时，应让患者下颌前伸4~5mm进行咬合记录。系统性综述认为，功能矫治器能显著刺激下颌骨生长（Pacha et al，2016；Perinetti et al，2015）。

肌激动器也可用于纠正骨性下颌中线偏斜。必须注意的是，这种方法只有后牙段横向咬合适合时，在佩戴肌激动器的同时进行双侧不对称牵引才有效果（见病例3）。否则，由功能矫治器产生的神经肌肉训练将被咬合诱导抵消而回到后退位（当肌激动器未就位时）。

从现有的情况来看，Andresen肌激动器（Graber et al，1997）或该矫治器的后续改良版适合早期矫治内倾型深覆𬌗和安氏Ⅱ类2分类的第二个主要阶段。这种适应主要体现在以下几个方面。

• 可以通过丙烯酸制作前牙咬合板，抑制垂直向的进一步生长；还可以通过调磨咬合间的丙烯酸材料去除磨牙的垂直支撑，促进磨牙的牙槽垂直生长。

• 肌激动器的金属丝和延伸至腭部和舌侧附着龈的面积较大的丙烯酸基托，即使缺乏牙齿支持，也能提供足够的固位力，例如，在混合牙列晚期时，恒尖牙和前磨牙正在萌出时。

• 标准的肌激动器还包括第一磨牙近中阻挡曲，阻挡曲阻止第一磨牙近中移动，可以维持前牙的剩余间隙。

合理利用剩余间隙是减少牙弓间隙差异的高效方法（见病例2），因为下颌一侧可获得大约2.5mm间隙，上颌一侧可获得大约1.5mm间隙（Proffit et al，2007a）。这一方法更适用于下牙弓，因为许多Ⅱ类患者的临床表现为切牙唇倾，这就需要额外的间隙通过唇弓直立切牙。Ⅱ类功能矫治器治疗过程中下切牙唇倾可能会导致或增加下牙弓的间隙差异。这种影响与长时间佩戴矫治器后下颌骨前伸引起的肌肉疲劳有关。下颌骨不再主动保持其治疗所学的前伸位，而是倾向于回到其原始（更靠后的位置）休息位置。因此，矫治器与上颌第一磨牙和切牙接触施加远中向力（通过停止曲和上唇弓），同时与下颌牙齿接触施加唇向力（主要通过下颌前牙基托，其与下颌前牙舌侧接触）。后者解释了为何 II 类功能矫治器会导致下切牙前突。

合理利用剩余间隙需要临床医生的介入（见病例 2）（图 5.26）。具体而言，如果需要直立切牙，第一个干预措施是调磨乳尖牙近中边缘嵴。如果在恒尖牙萌出前或萌出过程中，第一乳磨牙仍未脱落，另一个干预措施是调磨乳磨牙近中面或拔除。这同样适用于第一前磨牙萌出而第二乳磨牙未脱落的情况。为确保磨除乳磨牙足够的釉质，同时避免接触和损坏正在萌出或已萌出的恒牙的邻面，建议使用非常细的长车针，并在车针和邻牙之间留下薄的牙釉质薄片（图 5.26b），可提供 1mm 间隙。

对于下颌第二前磨牙先天缺失的患者，混合牙列期使用肌激动器的另一个目标是引导和促进恒磨牙近中移动至第二前磨牙位置。通过固定矫治器关闭剩余间隙，通常需要骨性支抗辅助。

根据个人的临床经验，每 2~3 个月对功能矫治器进行临床监控复诊，特别是混合牙列的"休止期"，即在恒尖牙和前磨牙开始萌出之前。混合牙列晚期时，调磨肌激动器咬合间的丙烯酸部分并按要求佩戴，引导牙齿萌出（图 5.12a）。

5.5.5　混合牙列结束后才开始全面正畸治疗的后果

若安氏 II 类 2 分类或内倾型深覆𬌗的矫治相对较晚，即在混合牙列晚期的最后阶段，可以省略或者必须省略早期治疗的第二阶段（即功能矫治阶段）。这意味着治疗可以直接或逐渐地从多用途弓过渡到全口矫治器。对于这些患者省略功能矫治的一个优点是，总治疗时间不会没必要地延长，而这对于重度内倾型深覆𬌗患者尤为重要，因为打开前牙咬合以及纠正上颌切牙转矩比较耗时，需要很多时间。

然而，如果此时磨牙远中关系明显，则需要一个中间阶段纠正 II 类关系。这同样适用于纠正 II 类关系的可摘矫治器佩戴不佳的情况，如头帽口外弓和肌激动器。根据具体问题（下颌后缩、上颌前突或两者结合）和下切牙的唇倾度，采用 Herbst 或类似 Herbst 的矫治器（Schweitzer，Pancherz，2001；Obijou，Pancherz，1997）或通过骨性支抗远移磨牙的矫治器（Wilmes，Drescher，2010）（见病例 7）纠正 II 类关系。接着在后续治疗中改善安氏 II 类 2 分类的前牙问题，即前牙深覆𬌗和上切牙内倾，例如，使用 Burstone 的片段弓技术（Burstone 2001）或该技术的改良方式。

5.6　安氏 II 类 2 分类和内倾型深覆𬌗成功矫治的 7 个病例

如果在混合牙列早期就开始进行内倾型深覆𬌗和安氏 II 类 2 分类错𬌗的正畸治疗，可以采用经典的两阶段治疗，包括第一阶段（如前文所述）和适用于大多数患者的第二阶段的全口矫治器矫治。本章展示的 7 个病例中，有 5 例采用这种治疗方法。对于其他 2 例患者，治疗或许以磨牙远移开始，跳过了第一个经典的早期治疗主要阶段（病例 5）；或是由于功能矫治器治疗阶段的依从性不佳，在最终全口矫治之前先行磨牙远移，且效果良好（病例 7）。所有患者均由本章作者亲自治疗。

5.6.1　病例 1

这位女性患者符合典型的严重安氏 II 类 2 分类的临床表现和治疗方法（表 5.1）。患者的初始记录显示，患者为深覆𬌗，上前牙完全覆盖下前牙，远中关系（差 3 / 4 颗牙），骨性 II 类（图 5.8、图 5.9）。初始唇 - 切牙关系的特点是唇休息姿势时唇线水平高，微笑时上颌牙龈暴露。因此，使用多用途弓压低上颌切牙不会影响微笑美学。

早期治疗的过程及结果见图5.10~图5.14。早期矫治的两个主要阶段并未完全纠正磨牙远中关系，在全口矫治之前，需要通过颈牵引头帽推磨牙远移。图5.15证明了该方法效果较好。全口矫治器阶段、去除矫治器后、保持12个月后的记录（图5.16~图5.20）表明，所有治疗目标均实现。由于患者是水平生长型，治疗过程中相对于下颌骨边界下切牙的唇倾是没有问题的。从保持阶段的正面微笑照（图5.20）可以看出，微笑的美感并没有受到上切牙压低的影响。图5.21显示了治疗前、后颊侧和前牙的咬合关系。

表 5.1　病例1的问题列表和治疗计划。可以将 a、b 等理解为连续的治疗阶段

	问题列表及相关发现	治疗计划
1.	安氏Ⅱ类2分类伴内倾型深覆𬌗 • 上颌中切牙内倾 −13° • 前牙深覆𬌗 5.5mm 　− 上颌中切牙高位 　− 下颌 4 颗切牙高位 • 唇线水平较高，6mm • 微笑时上颌牙龈暴露 2mm	混合牙列期 + 恒牙期矫治计划 a. 早期主动机制纠正上颌中切牙（多用途弓） b. 被动压低切牙（肌激动器） c. 主动机制进一步压低切牙，调整 U1 根舌向转矩
2.	远中关系严重（3/4 颗牙）+ 骨性Ⅱ类 （Wits 值 +2.7mm）	a. 功能矫治器治疗（肌激动器） b.（若需要）在全口托槽矫治之前通过主动机制远移上颌磨牙
3.	上颌中线不调（右偏 1mm）	多用途弓治疗轻度不对称唇倾
4.	多颗乳磨牙根骨粘连	必要时拔牙
5.	22 钉状畸形	全口托槽矫治结束后行树脂修复
	治疗措施的顺序（9 岁开始）	**治疗时长**
1.	拔除根骨粘连的 55	
2.	多用途弓治疗（2×2）+ 夜间高位头帽牵引	8 个月
3.	肌激动器导下颌向前，前牙咬合板	1 年 4 个月
	重新评估→需要进一步远移上颌第一磨牙	
4.	颈牵引头帽	11 个月
5.	全口托槽矫治	1 年 3 个月
6.	上下牙弓保持器保持	

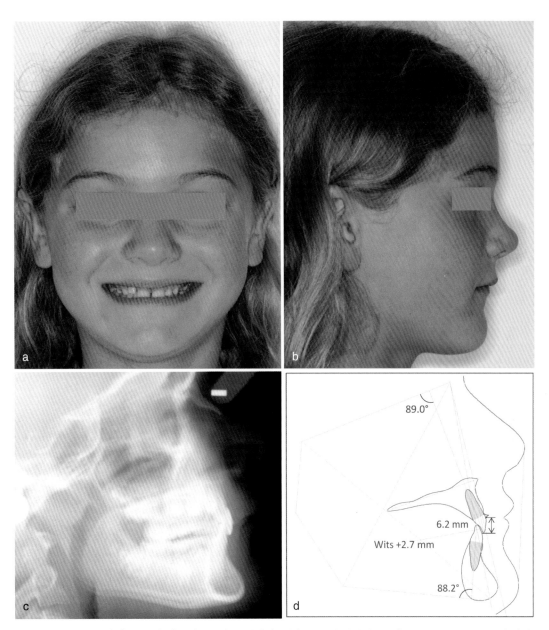

图 5.8 病例 1。患者 1 治疗前 8 岁 11 个月时拍摄的颜面照和头颅侧位片。a. 正面照显示微笑时上颌牙龈暴露明显。b. 由于颏部突出，侧貌呈凹形。c、d. 头颅侧位片与描记图显示了内倾型深覆殆的特征，即唇线水平高，前牙覆殆深；SN/U1 角为 89.0°（参考值为 102°）反映上颌中切牙内倾。Wits 值（+2.7 mm）表明为骨性Ⅱ类

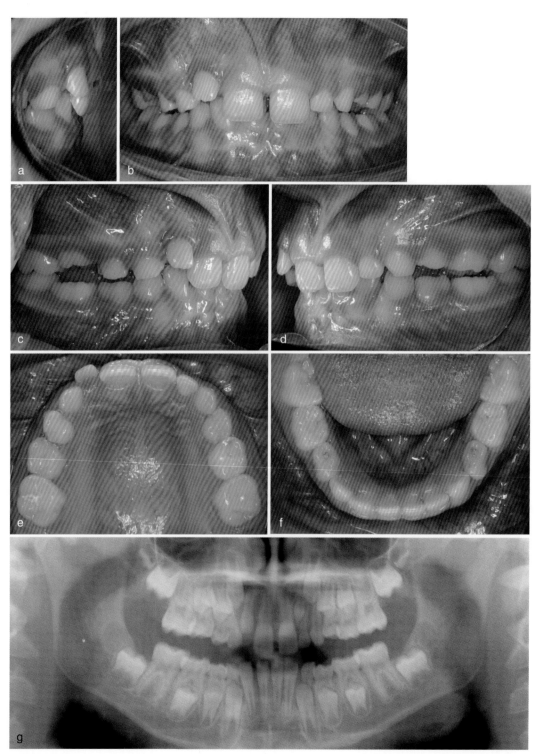

图5.9 病例1。口内照和全口曲面体层片如图5.8所示。a、b. 口内正面和侧面照显示为混合牙列早期安氏Ⅱ类2分类错𬌗畸形伴内倾型深覆𬌗。下颌中切牙几乎完全被内倾的上颌中切牙所覆盖。c, d. 第一磨牙将近完全远中关系。除54外，所有乳磨牙均发生根骨粘连。e、f. 上下颌𬌗像。12唇向倾斜，这和休息位时12切缘与下唇位置有关。左上乳侧切牙滞留。g. 全口曲面体层片显示22为钉状，发育迟缓

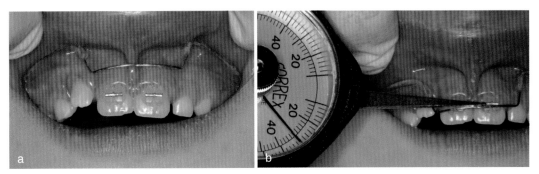

图 5.10　病例 1。早期治疗的第一阶段，上颌使用多用途弓（2×2）。a. 治疗开始 2 个月后，第二次激活时，弓丝未纳入托槽。对称性压低，弓丝前段应水平，对两颗切牙施加相同大小的力。b. 压低力的测量方法是用弹簧秤的尖端将弓丝前段拉至与托槽槽沟水平。必须注意的是，在测量过程中，多用途弓只与弹簧秤的尖端接触。如有必要，调节多用途弓的后倾弯，以获得足够的压低力总和 30cN（每颗牙 15cN）。

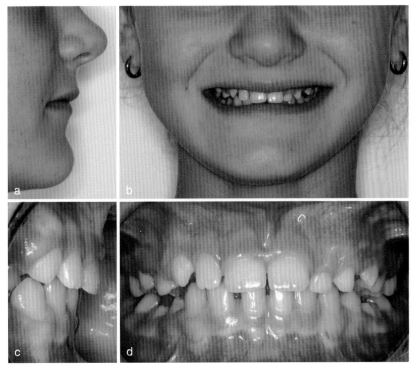

图 5.11　病例 1。多用途弓治疗 9 个月后。a、b. 微笑正面照可以看到上颌中切牙切缘，无露龈。c、d. 压低和唇倾上颌中切牙，前牙覆𬌗减小至 3mm。e、f. 上颌中切牙唇倾，切牙间矢状距离为 1.5 mm，这是早期治疗第二阶段导下颌向前的前提条件。g、h. 𬌗面照显示上、下牙弓恒牙萌出间隙足够

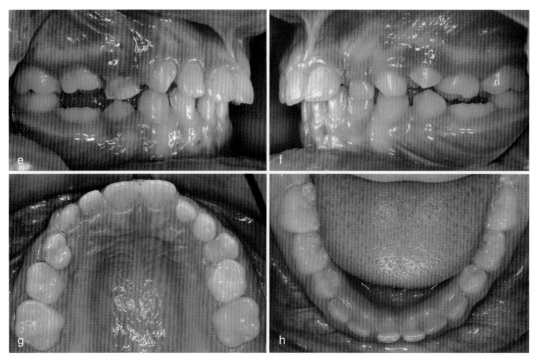

图 5.11（续）

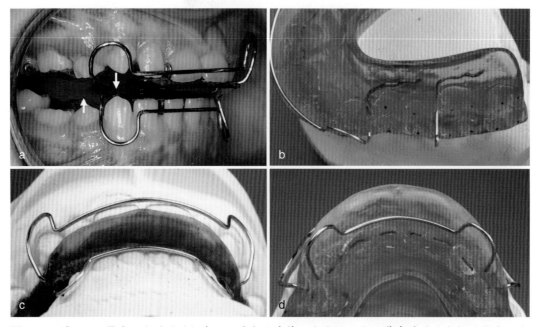

图 5.12　病例 1。Ⅱ类肌激动器的组成。a.早期治疗第二个阶段，使用带有前牙咬合板的Ⅱ类肌激动器。咬合记录：下颌前伸约 4mm，上、下第一磨牙间咬合打开 3~4mm。b.制作过程中，丙烯酸基托后端须延伸，支持上下后牙的颊、舌尖。佩戴就位后，可以局部调磨咬合间丙烯酸基托，促进混合牙列晚期恒尖牙和前磨牙的萌出（见图 a 白色箭头）或促进相应区域的牙槽骨生长。c.在安氏Ⅱ类 2 分类伴前牙深覆𬌗的患者中，丙烯酸基托前端须包裹上颌切牙切缘及腭侧面，维持第一阶段获得的切牙压低和唇倾。d.肌激动器的下颌前端部分完全包裹下颌切牙切缘，抑制该区域垂直的牙槽生长。e.肌激动器延伸至口内的部分应呈凹面，尽量减少对舌体功能的限制。这也是影响患者依从性的一个重要因素。f.丙烯酸基托的垂直向延伸部分（上颌通常为 8~12mm，下颌通常为 5~10mm），需要根据个体的牙槽骨高度而定

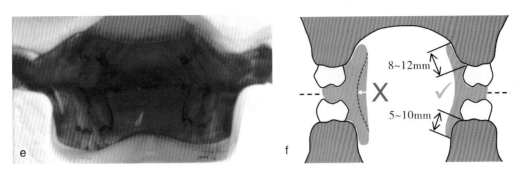

图 5.12（续）

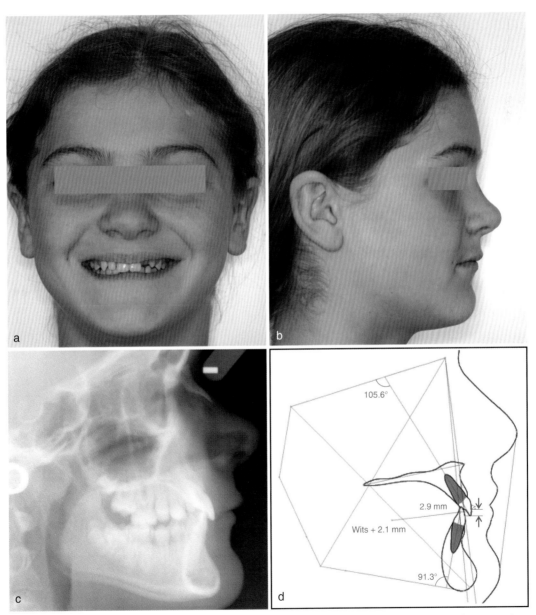

图 5.13　病例 1。多用途弓治疗 9 个月、肌激动器治疗 7 个月后的颜面照和头颅侧位片。侧位片显示早期治疗第一阶段取得的效果，上中切牙唇倾 16.6°，唇线水平降低约 3mm

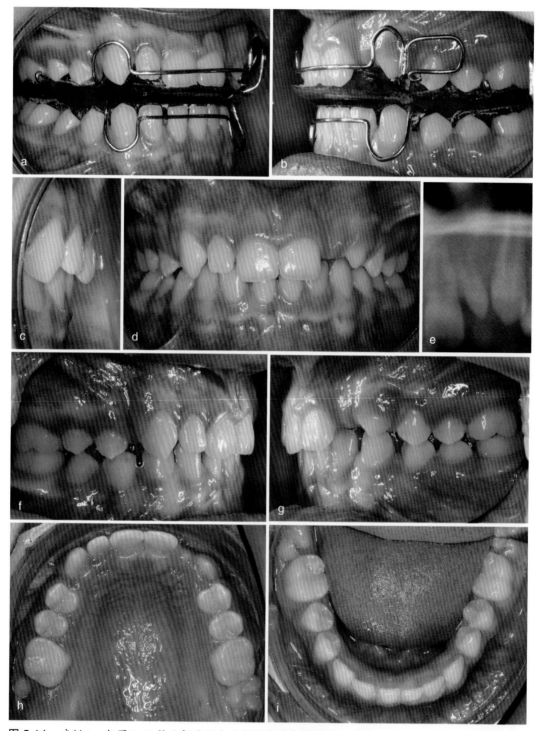

图 5.14 病例 1。与图 5.13 所示颜面照和头颅侧位片相对应的口内照。a、b. 就位后的肌激动器。唇弓上焊接的矩形拉钩用于腭向移动 24。c、d. 初始内倾型深覆𬌗已纠正。e. 发育缓慢的钉状左上侧切刚开始萌出。f、g. 后牙仍显示为远中关系 >½ 颗牙。因此，在原有治疗计划中增加了一个阶段，使用颈牵引头帽远移上颌第一磨牙。h、i. 上下牙弓的𬌗面照

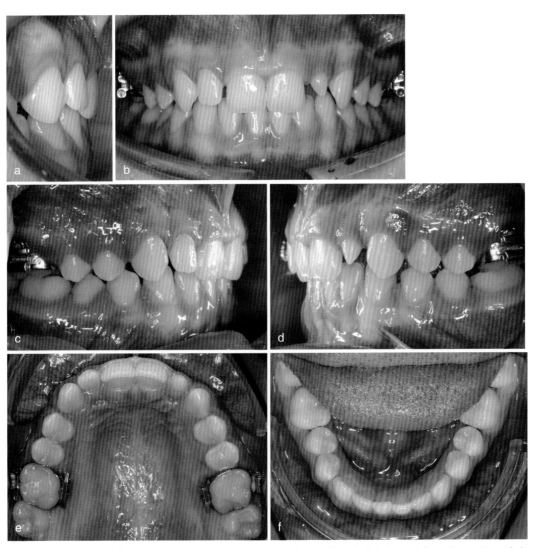

图 5.15　病例 1。颈牵引头帽治疗 12 个月后拍摄的口内照。第一磨牙已纠正至中性关系。上颌前磨牙被动地向远中漂移。颈牵引头帽产生的伸长效应进一步改善了前牙深覆𬌗。钉状 22 正在萌出

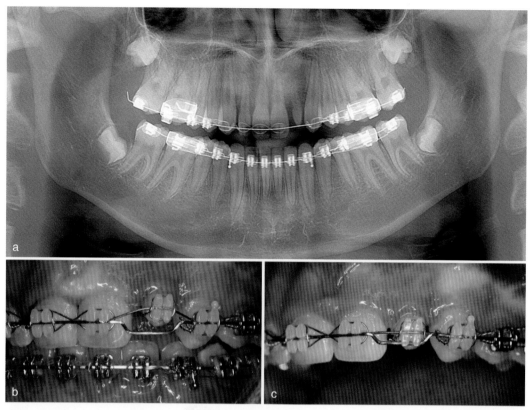

图 5.16 病例 1。a. 全口托槽矫治 6 个月时拍摄全口曲面体层片，检查患者是否有严重根尖吸收的遗传倾向（患者并没有）。b. 排齐整平后，放置 0.016 英寸 ×0.016 英寸不锈钢丝，并弯制 2.5mm 的台阶曲。在 22 上粘接托槽，0.012 英寸 NiTi 弓丝纳入。c. 全口矫治 8 个月后，22 萌出情况明显改善，弓丝平直

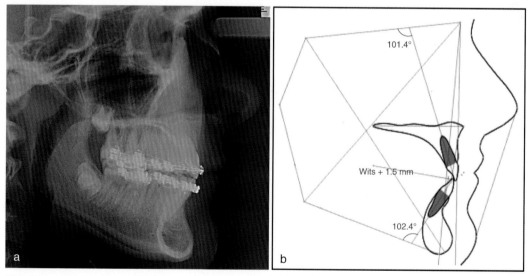

图 5.17 病例 1。a. 全口托槽矫治终末精细调整，控制前牙唇倾度时的头颅侧位片。b. 描记图显示上颌中切牙唇倾度与正常参考值一致（102°）。而Ⅱ类肌激动器和全口托槽矫治过程中佩戴Ⅱ类弹性牵引的不良效应，下前牙唇倾度增加约 10°。ANB 角（4.1°）非常接近个体化参考值（3.9°），Wits 值从 +2.7 mm 改善为 +1.5 mm。因此，初始轻度Ⅱ类骨关系得到纠正

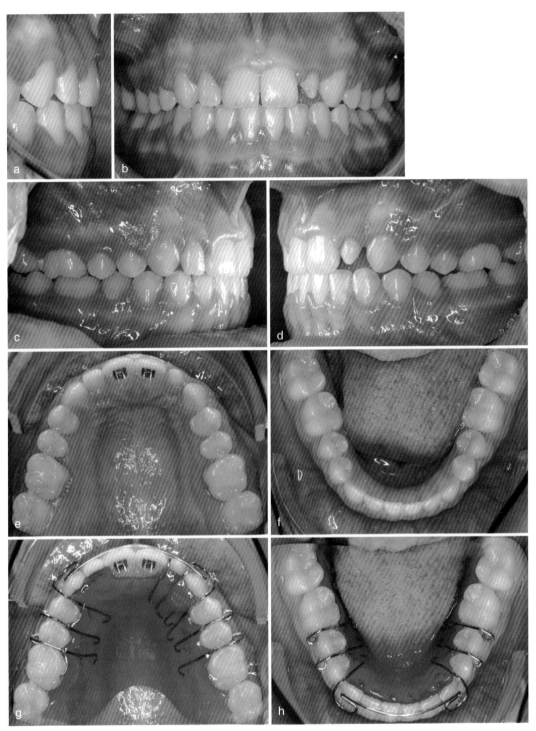

图5.18 病例1。固定矫治器治疗15个月后拆除托槽。a、b.深覆𬌗行过矫治，覆𬌗现为1mm。c、d.双侧均实现中性关系。e.全口托槽矫治期间上中切牙腭侧面粘接的腭刺并未拆除，防止由于吞咽模式而导致前牙开𬌗。f.下牙弓的𬌗面照。g、h.上下颌使用保持器进行保持，夜间佩戴保持器

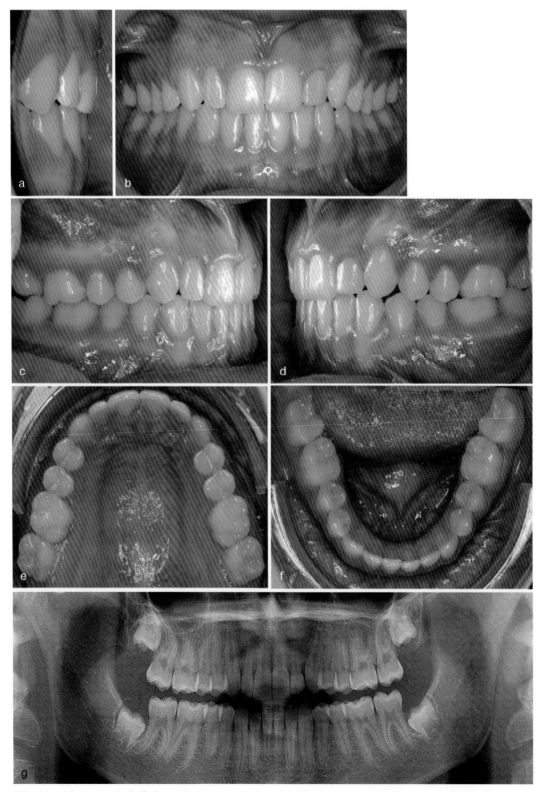

图5.19 病例1。该患者拆除矫治器12个月后的口内照。a~c.后牙建𬌗，前牙覆𬌗复发至正常值1.5 mm。上颌中切牙唇倾度和后牙中性关系仍稳定。d、e.患者的全科医生对左上侧切牙行树脂修复。f.下牙弓𬌗面照。g.全口曲面体层片显示12、11、31及45的牙根轻度吸收。第三磨牙牙胚正在发育中，近远中倾斜度尚可，不需要拔除（至少目前不需要）

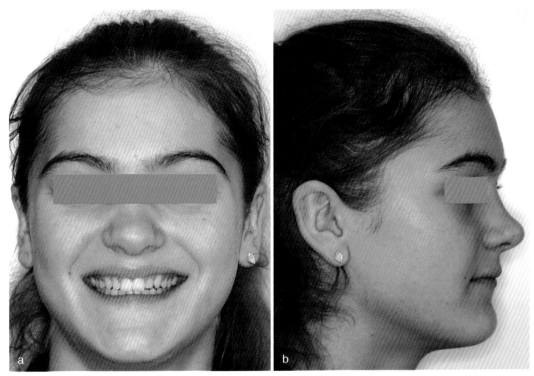

图 5.20 病例 1。上接图 5.19，为保持 12 个月后的颜面照。a. 患者微笑时笑弧较好和颊廊间隙正常，并暴露上中切牙全部牙冠。b. 侧面照：遗传性的凹面型

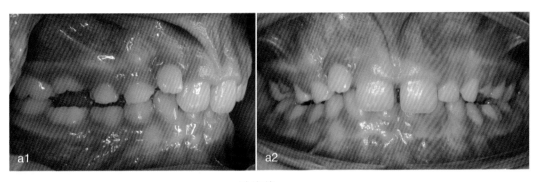

治疗前

治疗后

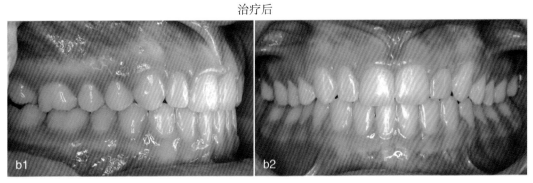

图 5.21 病例 1。治疗前和治疗后口内正、侧面照

5.6.2 病例 2

该患者治疗前上颌中切牙严重内倾，高唇线，而前牙为中度深覆𬌗（6mm），后牙轻度Ⅱ类关系（表 5.2，图 5.22、图 5.23）。该患者的治疗过程证明了多用途弓压低唇倾上切牙的有效性（图 5.24、图 5.25）。此外，该患者的情况也说明，早期治疗干预可以轻松有效地解决牙弓的遗传性的间隙不调。这种间隙不调通常表现为侧切牙萌出过程中，乳尖牙牙根潜在性吸收，如该患者的下牙弓所示。前牙想要利用剩余间隙需要临床干预，通过预防磨牙的生理

性近移，调磨或拔除乳尖牙和乳磨牙能够使恒尖牙和前磨牙向远中萌出。由于间隙增大，全口矫治时横向扩弓或切牙唇倾后，相应的复发风险可以避免或至少最小化。

本书出版时该患者仍治疗中，因此没有展示治疗后的资料。然而，最新的口内照是混合牙列晚期（图 5.26），证明了轻度内倾型深覆𬌗可以通过早期干预，且治疗有效，恒牙列期间不需要过多的主动干预（若恒牙期需进行全口矫治）。

表 5.2　病例 2 的问题列表和治疗计划

	问题列表及相关发现	治疗计划
1.	内倾型深覆𬌗伴错𬌗畸形 • 上颌中切牙内倾 −15.5° • 前牙深覆𬌗 6mm，仅中切牙高位 • 唇线较高 7mm • 微笑露龈 3mm	混合牙列 + 恒牙列治疗计划 a. 早期主动纠正上颌中切牙（多用途弓） b. 被动压低切牙（肌激动器） c. 如果需要，后续全口矫治进一步压低切牙，上中切牙控根
2.	轻度骨性Ⅱ类，第一磨牙轻度远中关系	下颌骨轻度前导（肌激动器）
3.	• 中线不调 2mm，以下两个因素共存， • 侧方咬合，右偏 1mm（55/46 及 63/74 早接触） • 下中线右偏 1mm	纠正中线不调 • 调磨 55 远中、63 腭侧，去除早接触 • 早期纠正下中线偏斜
4.	侧切牙萌出过程中，下颌乳尖牙牙根潜在性吸收，下牙弓间隙不调→恒尖牙间隙仅有 2mm	前牙利用剩余间隙 • 序列调磨乳磨牙 • 防止混合牙列期，上下颌乳磨牙近中移动
5.	轻度颞下颌关节症状 • 压迫右侧时关节疼痛 • 触诊时咀嚼肌疼痛	去除早接触，缓解咬合时，右侧关节压力
	治疗措施的顺序（8 岁 6 个月开始）	**治疗时长**
1.	调磨 55、63	—
2.	上颌：多用途弓（2 × 2，后期 2 × 4） 下颌：可摘矫治器纠正中线不调，管理剩余间隙	5 个月
3.	肌激动器 • 前牙咬合板 + 上下颌第一磨牙近中停止曲 • 轻度导下颌向前 重新评估→是否需要上颌中切牙根腭向转矩控制	仍在进行中，已治疗 1 年 6 个月
4.	全口托槽矫治或隐形矫治（取决于牙齿的错位程度和患者的需求）	即将进行
5.	上下颌保持器保持	即将进行

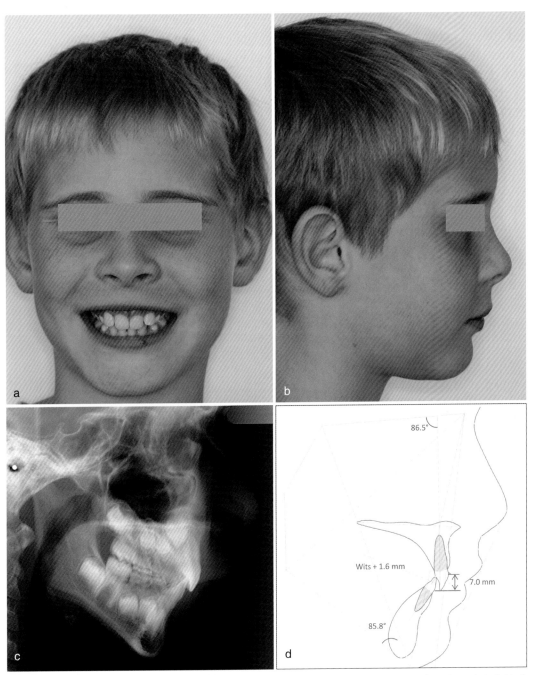

图 5.22　病例 2。该患者 8 岁 2 个月时拍摄的初始面部和头颅侧位片。a. 微笑时正面照显示牙龈明显暴露。b. 侧貌显示下颌后缩。c、d. 头影测量分析显示上中切牙严重内倾 15.5°，唇线高 7 mm。Wits 值为 +1.6 mm 表示轻度骨性 II 类关系

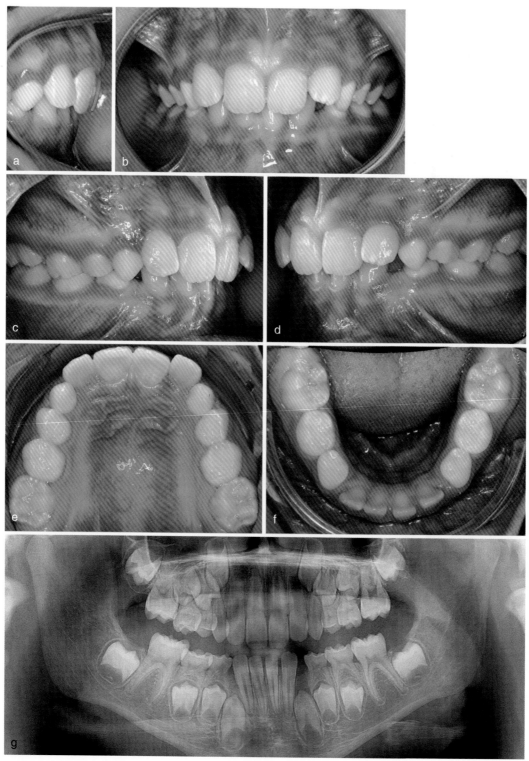

图 5.23 病例 2。接图 5.22，该患者初始资料。a、b.上颌中切牙严重内倾，伴中度深覆𬌗。2mm
中线不调，下颌骨的侧向运动 1 mm，下牙弓中线右偏 1mm。c、d.第一磨牙轻度远中关系，可以认
为是生理上的，因为尖牙关系是中性。e、f. 𬌗面照。恒侧切牙萌出过程中乳尖牙早失，表明遗传性
的拥挤。g.全口曲面体层片显示患者现在所处的牙齿发育阶段

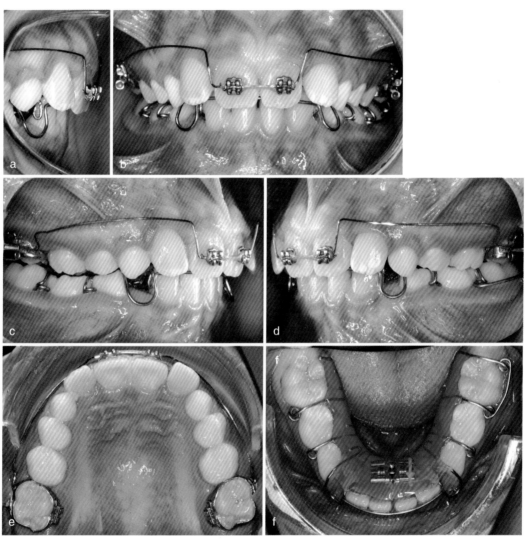

图 5.24 病例 2。下颌佩戴矫治器 5 个月后，多用途弓治疗 2 个月后。a、b. 上切牙部分压低、唇倾，中线不调已纠正。c、d. 下颌矫治器的金属固位卡不影响咬合。e. 多用途弓的弯制遵循上颌弓形。f. 序列激活指簧推 42 向远中以纠正下颌中线。激活唇弓，直立切牙

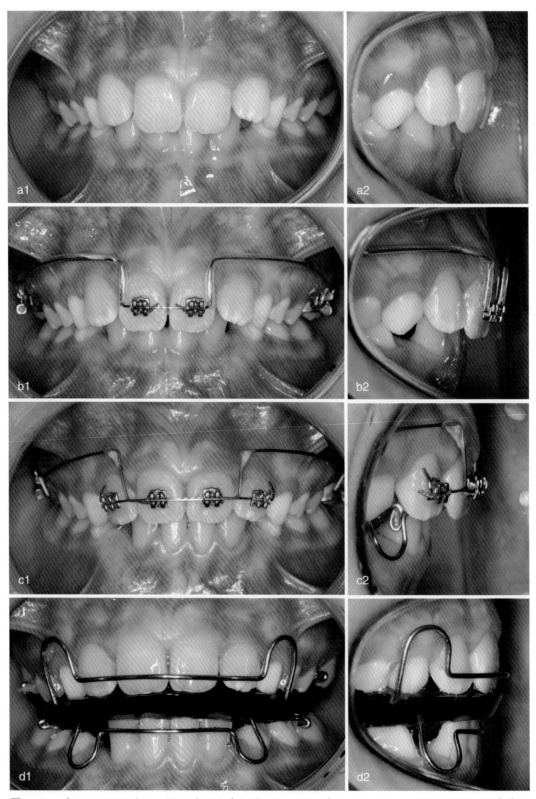

图 5.25　病例 2。不同阶段压低和唇倾上中切牙。a. 下颌佩戴活动矫治器。b. 两个月后，佩戴多用途弓（2×2）。c. 下颌矫治器治疗 8 个月，上颌多用途弓治疗 5 个月后。上中切牙压低约 2mm，效果明显。d. 多用途弓治疗后佩戴肌激动器，维持前牙段的矫治效果，解决早期治疗第二个阶段的其他治疗目标

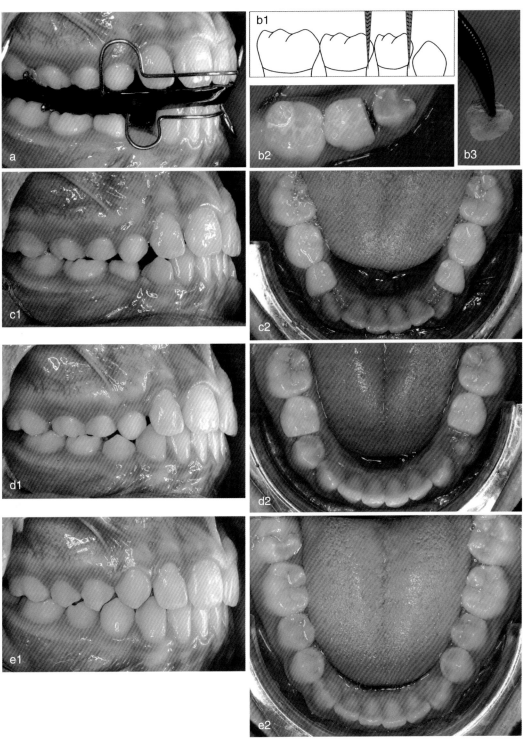

图 5.26 病例 2。早期治疗的第二个主要阶段的不同时期展示了前牙对于剩余间隙的利用。a. 佩戴肌激动器。下颌第一磨牙近中的停止曲可防止乳磨牙脱落后磨牙的近中移位。b. 关于调磨邻近恒牙的乳磨牙，建议调磨时保留一薄层牙釉质，以保护乳磨牙。c. 调磨第一乳磨牙，为恒尖牙萌出提供间隙。d. 两颗下颌尖牙均向远中移动，不再与侧切牙重叠。第一乳磨牙即将脱落，第一颗前磨牙将直接在尖牙远中萌出，占用调磨第二乳磨牙近中获得的间隙。e. 下颌第二前磨牙萌出后。本书出版时，患者的治疗仍在进行中，通过利用剩余间隙为切牙、尖牙、前磨牙提供间隙，解除了牙弓前段间隙不调

5.6.3 病例 3

该患者为安氏Ⅱ类2分类错𬌗畸形，其垂直向和矢状向特征表现为中度（表5.3，图5.27、图5.28）。如图5.29所示，医生应考虑在多用途弓矫治期的同时使用高位牵引头帽整体远移第一磨牙，而不是远中倾斜，以及如何在早期矫治第一个治疗阶段通过干预上颌纠正牙齿中线。早期治疗初始阶段不同时期拍摄的资料（图5.30）再次证明多用途弓通过真性压低切牙和伸长第一磨牙改善典型内倾型深覆𬌗的有效性。具体地说，通过4个月的治疗，上切牙唇倾明显，覆𬌗减小了约4mm。

然而，该患者的具体问题在于安氏Ⅱ类2分类错𬌗伴下颌后缩。治疗过程展示了通过肌激动器结合交互牵引如何有效地解决下颌后缩的同时纠正安氏Ⅱ类2分类特征（图5.31、图5.32）。通过这种方式，可以在生长发育期改善下颌骨后缩。相比之下，恒牙列期只能通过牙槽代偿掩饰治疗后缩畸形。

在本书出版时，治疗仍在进行中，初始错𬌗的主要表现已经在混合牙列阶段通过早期干预得到纠正。因此，在所有恒牙萌出后，只需通过短时间的全口固定矫正便可进行精细调整。

表5.3 病例 #3 的问题列表和治疗计划

问题列表及相关发现	治疗计划
1. Ⅱ类2分类错𬌗畸形 • 上颌中切牙内倾 −14.5° • 前牙深覆𬌗 6.5mm • 唇线较高 7mm • 微笑时暴露上中切牙所有牙冠（无露龈）	混合牙列 + 恒牙列治疗计划 a. 早期主动唇倾上颌中切牙，压低较少（多用途弓） b. 被动压低切牙 + 身长磨牙（肌激动器） c. 全口矫治进一步压低切牙，上切牙控根
2. 下颌后缩 • 两侧远中关系程度不一致（右侧差 1/2 颗牙，左侧差一颗牙） • 下颌中线向左偏移 3mm	a. 协调上下磨牙宽度后，不对称地导下颌向前（肌激动器） b.（如果需要）进一步主动远移（骨性支抗） c.（如果需要）牙槽代偿掩饰治疗下颌后缩（全口托槽矫治 + 第三象限种植钉）
4. 两颗多生的上颌磨牙	治疗初始拔除
5. 下颌切牙唇倾 6°，唇侧牙龈菲薄，31、41 牙龈退缩	前牙利用剩余间隙 • 防止混合牙列晚期 4 颗第一磨牙近中飘移
治疗措施的顺序 （9岁8个月开始）	治疗时长
1. 拔除多生的上颌磨牙	
2. 上颌：多用途弓治疗（2×2）+ 高位牵引头帽 下颌：活动矫治器直立切牙，管理剩余间隙	4 个月
3. 肌激动器不对称地导下颌向前，前牙咬合板，上下第一磨牙置停止卡；调磨肌激动器后牙的丙烯酸基托，可以在第一磨牙处进行交互牵	11 个月
4. 肌激动器导下颌向前，纠正中线	仍在进行中，已花费 3 个月
重新评估→是否需不对称远移上颌牙列和（或）牙槽代偿掩饰治疗下颌后缩？	
5. 全口托槽矫治（如果需要利用骨性支抗进一步纠正不对称）	即将进行
6. 上下颌保持器保持	即将进行

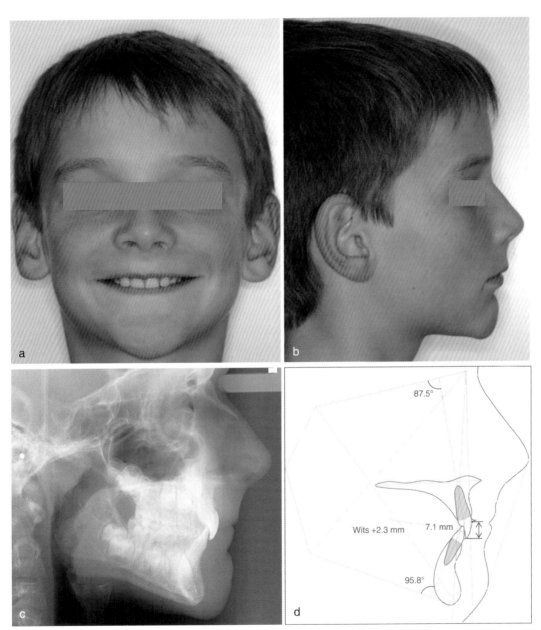

图 5.27　病例 3。a、b.患者 9 岁 8 个月治疗开始前拍摄的颜面照。患者在微笑时显示上中切牙牙颈部，但未暴露切牙边缘。侧貌显示下颌后缩。c.d.头颅侧位片显示上中切牙严重内斜（−14.5°），唇线水平高（7.1 mm），骨性 II 类（Wits 值：+2.3 mm, ANB 偏差 / 个性化参考值为 2.1°），颏部突出，下切牙唇倾（+5.8°）

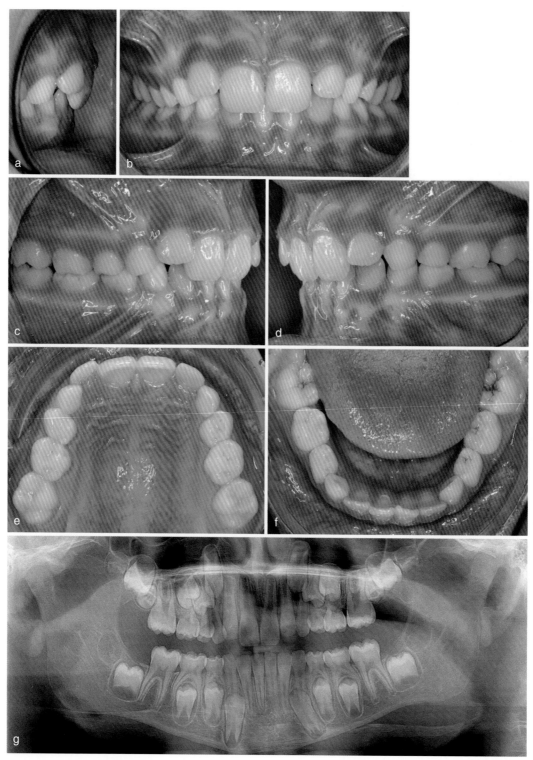

图 5.28 病例 3。接图 5.27，患者的初始口内照。a. 切牙段的侧面照。b. 治疗开始前，上下中线相差 3mm。下颌骨侧方移动（向左 2mm），上颌中线不调（向右 1mm）。由于下颌后缩畸形，后牙远中关系不对称（右侧第一磨牙远中尖对尖，左侧第一磨牙完全远中）。e、f. 𬌗面照。g. 全口曲面体层片显示右上、左上象限有两颗多生的磨牙。乳尖牙和乳磨牙牙根吸收较少

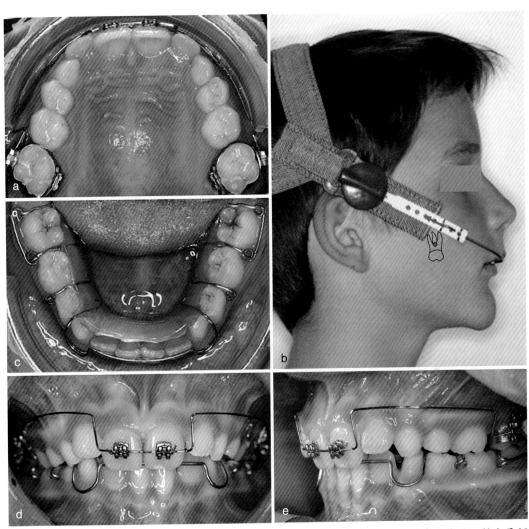

图 5.29　病例 3。患者早期治疗的第一阶段。a. 上颌干预措施包括使用 2×2 的多用途弓压低和唇倾上颌中切牙。b. 多用途弓联合高牵引头帽（仅夜间佩戴），防止第一磨牙远中倾斜。头帽外弓成角度，使力矢量同过第一磨牙阻抗中心（图示牙齿上的红点）。这样，多用途弓对第一磨牙的远中倾斜效应（图 5.6）可能被抵消。c. 在下颌，调磨乳尖牙近中，为唇弓加力直立切牙提供间隙。模型上制作丙烯酸基托之前，在切牙牙冠舌侧面放置 2mm 厚的蜡。因此，在佩戴前不需要对矫治器基托进行调磨，可以降低破损的风险。d、e. 弯制卡环应不形成咬合干扰，影响咬合

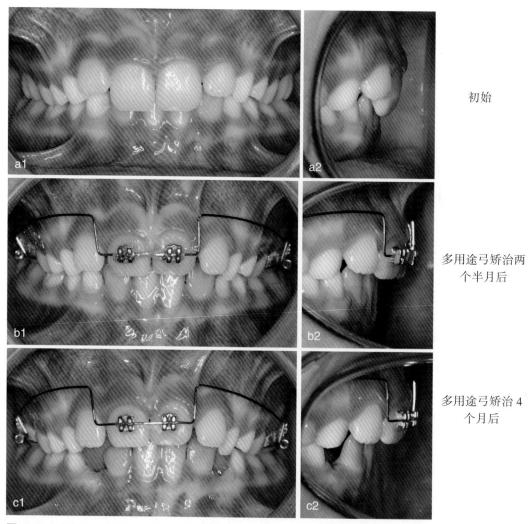

初始

多用途弓矫治两个半月后

多用途弓矫治4个月后

图5.30 病例3。多用途弓矫治期间拍摄的口内像显示上颌中切牙持续性、有效地压低和唇倾。a. 初始情况。b. 两个半月后，持续压低和唇倾上中切牙。多用途弓两侧后倾弯不对称激活，为12牙提供间隙，纠正上颌中线轻度不调。c. 多用途弓矫治4个月后，上颌切牙已得到充分矫正。上、下切牙矢状向距离3~4 mm，为后续导下颌向前提供了矢状向空间

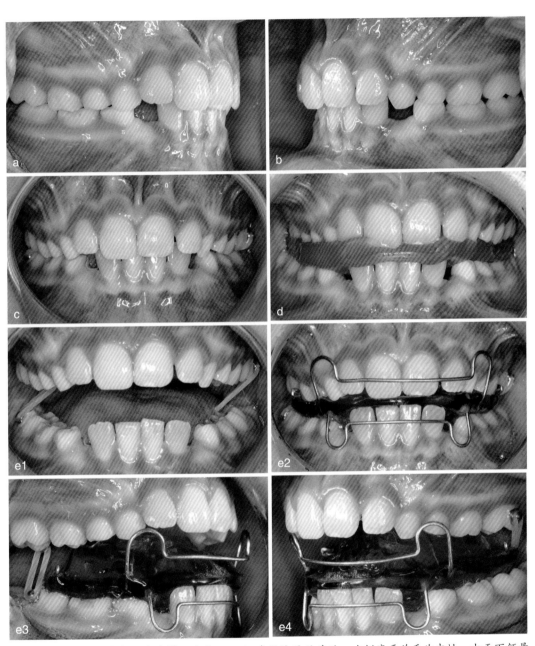

图5.31 病例3。早期治疗的第二阶段。a、b. 多用途弓治疗后，右侧磨牙关系为中性，由于下颌骨骨性左偏2mm，左侧磨牙关系为远中尖对尖。c. 深覆𬒗和上中切牙内倾已纠正。d. 为后续制作肌激动器取咬合关系，轻度过矫治（右偏1mm）。 e. 未佩戴（e1）、佩戴肌激动器（e2~e4）时，进行弹性交互牵引。可以调磨肌激动器后牙丙烯酸基托，避免交互牵引干扰，全天佩戴交互牵引纠正第一磨牙横向关系。调磨第二、第四象限基托，允许牙齿舌向移动；26、36近颊尖有基托支持，避免因交互牵引导致的伸长过度

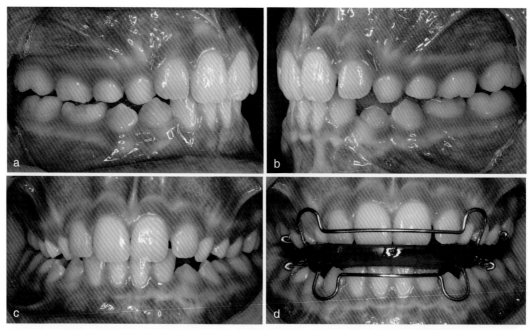

图 5.32 病例 3。通过功能性矫治器进行神经肌肉干预、交互牵引协调上下磨牙关系后。a~c.远中关系和下中线不调在很大程度上得到纠正。d.重新制作、佩戴肌激动器，丙烯酸基托充分延伸至后牙，进一步稳定神经肌肉中性，并通过调磨基托进行精细调整和建立咬合。本书出版时，该患者仍在进行功能性矫治。之后的全口托槽治疗可包括不对称 Ⅱ 类牵引（施加力时左侧 > 右侧），以稳定下颌骨中心位置时的矢状和横向关系

5.6.4 病例 4

该患者的错𬌗畸形主要表现为内倾型深覆𬌗，同时伴有上下颌牙弓中线偏斜与下颌间隙不足（图 5.33、图 5.34）。由于前牙深覆𬌗为中度，同时微笑时上颌牙龈仅少量暴露，因此对该患者上颌切牙不需要使用多用途弓来进行压低（表 5.4）。因此，使用上颌舌簧矫治器对

患者进行第一阶段唇展切牙的治疗（图 5.35）。该患者在后续固定矫治阶段仍然要注意维持微笑时和谐的唇齿关系。这个病例说明对于安氏Ⅱ类 2 分类或者内倾型深覆𬌗患者而言，同时考虑治疗稳定性与微笑美学并不简单，图 5.36~图 5.42 是治疗中与治疗后的记录，图 5.43 为治疗前后前牙与后牙的咬合关系。

表 5.4　病例 4 问题列表与概念化的治疗计划

	问题列表与相关表现	概念化的治疗计划
1	内倾型深覆𬌗样咬合伴有 ·上中切牙舌倾 5° ·前牙深覆𬌗 4.5mm ·微笑时上中切牙牙冠完全暴露，露龈笑 1mm （由于患者拍摄头颅侧位片时下颌前伸，因此不能使用此时的上唇位置进行判断）	混合牙列与恒牙列的治疗 a. 早期主动压低上切牙（上颌𬌗垫） b. 切牙被动压低（肌激动器） c.（如果需要的话）在进一步主动压低上下中切牙时，注意切牙牙根转矩
2	上下牙列中线不齐 2mm，是由于 ·上牙列中线左偏 1mm ·下牙列中线右偏 1.5mm	早期使用上下颌𬌗垫纠正牙列中线
3	下牙列轻度拥挤	利用剩余间隙排齐牙列 ·乳磨牙近中片切 ·替牙列晚期预防上下第一磨牙近中移位

	后续治疗措施 （开始于 8 岁 1 个月）	持续时间
1	上下颌𬌗垫纠正牙列中线并唇倾上前牙	1 年 10 个月
2	肌激动器少量导下颌向前 + 前牙平导 + 上下第一磨牙近中停止曲	1 年 7 个月
	重新评估微笑美学与前牙唇齿关系→上下切牙进一步压低	
3	固定矫治阶段	上颌 1 年 11 个月，下颌 1 年 3 个月
4	上下颌保持	

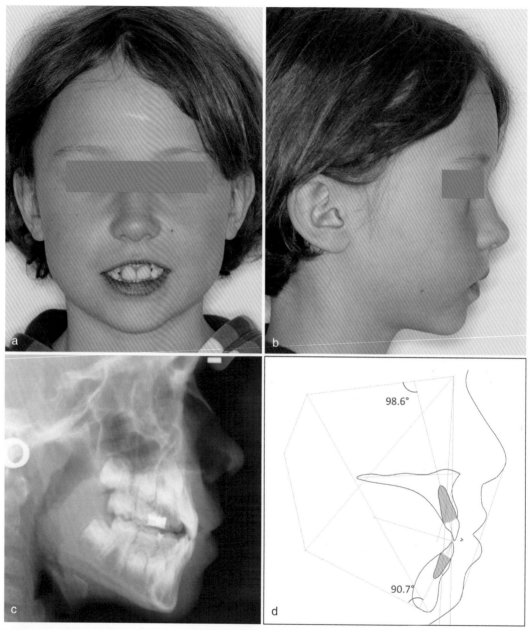

图 5.33 病例 4。7 岁 9 个月时的颜面照与头颅侧位片，4 个月后患者开始治疗。a.患者微笑时暴露牙龈约 1mm，因此治疗计划为轻度压低上切牙。b.侧貌。c、d.尽管口内咬合显示上中切牙为内倾型深覆𬌗，但头颅侧位片显示上中切牙轻度舌倾（该患者上下颌骨矢状向与垂直向关系并未在此测量，因为该患者在拍摄头颅侧位片时下颌骨处于前伸状态）

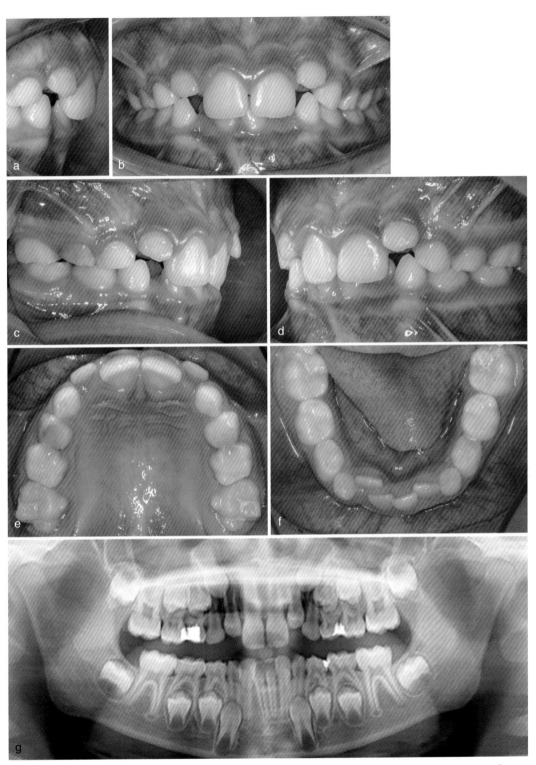

图 5.34　病例 4。患者的初始口内照。a、b. 该患者处在混合牙列期，表现为典型的内倾型深覆𬌗。c、d. 第一磨牙与尖牙中性关系。e、f. 上牙列中线向左偏斜 1mm，下牙列中线向右偏斜 1.5mm，后者与下颌前牙区牙列拥挤有关，下前牙区拥挤度共 4mm。g. 全口牙位曲面体层片显示患者牙列正常发育中

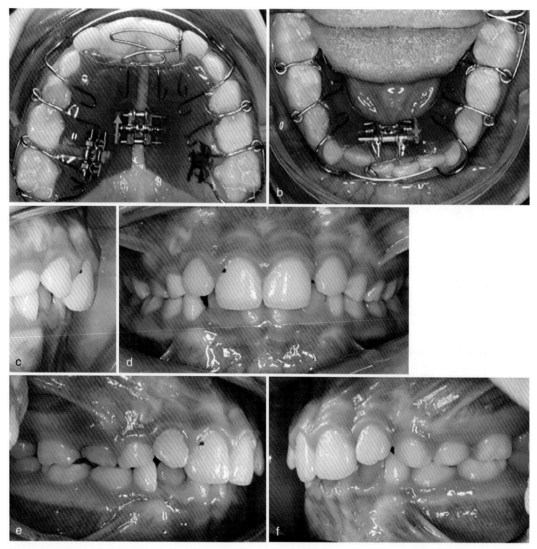

图5.35 病例4。上下颌治疗9个月后的情况。a. 使用舌簧矫治纠正上中切牙唇倾度；21远中应用指簧（active finger spring）来纠正上牙列中线向右侧；上下牙弓均进行了少量扩弓。b. 上下乳尖牙片切获得间隙以确保侧切牙正常萌出，41远中使用指簧，在扩弓中该簧可以持续主动纠正中线。c、d. 正面观可以观察到前牙覆𬌗相对于治疗前（图5.34）明显加深，但上下牙列中线不齐有所改善，e、f. 左右侧后牙咬合照

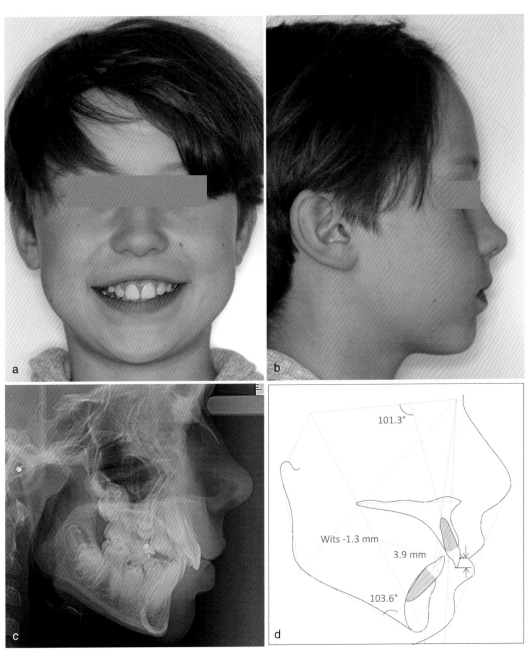

图5.36 病例4。治疗1年8个月后患者9岁11月时进行了再次评估。a、b. 微笑美学和侧貌无改变。c、d. wits值显示非常轻度的Ⅲ类颌骨关系，上唇下缘距离切牙切缘4mm，下中切牙唇倾度增大13.6°。在后续的肌激动器治疗期间，下颌的剩余间隙要用于直立下切牙

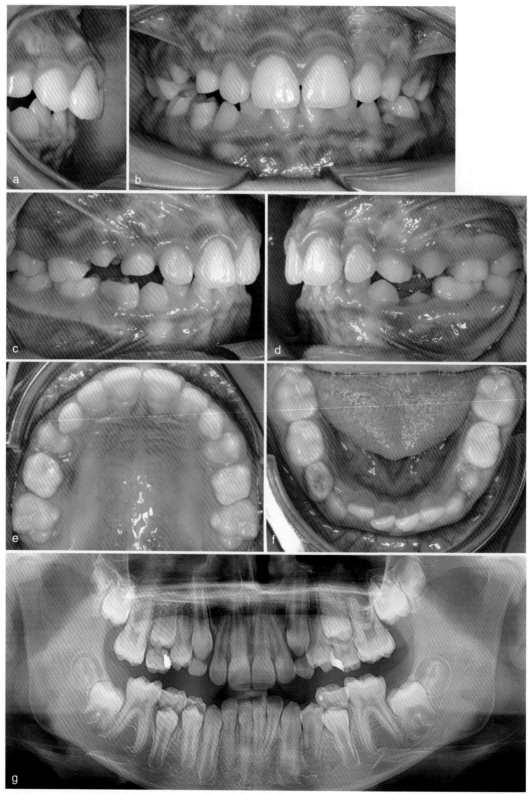

图 5.37　病例 4。与图 5.36 相对应的牙齿咬合照与全口曲面体层片。a~d. 口内已无内倾型深覆𬌗咬合特点，e. 4 颗上颌切牙整齐排列，f. 下前牙区拥挤减轻，g. 全口曲面体层片可见牙齿发育处于混合牙列晚期，4 颗第三磨牙牙胚存在

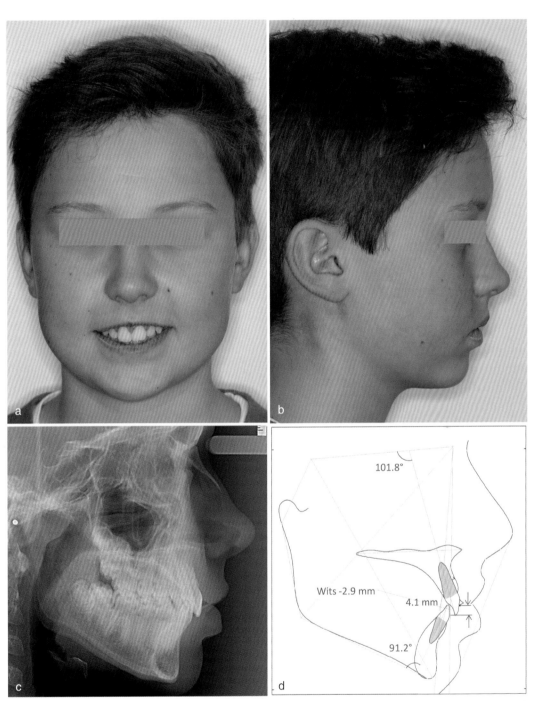

图 5.38　病例 4 用肌激动器治疗 1 年 7 个月后再次评估患者的颜面照与头颅侧位片。肌激动器治疗后磨牙达到中性关系，同时在 4 颗第一磨牙近中放置停止曲防止在混合牙列晚期出现磨牙近移。a. 微笑时的唇齿关系可以通过压低上下切牙纠正深覆𬌗的同时改善。b. 侧貌。c、d. 头影测量显示上中切牙唇倾度与 U1/SN 参考值 102° 一致。对肌激动器唇弓持续加力，并保留下颌剩余间隙，使下切牙直立 12°

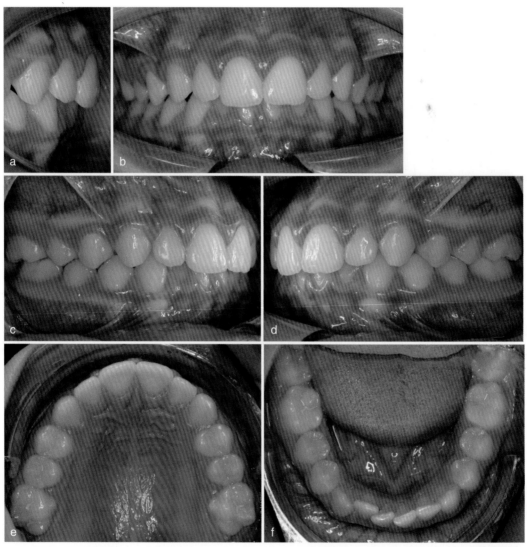

图 5.39 病例 4 与图 5.38 相对应的牙齿咬合照。a、b. 与使用肌激动器治疗前相比前牙深覆𬌗改善约 1mm。c、d. 双侧磨牙中性咬合。e. 上颌牙齿排列整齐。f. 利用剩余间隙减轻下前牙区拥挤

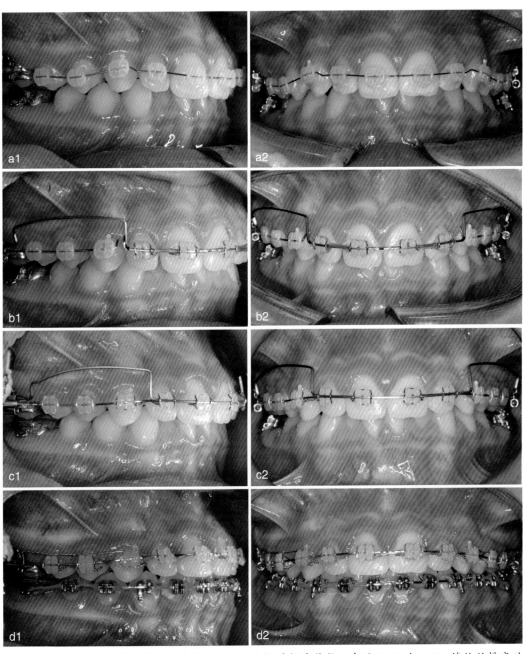

图5.40　病例4固定矫治的不同阶段。a.由于上切牙轻度伸长，在用0.012与0.016镍钛丝排齐时在尖牙近中弯制1mm台阶以防止尖牙伸长。使用细丝钳（Hammacher，德国）弯制台阶，可以通过改变弯制台阶的角度来改变高度。下颌托槽的粘接计划在上颌切牙少量压低唇展后进行，避免托槽粘接后出现咬合干扰。b.4个月后，上颌使用0.016×0.022TMA丝进行上切牙压低。c.1个月后使用0.016不锈钢丝进行上颌牙列的整体排齐，压低辅弓，持续使用3个月直到下颌托槽可以粘接。d.下颌spee曲线整平后的完成阶段咬合，通过压低上下切牙改善前牙深覆𬌗

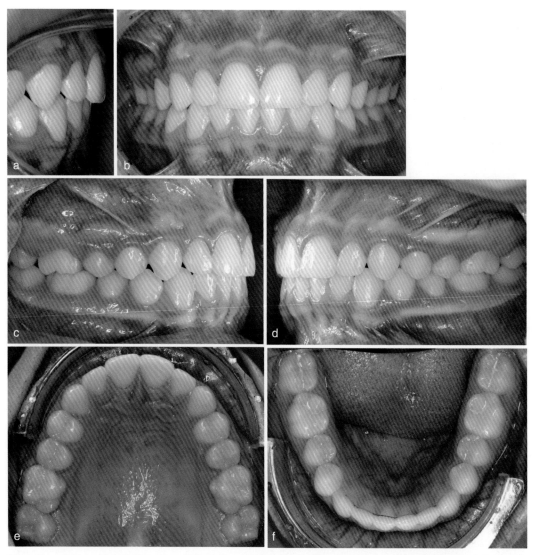

图5.41 病例4 结束治疗1年1个月后的口内咬合照。a、b.上下牙列中线与前牙覆𬌗（达到正常2mm）稳定。c、d.双侧磨牙中性咬合关系。e、f.上下颌牙列的𬌗面照

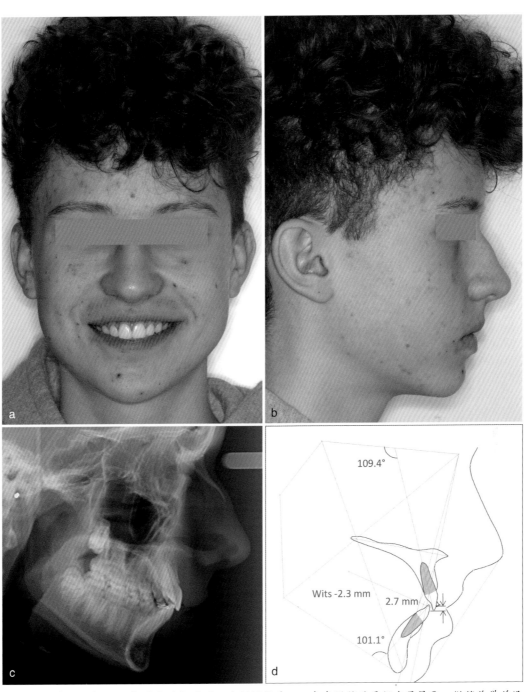

图 5.42 病例 4 与 5.41 相对应的颜面照、头颅侧位片。a.患者微笑时牙龈少量暴露，微笑美学并没有受到上下前牙段压低的影响。b.侧貌协调。c、d.颌骨Ⅲ类关系倾向稍加重，上下切牙唇倾度的改善可能源于施加在切牙的压低力带来的唇倾，下颌拥挤也使得下前牙唇倾，治疗后上唇与切牙垂直向关系改善，预期可以得到较好的稳定性

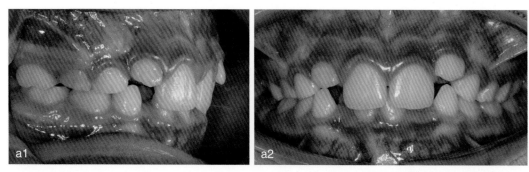

治疗前

治疗后

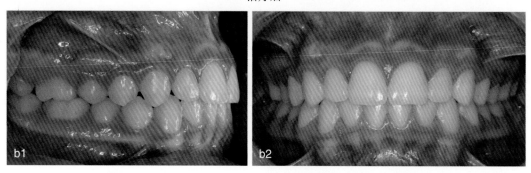

图 5.43 病例 4 治疗前、治疗后患者的前牙咬合与后牙咬合

5.6.5　病例 5

患者表现为安氏 II 类 2 分类错𬌗，忽略第一阶段的早期矫治可能是合理的。对这位患者而言，关于这个决定的主要争议是该患者微笑时的唇齿关系看起来十分和谐，治疗后不会有太多改变（图 5.44）。此外，该患者安氏 II 类 2 分类的矢状向表现（如远中𬌗）比前牙表现更为明显，她的前牙舌倾仅 7°，覆𬌗 5mm，更倾向于轻度的内倾型深覆𬌗样咬合（图 5.45），其深覆𬌗主要源于下颌前牙段的伸长。基于这些诊断发现，上颌多用途弓的主要效果如压低和唇展切牙都是不需要甚至是不利的，因此这位患者的早期治疗目的是纠正安氏 II 类咬合关系，待恒牙列期时通过压低下颌前牙段纠正深覆𬌗（表 5.5）。

该患者的治疗先通过颈带头帽远移磨牙，同时水平方向的牵引会带来打开咬合的效果（图 5.46）。磨牙伸长可以使前牙深覆𬌗减轻但并不影响患者治疗前协调的前牙唇齿关系。早期矫治的第二阶段使用了传统的肌激动器导下颌向前并进一步减小前牙覆𬌗（图 5.46~图 5.48）。

图 5.49 为固定矫治的不同阶段，展示了连续的、系统的下颌前牙段压低治疗方法，治疗结果见图 5.50 和图 5.51，可见不对称的压低力可以纠正前牙段的倾斜。图 5.52 为治疗前后的咬合照对比。

表 5.5　病例 5 问题列表与概念化的治疗计划

	问题列表与相关表现	概念化的治疗计划
1	安氏 II 类 2 分类错𬌗 • 中切牙舌倾，−7° • 前牙深覆𬌗 5mm 伴 　– 上颌四颗切牙伸长 　– 下颌 spee 曲线深 • 上唇下缘距离中切牙切缘 3.8mm • 微笑时暴露上中切牙牙冠（未暴露牙龈）	混合牙列 + 恒牙列期治疗 a. 伸长上颌磨牙（颈带头帽） b. 被动切牙压低 + 磨牙伸长打开咬合（肌激动器） c. 整平下颌牙列 spee 曲线 +（如果需要）上切牙牙根腭向转矩，进一步主动压低切牙（固定矫治器）
2	第一磨牙远中尖对尖关系	a. 早期主动矫治远移第一磨牙（颈带头帽） b. 导下颌向前（肌激动器）
3	下牙列轻度拥挤，下切牙唇倾 • 片切乳磨牙近中 • 防止替牙晚期第一磨牙近移 • 直立下颌切牙	剩余间隙的使用
4	上下前牙宽度不调，下切牙宽 2mm（参考 bolton 比）	（如果需要）下切牙减径
	后续治疗措施 （开始于 8 岁 3 个月）	**持续时间**
1	颈带头帽	8 个月
2	肌激动器少量导下颌向前 + 前牙导板 + 上下第一磨牙近中停止曲	2 年 3 个月
	再次评估微笑美学与前牙唇齿关系→深覆𬌗的纠正主要通过进一步压低下颌前牙段实现	
3	固定矫治	1 年 5 个月
4	上下颌𬌗垫保持	

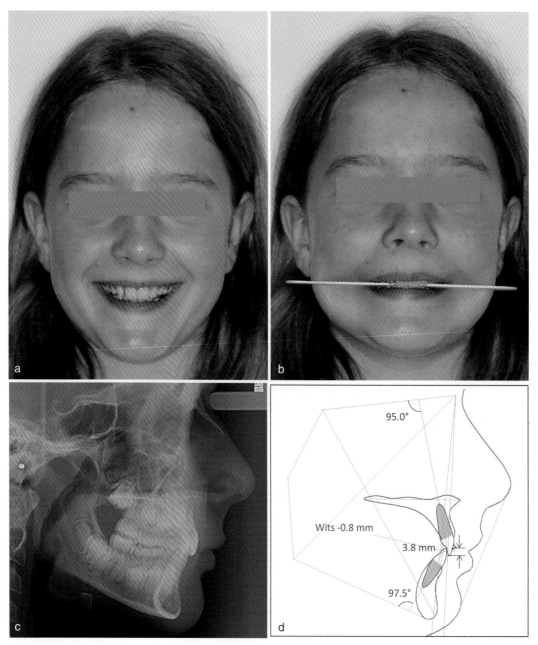

图5.44 病例5。患者10岁1个月治疗开始前的颜面照与头颅侧位片。a.微笑时正面照可见上切牙几乎完全暴露。b.殆平面轻度倾斜，右侧殆平面略高。c、d.上唇下缘位置略高，上切牙舌倾7°，下切牙唇倾7.5°

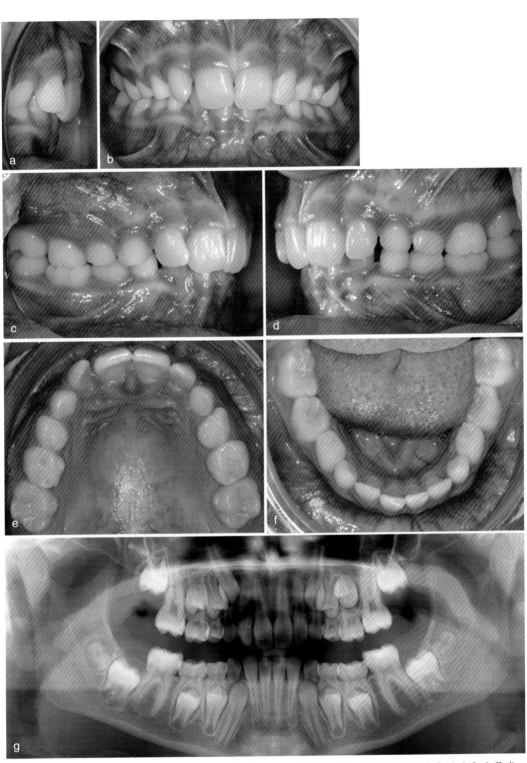

图 5.45　病例5与图5.44相对应的初始口内照。a、b.侧面和正面咬合照显示为典型的安氏Ⅱ类2分类,处于混合牙列期。c、d.第一磨牙轻度远中关系(尖对尖)。e、f.宽大的下颌乳磨牙可能提供充足的剩余间隙用于直立唇倾的下切牙。g. 25发育滞后

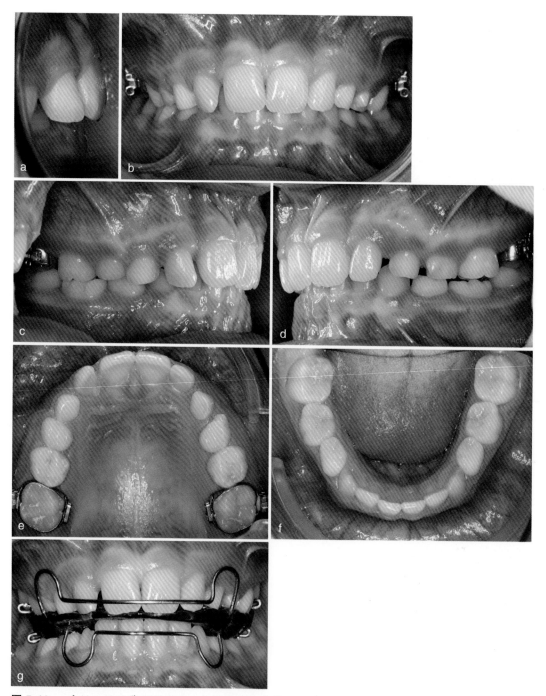

图 5.46 病例 5 经颈带头帽治疗 8 个月后的口内情况。a、b. 前牙覆𬌗打开约 1mm。c、d. 上颌磨牙远移至中性关系。e、f. 上下颌牙弓𬌗面照，可见乳磨牙与乳尖牙被动远移。g. 此阶段需要佩戴前牙导板的肌激动器，同时带有停止曲以维持上颌第一磨牙位置

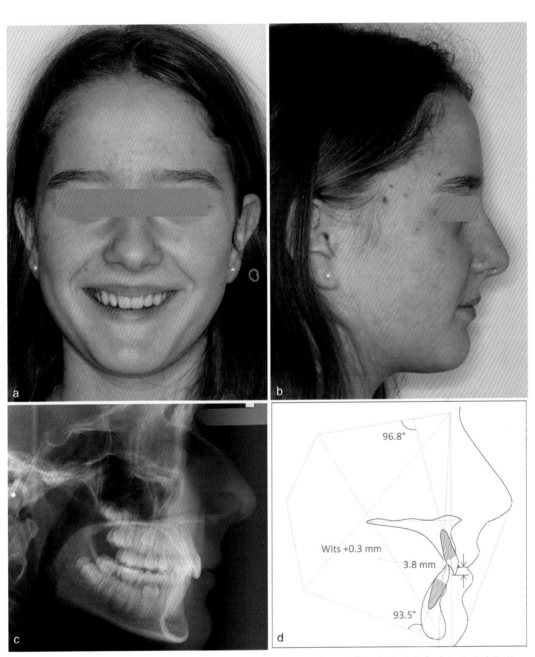

图 5.47　病例 5 在肌激动器治疗 1 年 10 个月时到达早期治疗的尾声，此时对患者进行了再次评估。该患者每 3 月复诊一次。a、b. 患者微笑美学和谐，提示前牙垂直位置合适。c、d. 上唇距离切牙切缘的距离轻微增加，考虑到治疗的稳定性，上切牙的压低并不是必需的。下切牙相比于治疗前直立 4°。上切牙舌倾相比于治疗前改善 2°，与正常参考值仅相差 5°

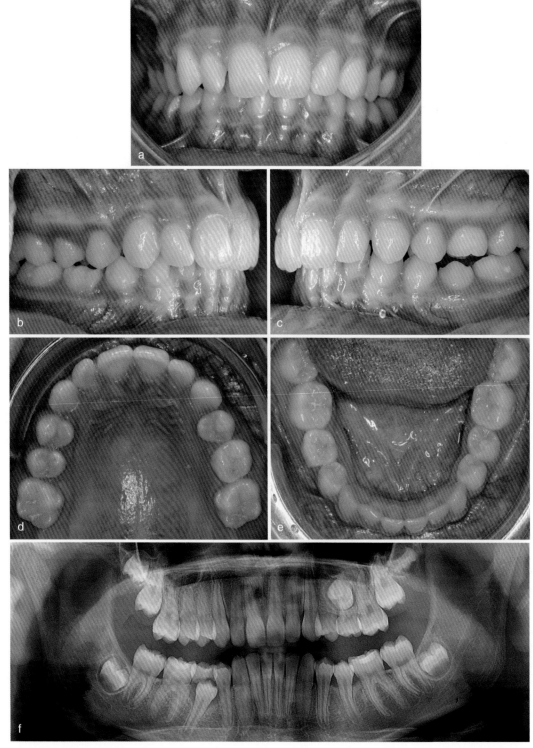

图 5.48 病例 5 与图 5.47 对应的口内照。a. 正面咬合照。b、c. 通过颈带头帽治疗获得磨牙中性咬合。d、e. 后续的肌激动器治疗成功地维持住中性咬合与下颌剩余间隙。85 近中减径的间隙被 44 萌出占用（85 此时已拔除）。f. 由于 25 发育较晚，35、45 牙根发育尚未完成，固定矫治阶段推后了 6 个月

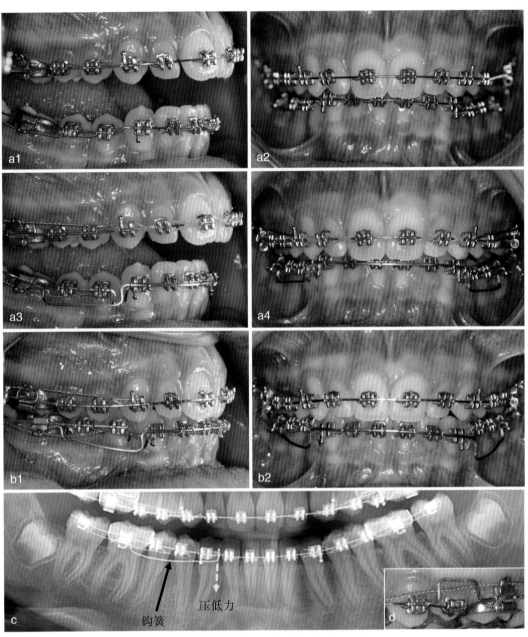

图 5.49　病例 5 固定矫治的不同阶段照。a. 患者前牙段与后牙段分别使用 0.012 与 0.016 镍钛丝弯制台阶进行了整平（a1 和 a2），a3 和 a4 图中整平弓丝更换为了三段 0.016×0.022 不锈钢丝和一根 0.016×0.022TMA 的压低辅弓，左右侧进行了不对称牵引（夜间牵引，右侧 35cN，左侧 25cN）。b. 前牙压低 4.5 个月后的口内照。通过观察下前牙段的弓丝与右下前磨牙的位置可见下颌𬌗平面仍然偏斜。c. 全口曲面体层片可见使用压低辅弓单侧压低来纠正𬌗平面倾斜。患者牙根情况良好未见牙根吸收，这源于压低过程中细致的复诊监控。d. 25 萌出较晚，使用镍钛辅弓辅助排齐

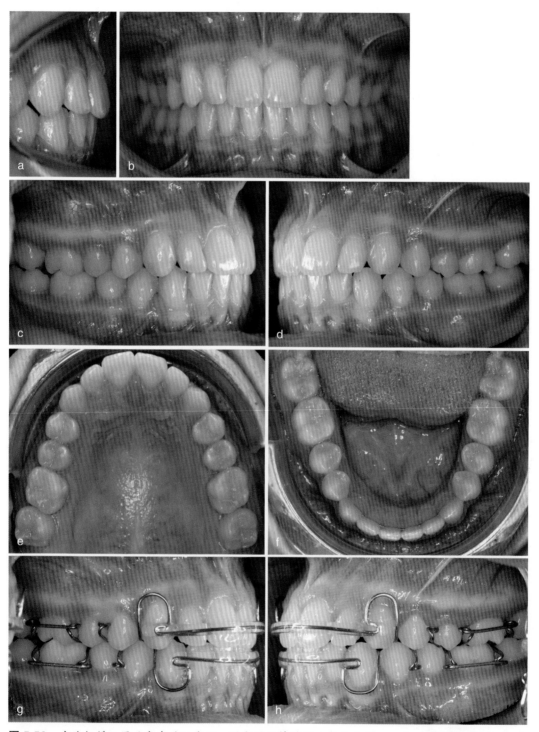

图5.50　去除托槽2周后患者的口内照。固定矫治持续了1年7个月。a、b. 主要错𬌗畸形，如上切牙舌倾、前牙深覆𬌗、下颌𬌗平面偏斜以及中线不齐均已成功矫正。前牙深覆𬌗还进行了一定程度的过矫治，覆𬌗建立1.5mm以防止复发。c、d. 双侧尖牙、磨牙中性关系，前牙良好的咬合。e、f. 上下牙弓𬌗面观。g、h. 上下颌保持器使用双曲唇弓覆盖自凝，以获得良好的效果

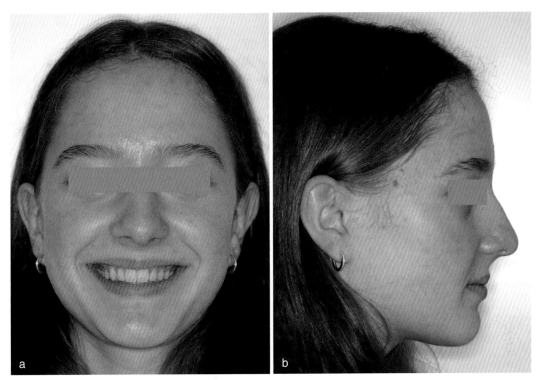

图 5.51　病例 5 与图 5.50 口内照相对应的颜面照。此时𬌗平面与瞳孔连线平行。微笑时上中切牙仅牙颈部覆盖上唇，微笑时牙弓弧度和谐。这个结果说明通过压低下切牙来纠正深覆𬌗的治疗方案是正确的。因此在固定矫治开始前，上唇下缘距离切牙切缘的距离几乎没有增加（图 5.47 所示，3.8mm），希望上切牙唇倾度改变稳定

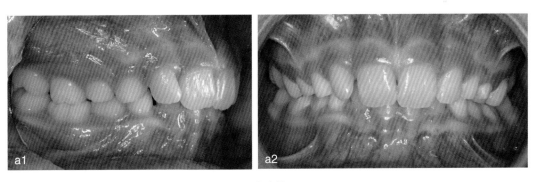

治疗前

治疗后

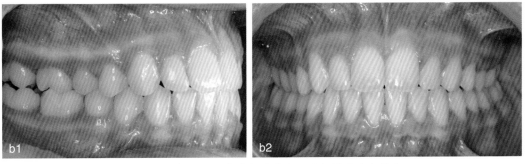

图 5.52　病例 5 治疗前与治疗后正面与侧面咬合关系

5.6.6　病例 6

男性患者，治疗前为严重的安氏Ⅱ类 2 分类错殆，伴有完全内倾型深覆殆（表5.6，图5.53、图5.54）。患者前牙覆殆 10mm 以及较大的上下切牙角，这不仅源于上中切牙的舌倾与萌出过度，也与下颌切牙密切相关。因此治疗计划先使用片段弓主动压低唇展上切牙（图5.55、图5.56），待下颌能粘接托槽后尽快开始下颌切牙的压低唇展。

治疗在混合牙列晚期——患者 12 岁时开始。在上下前牙段矫治过程中恒尖牙与前磨牙萌出，此时决定不增加原计划的功能矫治器，而是将尖牙与前磨牙逐步纳入矫治中（图5.57），从而避免了治疗时间不必要的延长。尽管如此，该患者的治疗总时长仍为 4 年半，最后成功纠正了严重的错殆畸形（图5.58、图5.59），图5.60 为治疗前后的咬合照对比。

表 5.6　病例 6 问题列表与概念化的治疗计划

	问题列表与相关表现	概念化的治疗计划
1	严重的安氏Ⅱ类 2 分类错殆伴完全内倾型深覆殆 • 中切牙舌倾 −16.5° • 前牙深覆殆 10mm 伴 – 上颌切牙萌出过度（U1 > U2） – 下切牙过度萌出（+6mm）且舌倾（−15°） • 上唇下缘距离上切牙切缘 7mm • 微笑时上颌牙龈暴露 4mm	混合牙列与恒牙列期治疗 a. 早期主动压低 + 唇展上切牙（多用途弓） b. 下颌切牙使用分段弓丝主动压低（部分牙齿粘接托槽） c.（如果时间充足）进一步被动打开前牙咬合（肌激动器） d. 进一步主动压低切牙，上切牙牙根腭向转矩，下切牙牙根舌向转矩内收切牙（全口固定矫治）
2	重度颌骨Ⅱ类关系 • 不对称的双侧磨牙Ⅱ类关系（右侧完全远中关系，左侧远中尖对尖） • 骨性Ⅱ类（Wits 值 +2.8mm）	a. 早期通过多用途弓远移磨牙（高位头帽） b.（如果时间充足）导下颌向前（肌激动器） c.（如果需要）固定矫治开始前进一步远移磨牙（骨性支抗辅助远移）或者矫正剩余的轻度远中关系（固定矫治 + 安氏Ⅱ类牵引）
3	多颗乳磨牙严重根骨粘连 • 55、84、85 尤其严重 • 导致 16、46 近中倾斜	• 在合适的时机拔除根骨粘连的乳磨牙（先拔除 55） • 不对称的远移上颌第一磨牙，下颌磨牙在切牙压低同时进行直立
	后续治疗措施 （开始于 12 岁）	**持续时间**
1	上颌：多用途弓（2×2）	3.5 个月
2	上颌：多用途弓（2×4）	6 个月
	再次评估→决定省略功能矫治器治疗	
3	上颌：逐渐过渡到全口托槽矫治 + 颈带头帽 下颌：多用途弓（2×6）	10 个月
4	上颌：局部粘接托槽 + 夜间高位头帽 下颌：逐渐过渡到全口托槽 + 压低辅弓	3 年
5	上下颌殆垫保持	

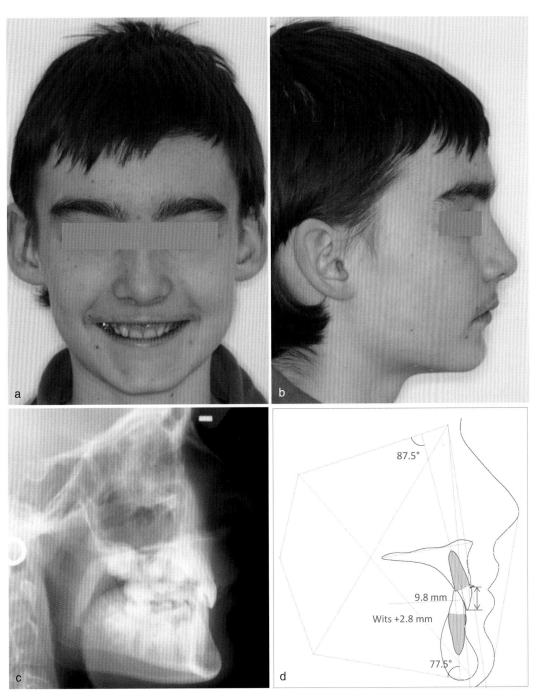

图 5.53　病例 6 治疗前 4 个月，11 岁 8 个月时的颜面照与头颅侧位片。a、b. 明显的露龈笑是由于上颌中切牙的过度萌出，侧面照可见下颌后退。c、d. 头颅侧位片可见典型的重度内倾型深覆𬌗特征，如上颌中切牙舌倾（−14.5°）伴较高的上唇位置（上唇下缘距离上切牙切缘 9.8mm）。颌骨关系为明显的骨 II 类关系（Wits 值 +2.8mm，比正常 ANB 角大 2.7°），下颌切牙同样舌倾（12.5°）

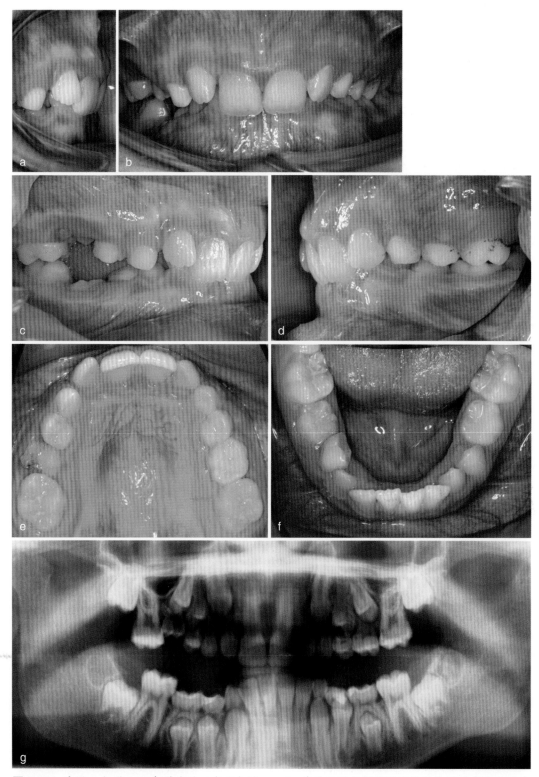

图 5.54 病例 6 与图 5.53 相对应的口内咬合照。a、b. 前牙正面与侧面照可见混合牙列期完全的内倾型深覆𬌗。c、d. 内倾型深覆𬌗伴左右不对称的磨牙远中关系，可见 55、85 在乳牙列即出现了严重的根骨粘连。e、f. 上下颌牙列𬌗面观。g. 在其他初始记录前 6 个月的全口曲面体层片可见所有乳磨牙的牙根吸收均不充分

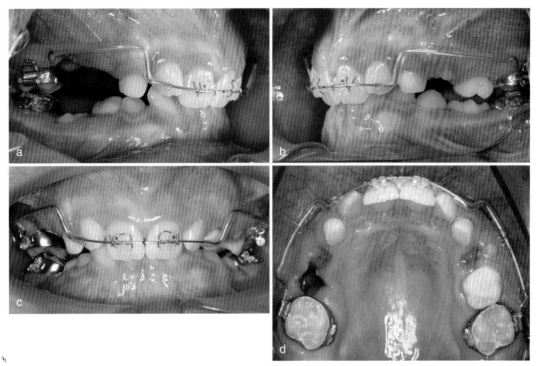

图5.55　a~c.病例6第一次早期治疗在拔除右上颌两颗粘连的乳磨牙之后开始。使用2×2多用途弓压低唇展上颌中切牙，目的是为了在后续治疗中可以顺利纳入侧切牙进入矫治。此阶段未结合高位头帽牵引，因为需要上颌第一磨牙的一些远中倾斜（尤其是16）。d.上牙列𬌗面照可见54、55牙拔除后严重的牙槽骨丢失

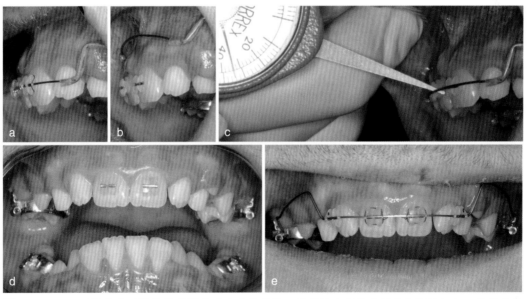

图5.56　a~c.压低力的测量需要拆掉多用途弓的前段，弓丝远中段的后倾弯都轻微加大以使得前牙压低力达到30cN。d、e.治疗开始3个半月后将侧切牙纳入牙弓，由于此时深覆𬌗未解决且上下切牙有接触，因此下颌前牙段的治疗仍未开始

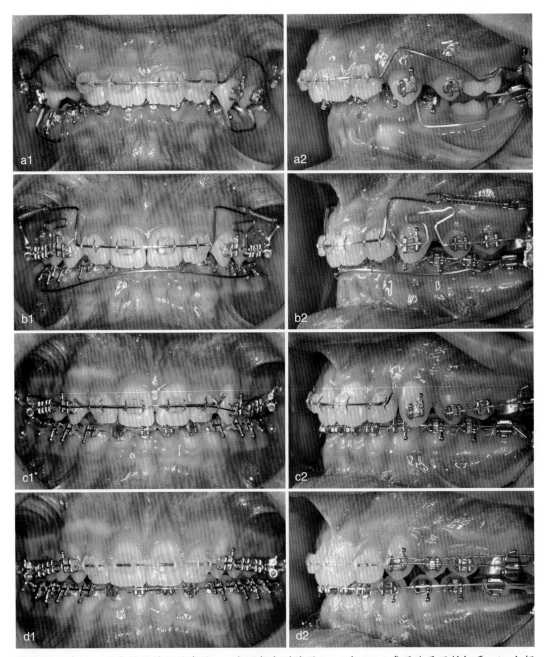

图 5.57 病例 6 固定矫治的不同阶段。a. 上下颌分别使用 2×4 与 2×6 多用途弓压低切牙。b. 上颌中切牙充分压低后，使用片段弓技术配合双侧拉簧整体内收切牙，拉簧产生的作用力大约通过前牙段的阻抗中心并且与𬌗平面平行。同时，双侧上颌尖牙使用带 T 型曲的片段弓压低内收，下颌牙弓使用 0.016 英寸的镍钛丝配合 0.016×0.022 英寸的 TMA 压低辅弓进行压低。c. 在后续的整平中使用 0.016 英寸的镍钛完整弓丝，前牙段使用 0.016×0.016 英寸的弓丝作为辅弓以防止侧切牙伸长。d. 进一步咬合打开后的口内照，此时的磨牙远中关系将通过 Ⅱ 类牵引与夜间佩戴颈带头帽纠正

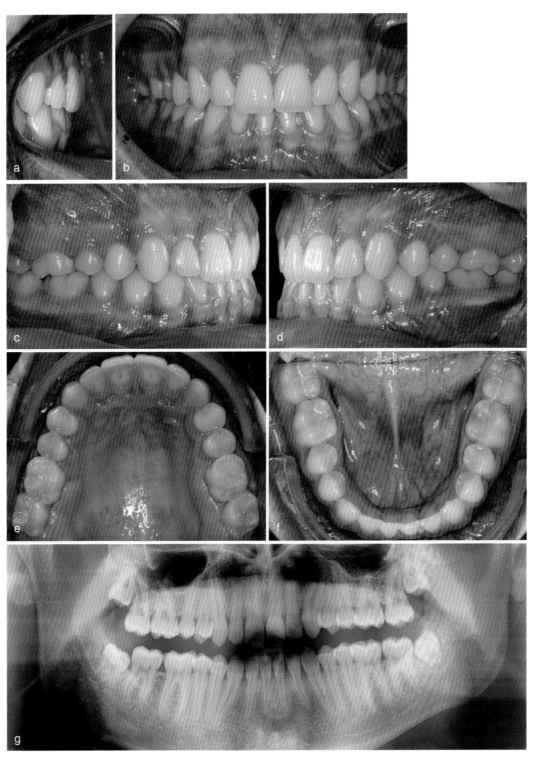

图 5.58　a~f. 患者 6 固定矫治完成 3 年后，并保持 1 年 2 个月时的口内照。严重的 10mm 深覆殆此时仅为 3.5mm。g. 全口曲面体层片未见牙根吸收，由于后牙段间隙的问题，建议患者拔除 4 颗智齿

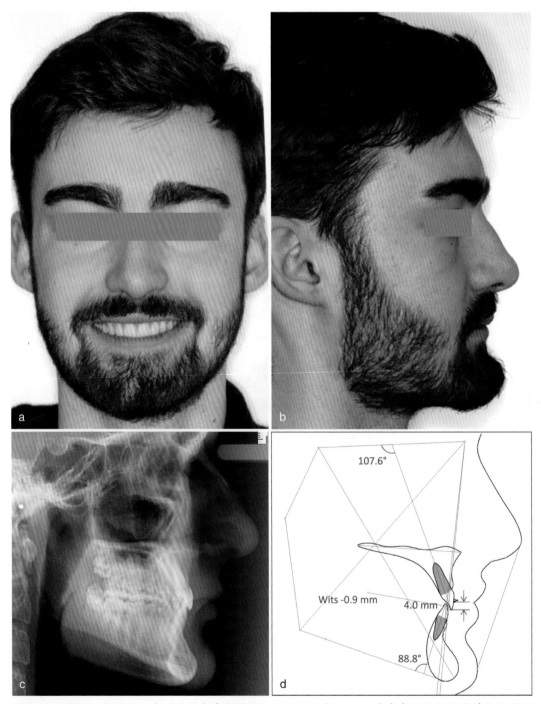

图5.59 病例6与图5.58相对应的患者颜面照与头颅侧位片。a、b.患者良好的微笑美学与上唇下缘距离切缘的距离从一开始的10mm纠正到4mm相关。侧貌和谐。c、d.上下颌切牙均唇倾，上切牙有一定程度的过矫治。骨性Ⅱ类关系已经完全纠正，Wits值正常

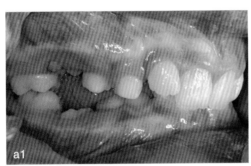
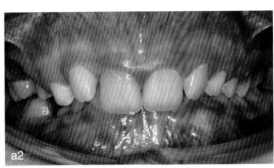

治疗前

治疗后

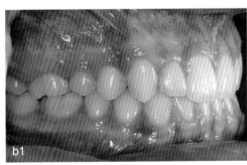
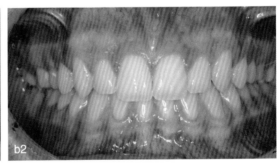

图 5.60 病例 6 治疗前与治疗后前牙、后牙的咬合关系对比

5.6.7 病例 7

该病例最初的治疗计划仅包括使用多用途弓唇展上颌切牙，为导下颌向前提供空间，从而纠正严重的矢状向不调，该患者矢状向不调表现在严重的第一磨牙远中关系（表 5.7，图 5.61、图 5.62）。

该患者的治疗过程（图 5.63~ 图 5.66）说明对于安氏 II 类 2 分类患者而言，如果是严重的远中关系，治疗开始相对较晚，处于混合牙列末期并且患者依从性较差，二期治疗并不一定能够在固定矫治前达到磨牙近乎中性关系。

考虑到患者在活动矫治器治疗期间较差的依从性，且再次评估时（大约在治疗开始 1 年后）患者上颌第二前磨牙几乎完全萌出，下切牙唇倾，因此对该患者设计了骨性支抗远移磨牙从而纠正安氏 II 类磨牙关系。6 个月后，上

表 5.7　病例 7 问题列表与概念化的治疗计划

	问题列表与相关表现	概念化的治疗计划
1	严重的骨性 II 类 2 分类伴有 • 上中切牙舌倾 –13° • 前牙深覆𬌗 6.5mm，上中切牙伸长 2mm • 微笑时上切牙未完全暴露，暴露 3/4 牙冠（由于患者头颅侧位片中上下唇界限不明显，上唇线高度不能通过头颅侧位片确定）	混合牙列 + 恒牙列期治疗 • 微笑时上切牙未完全暴露，暴露 3/4 牙冠（由于患者头颅侧位片中上下唇界限不明显，因此上唇线高度不能通过头颅侧位片确定） a. 早期主动唇展 + 有限的压低上颌切牙（多用途弓） b. 片段弓压低下颌切牙（部分粘接托槽） c.（如果时间充足）进一步被动打开咬合（肌激动器） d. 进一步主动控根内收上下颌切牙（分区粘接托槽）
2	严重的安氏 II 类伴有 • 远中关系（右侧第一磨牙超完全远中关系，左侧第一磨牙完全远中关系） • 骨性 II 类关系（Wits 值 +2.3 mm）	a. 引导下颌向前（肌激动器） b.（如果需要的话）远移上颌磨牙（骨性支抗远移）
3	下切牙严重唇倾（+13°）	利用下颌剩余间隙直立切牙（下颌基托平行于多用途弓前段）

	后续治疗措施 （开始于 11 岁）	持续时间
1	调磨 75 近中	
	上颌：多用途弓（2×2）+ 夜间高位头帽 下颌：活动矫治器结合唇弓主动加力	3 个月
	肌激动器导下颌向前 + 前牙𬌗垫 + 下颌唇弓	8 个月
	再次分析→由于患者依从性较差，头帽 + 肌激动器未达到良好的效果→使用不需要患者配合的磨牙远移装置远移上颌磨牙	
4	骨性支抗远移并伸长磨牙 + 下颌𬌗垫打开咬合并直立下切牙	4 个月
5	固定矫治阶段（磨牙远移器维持磨牙远移效果直到治疗结束） • 上颌切牙控根内收，整体移动 • 辅弓压低下颌前牙段	1 年 11 个月
6	上下颌保持	

下颌均逐步粘接了固定矫治器。治疗目标包括整体内收上颌切牙，片段弓技术对上中切牙施加根腭向转矩，辅弓辅助压低下颌前牙。所有的治疗目标最终均成功达到（图5.67~图5.69）。图5.70为治疗前后咬合关系对比。

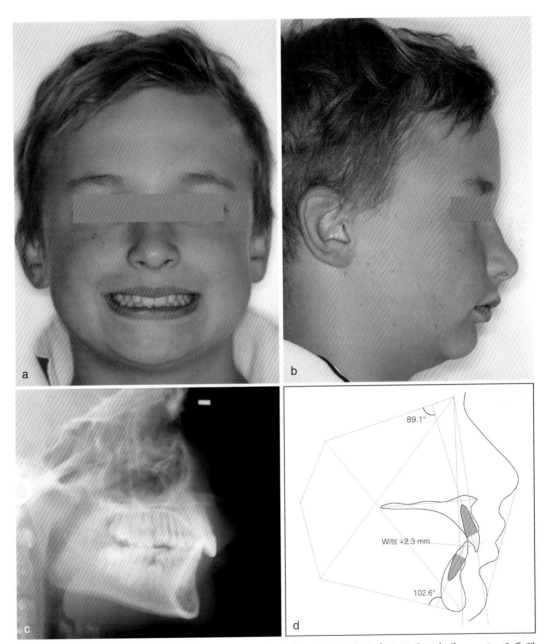

图5.61　患者10岁9个月时的颜面照与头颅侧位片，此时距离治疗开始为3个月。a、b. 正面照与侧面照，微笑时上切牙牙冠不能完全暴露。侧面照可以观察到下颌后缩。c、d. 头颅侧位片测量结果指示，上切牙舌倾12.9°，下切牙唇倾12.6°。在这张头颅侧位片上不能明确看到上唇下缘的位置，无法判断唇线的高低位置。Wits值+2.3mm，ANB大于正常值3.3°，说明为骨性Ⅱ类关系。下颌骨后缩（SNB=74°），上颌骨位置基本正常（SNA=80.7°）。上下颌基骨角度减小17.4°（参考值为25°）提示为骨性深覆𬌗

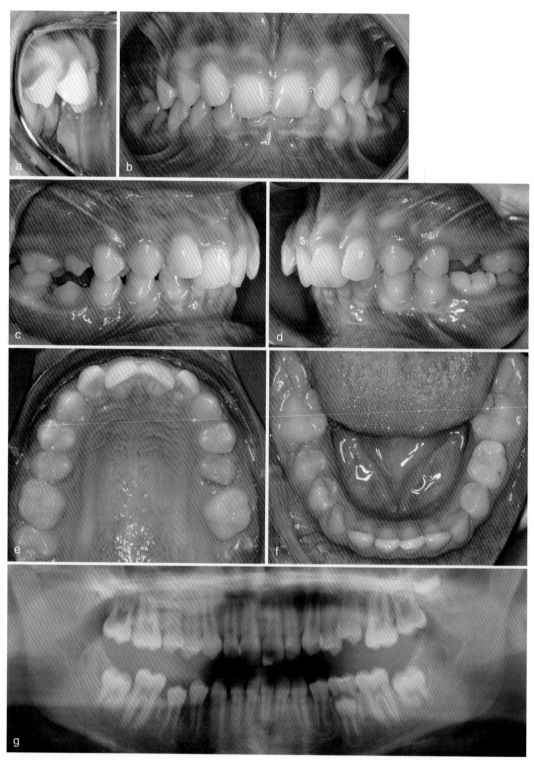

图 5.62　图 5.61 对应的病例 7 治疗初口内照。a、b.患者口内咬合可见混合牙列期典型的严重安氏Ⅱ类 2 分类，上颌中切牙伸长并舌倾。c、d.右侧第一磨牙超完全远中关系，左侧第一磨牙完全远中关系。e、f.第二磨牙基本完全萌出，75 为口内唯一的乳牙，下颌的剩余间隙未被磨牙近移占用。g.患者 7 岁时创伤导致 21 受损，全口曲面体层片可见树脂修复

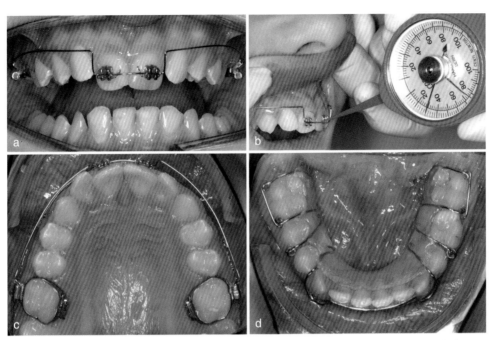

图 5.63 a. 应用多用途弓（0.016×0.016 英寸不锈钢丝）纠正上中切牙伸长。由于患者微笑时并未暴露牙龈，因此计划应用较有效的压低力，压低约 2mm。b. 确保上中切牙施加 30cN 的力。c. 上牙弓殆面观。d. 使用带双曲唇弓的活动矫治器内收直立下切牙，制作矫治器时在下切牙舌侧覆盖 2mm 的蜡片从而为下切牙内收直立提供空间

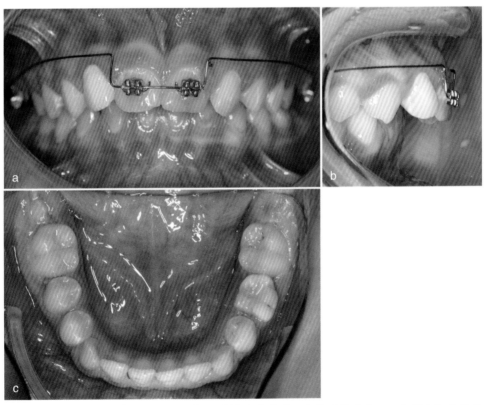

图 5.64 病例 7 使用多用途弓与下颌活动矫治器治疗 3 个月后的咬合。a. 上颌中切牙压低约 2mm，且上切牙充分唇展。b. 前牙区侧面咬合照片可见上下切牙的矢状向距离，这对于后续治疗使用肌激动器前导下颌至关重要。c. 下颌切牙轻度舌倾，75 近中片切以利于 34 远中移动

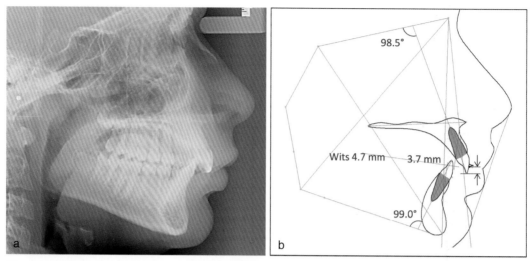

图 5.65 主要的早期治疗包括 3 个月的多用途弓治疗和 8 个月的肌激动器治疗后的头颅侧位片。上切牙唇倾增加 9.4° （初始为 89.1°），下切牙直立 3.6°（初始为 102.6°），可见混合牙列晚期的早期治疗对前牙咬合有较大的改善作用。Wits 值从 2.3mm 增加至 3.7mm，ANB 角度较为稳定，比参考值大 3.2°（初始比参考值大 3.3°），可见下颌骨的生长并未充分的刺激出来，这可能是由于功能矫治开始的时间较晚，患者已 11 岁 9 个月，且患者配合度较差

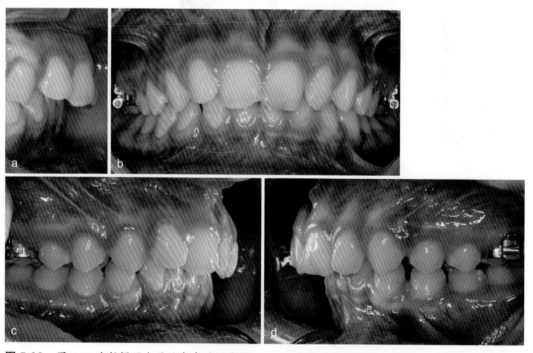

图 5.66 图 5.65 为拍摄两个月后患者的口内照。a、b. 前牙正面与侧面咬合照可见深覆𬌗仅部分纠正。c、d. 恒尖牙与前磨牙萌出后，第一磨牙仍为远中尖对尖的咬合关系。e. 在下牙弓，牙齿向剩余间隙移动。f~h. 使用骨性支抗辅助的磨牙远移装置（(Wilmes 和 Drescher）来进行上颌磨牙远移，该装置包括位于上腭前部的两颗微种植钉，应用于固定矫治器粘接前

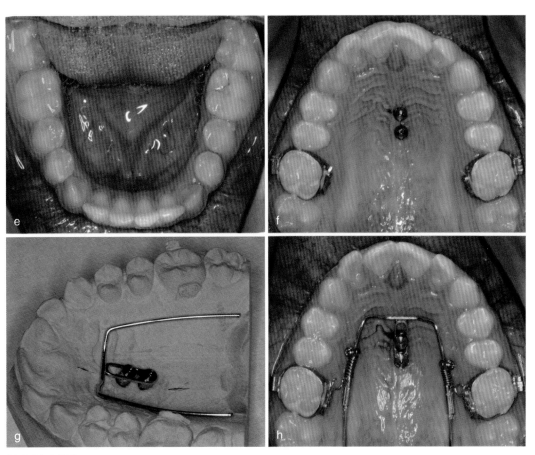

图 5.66（续）

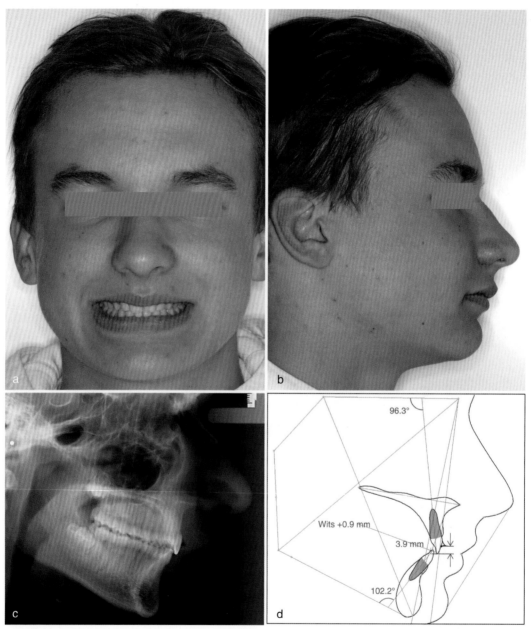

图 5.67 病例 7 磨牙远移治疗完成并进行了 1 年 11 个月的托槽固定矫治，6 个月后拍摄了颜面照与头颅侧位片。a、b. 正面照与侧面照，患者微笑时仍仅暴露部分切牙牙冠。c、d. 头颅侧位片，可见 Wits 值为 0.9mm，ANB 比正常值增大仅 1.2°，可见患者基骨的矢状关系已接近中性。上牙列整体远移 5mm，包括上颌前牙段的控根整体移动，如切牙的大量牙根移动，这解释了上中切牙持续的轻度舌倾

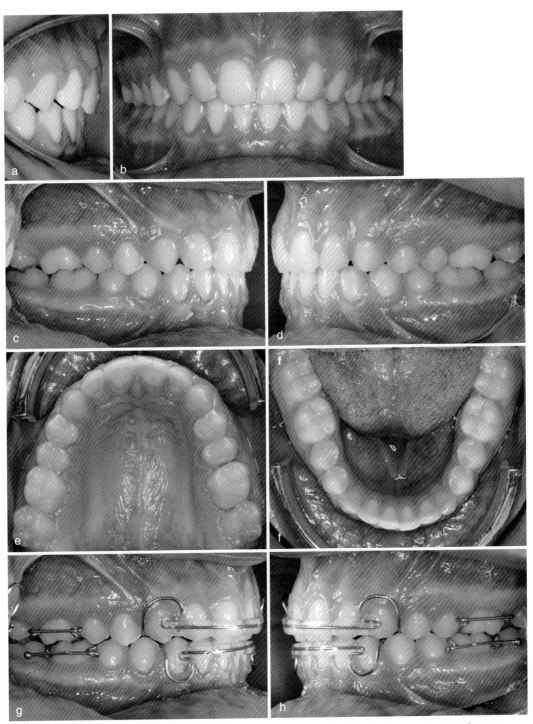

图 5.68 与图 5.67 颜面照同时拍摄的口内照，此时已拆除口内固定矫治器。a、b. 前牙覆𬌗 1.5mm，上下切牙唇倾度良好，并建立了良好的咬合接触。c、d. 尖牙、磨牙中性关系，尖窝关系良好。e、f. 上下牙弓𬌗面观。g、h. 患者夜间佩戴𬌗垫保持器。下颌第一磨牙处的箭头卡环远中设计了一定的延展并减小下前牙唇侧的丙烯酸材料覆盖唇弓的范围，以利于保持期间的Ⅱ类弹性牵引从而维持中性关系

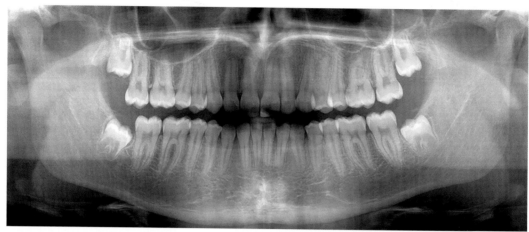

图 5.69 患者 15 岁 6 个月时的全口曲面体层片（拆除托槽后 1 年 3 个月），第三磨牙萌出角度好，但是萌出空间是否充足不明确

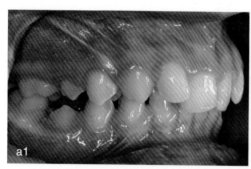 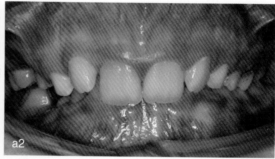

治疗前

治疗后

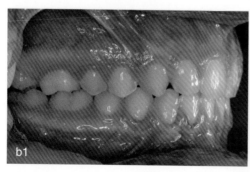 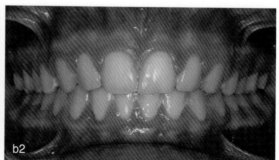

图 5.70 病例 7 治疗前与治疗后口内咬合照对比

参考文献

请登录 www.wpcxa.com 下载中心查询或下载，或扫码阅读。

第 6 章

安氏Ⅲ类错殆畸形的早期矫治

Somchai Satravaha

Ⅲ类错殆畸形被认为是最难治疗的一类错殆畸形。这类患者如果能及早干预，错殆畸形的严重程度会降低。在早期矫治中，应着重考虑治疗的可行性和一些特殊病例的局限性。Ⅲ类错殆的病因复杂，可以是遗传因素（图6.1~图6.4）或环境因素（图6.5~图6.9），或两者兼有。

如果病因是由遗传和环境因素共同造成的，那么骨性Ⅲ类错殆畸形就会变得更加严重。

根据Rakosi的研究，Ⅲ类错殆可分为五种类型。

1. 牙性Ⅲ类错殆畸形（图6.10）。

2. 上颌骨发育异常引起的骨性Ⅲ类错殆畸形（图6.11）。

3. 下颌骨发育异常引起的骨性Ⅲ类错殆畸形（图6.12）。

4. 上、下颌骨均发育异常导致的骨性Ⅲ类错殆畸形（图6.13）。

5. 伴前牙代偿的骨性Ⅲ类错殆畸形（图6.14、图6.15）。

多数情况下，Ⅲ类错殆畸形同时伴有骨性和牙性因素（Rakosi, 1985; Graber et al, 1997; Rakosi, Graber, 2010）

S. Satravaha (✉)
Faculty of Dentistry, Orthodontic Department, Mahidol University,
Bangkok, Thailand

6.1 Ⅲ类错殆畸形的功能分析

由于口颌系统是动态而非静态的，因此功能性分析有助于鉴别诊断Ⅲ类错殆病因是遗传因素或环境因素还是两种因素共同参与。颞下颌关节在人体关节中最常用，因此必须检查下颌运动和关节功能情况（图6.16、图6.17）。

Rakosi提到：当使用Ⅲ类肌激动器治疗时，

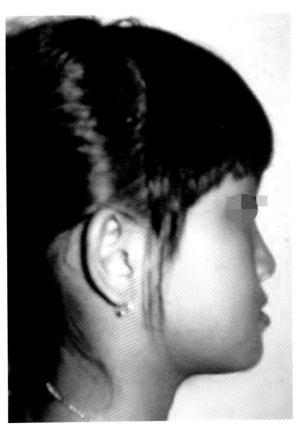

图6.1 9岁女孩：凹面型

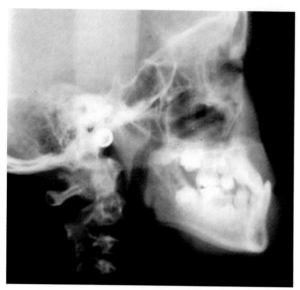

图6.2　头颅侧位片显示骨性Ⅲ类错𬌗畸形

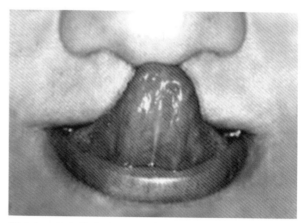

图6.5　此处所见的口腔不良习惯会导致前牙反𬌗，当患者试图用舌头伸向鼻尖时，下颌骨被向前拉到上颌骨更前的位置。上颌骨前部受到舌肌向后的压力，可能导致前牙反𬌗，如果不尽早干预，可能会发展为骨性Ⅲ类错𬌗畸形。

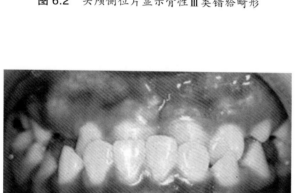

图6.3　患者前牙反覆𬌗深

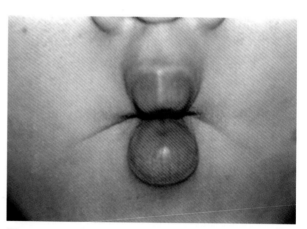

图6.6　吸吮嘴唇也是不良习惯。如图所示，该习惯会导致上下弓狭窄

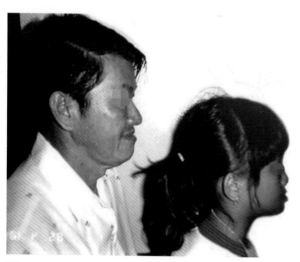

图6.4　女孩与父亲的侧位照，两人均是凹面型，父亲也是前牙反𬌗；说明女孩错𬌗畸形有遗传因素

下颌骨向后退到一个理想的位置，此时下颌骨的运动对骨性Ⅲ类错𬌗畸形的预后起着重要的提示作用。他建议：下颌骨通常以旋转的方式闭合形成初始的牙齿接触位，然后向前或向后滑动至最大牙齿接触位。下颌骨前向旋转滑动闭合的病例比后向旋转滑动闭合病例预后好。

　　此外，通过对患者的肌功能分析发现，骨性Ⅲ类错𬌗患者伴有开唇露齿，舌低位、前伸和异常吞咽模式。舌肌及唇肌功能异常容易引起严重的错𬌗畸形且影响治疗后的稳定性（Graber，1963；Rakosi，1985；Graber et al，1997；Rakosi，Graber，2010）。

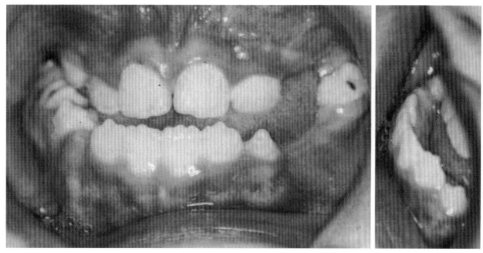

图 6.7　与图 6.5 和图 6.6 为同一患者的口内照，前牙反牙合，同时伴有较大的反覆盖，双侧后牙反牙合。由于不良的口腔习惯，导致上下颌牙弓狭窄，双侧后牙舌倾

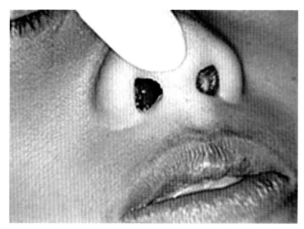

图 6.8　右鼻孔息肉可阻塞患者上呼吸道，从而引起口呼吸

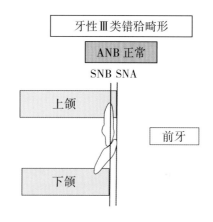

图 6.10　牙性Ⅲ类错牙合畸形，上颌和（或）下颌前牙唇倾度不正常

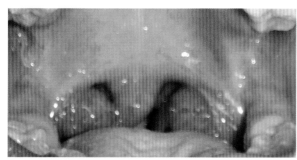

图 6.9　扁桃体肿大可阻塞患者上呼吸道，导致口呼吸和舌低位。低位的舌体会给下前牙一个向前的力量使得下前牙唇倾

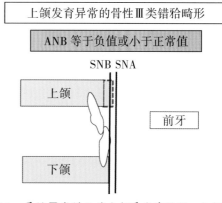

图 6.11　骨性Ⅲ类错牙合伴上颌骨发育缺陷；上颌骨发育不足，下颌骨正常

下颌发育异常的骨性Ⅲ类错𬌗畸形

ANB = 负值

SNB SNA

上颌

前牙

下颌

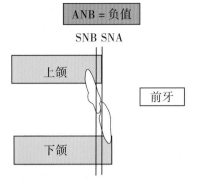

图 6.12 骨性Ⅲ类错𬌗畸形，下颌骨发育过度

伴前牙代偿的骨性Ⅲ类错𬌗畸形

ANB = 负值

SNB SNA

上颌

前牙

下颌

上切牙唇倾，下切牙舌倾，覆𬌗、覆盖正常

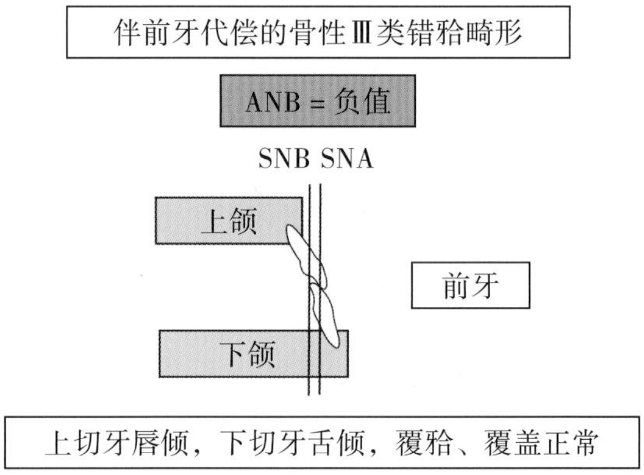

图 6.14 伴前牙代偿的骨性Ⅲ类错𬌗畸形。上前牙唇倾和下前牙舌倾代偿骨性不调，导致正常的覆盖和覆𬌗

上、下颌骨均发育异常的骨性Ⅲ类错𬌗畸形

ANB = 负值

SNB SNA

上颌

前牙

下颌

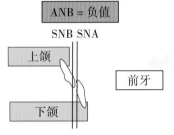

图 6.13 骨性Ⅲ类错𬌗畸形，上颌骨和下颌骨均有异常。上颌骨发育不足同时下颌骨发育过度

伴前牙代偿的骨性Ⅲ类错𬌗畸形

ANB = 负值

SNB SNA

上颌

前牙

下颌

当上、下前牙均直立时，骨性Ⅲ类错𬌗畸形表现出明显的反𬌗

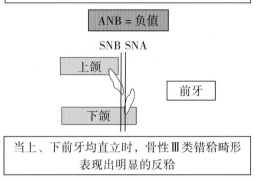

图 6.15 如图 6.14 中上、下前牙均直立时，将表现为严重的骨性Ⅲ类错𬌗畸形

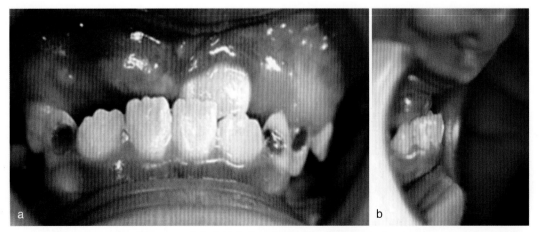

图 6.16 牙尖交错位或正中𬌗位时，患者表现反𬌗

6.2　早期矫治的原因

如果不及时治疗，错𬌗畸形的严重程度会增加，进而引起功能问题，并对患者产生心理影响（图 6.18~ 图 6.20）。

III 类错𬌗畸形的早期矫治一直存在争议，特别是早期矫治能否改变生长的问题。因为无法分别衡量自然生长和诱导产生的生长。笔者认为治疗结果是决定是否早期矫治的最关键因素。如果治疗可以减轻错𬌗畸形的严重程度，并且患者和正畸医生都满意，就值得去做。

6.3　早期矫治的最佳时机

一旦决定开始治疗，医生就必须清楚治疗目标和矫治后的状态。

治疗目标应与所有正畸治疗相同，即达到良好的功能，可接受的美学效果和良好的稳定性。医生应在适当的部位、适当的时间应用恰当的矫治器治疗。

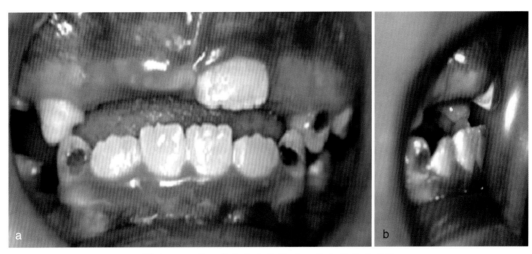

图 6.17　同一患者息止𬌗位时，未出现前牙反𬌗

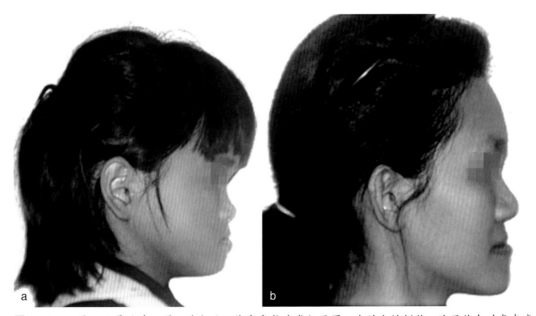

图 6.18　如果不及早治疗，图 a 的女孩可能会成长为类似于图 b 上的女性侧貌。这显然会对患者产生心理影响，因为不美观的凹面型侧貌被取笑时这种影响尤其明显

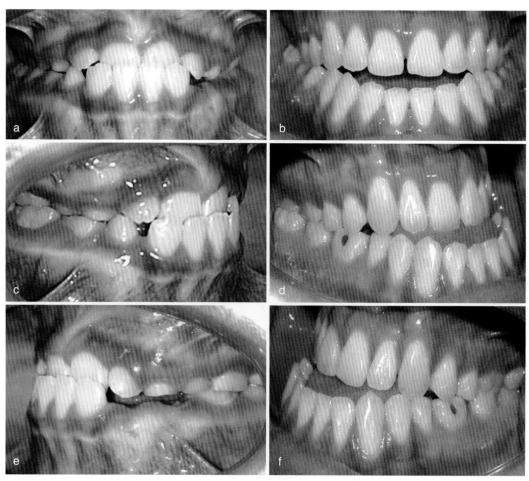

图 6.19　如果不进行治疗，错𬌗畸形会明显加重

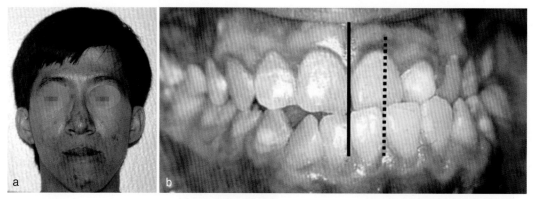

图 6.20　一名未经治疗的男性患者在恒牙列期面部不对称，表现为前牙和左侧后牙反𬌗

6.4　乳牙列期

因为Ⅲ类错𬌗畸形非常复杂，在这一阶段开始治疗Ⅲ类错𬌗畸形为时尚早。治疗可能需要耗费很长的时间，患者也可能会感到疲惫。对于大多数病例，医生建议观察生长发育情况（图6.21、图6.22），许多前牙反𬌗病例可通过上、下恒切牙的萌出而自行纠正。

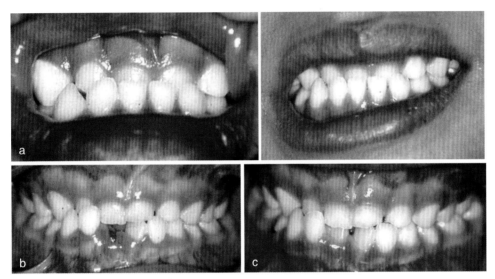

图6.21　31和41在61和51的舌侧萌出；反𬌗自行解除

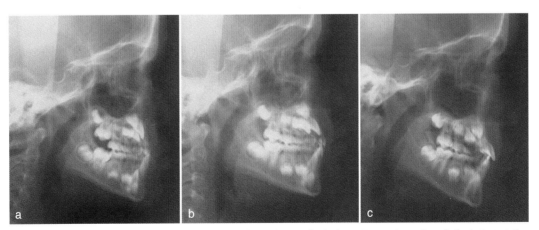

图6.22　图6.21中患者分别在6岁（a）、7岁（b）、8岁（c）时的头颅侧位片，清楚的显示了上、下前牙的萌出路径。前牙反𬌗通过上、下前牙的萌出而自行纠正

167

6.5 牙性Ⅲ类错𬌗畸形的早期治疗 （图6.23~图6.40）

混合牙列早期

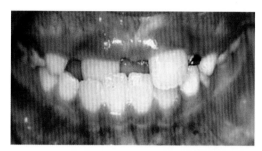

图6.23 一名8岁女童混合牙列早期的口内照片，11与41和42反𬌗。此患者的反𬌗有必要治疗，如果不进行治疗，11牙位的上颌骨生长将会受到抑制

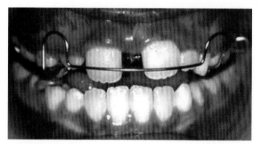

图6.24 使用后牙𬌗垫和前牙双曲舌簧矫正反𬌗

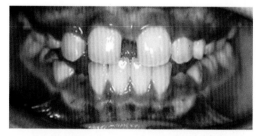

图6.25 反𬌗得到纠正。下颌尖牙开始萌出时，上颌侧切牙进一步萌出

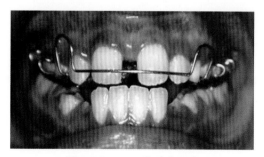

图6.26 可以看到牙间隙

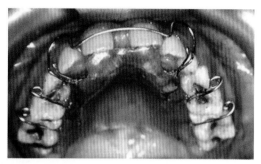

图6.27 用双曲唇弓关闭前牙间隙，此时不需要打开咬合

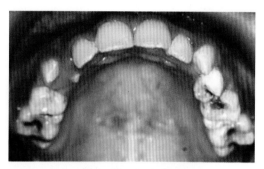

图6.28 间隙关闭

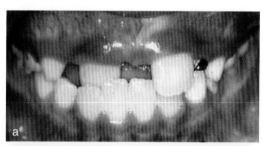

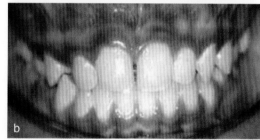

图6.29 治疗前（a）与反𬌗纠正和上前牙间隙关闭后（b）口内照

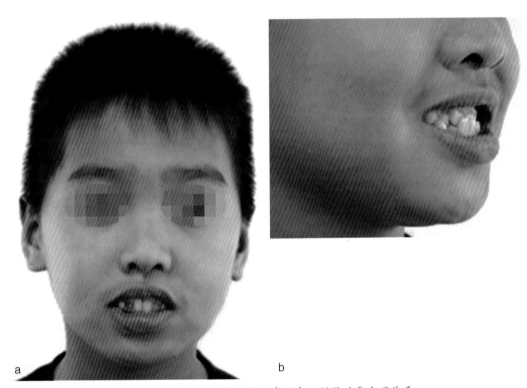

a b

图 6.30 牙性Ⅲ类错𬌗的 8 岁男童，微笑时露出下前牙

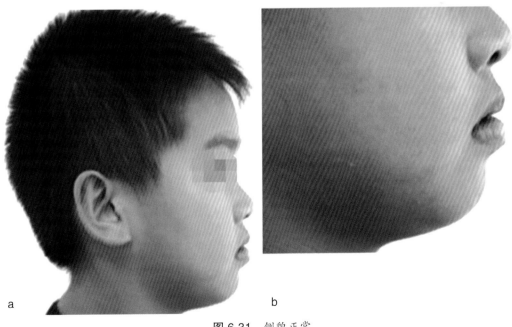

a b

图 6.31 侧貌正常

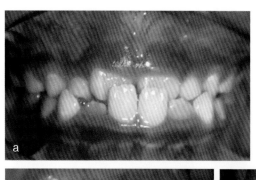

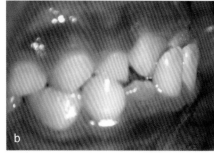
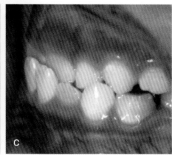

图 6.32　前牙反𬌗

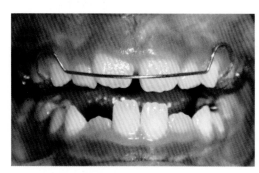

图 6.33　采用上颌𬌗垫及前牙舌簧推上前牙唇向移动来纠正前牙反𬌗

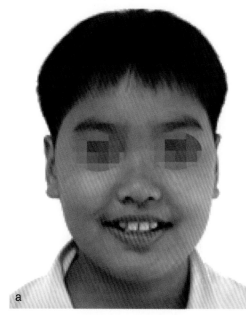
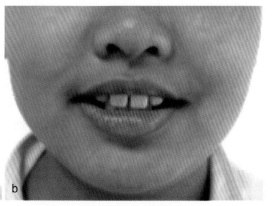

图 6.34　前牙反𬌗矫正后，患者在微笑时露出了上前牙，较治疗前美观

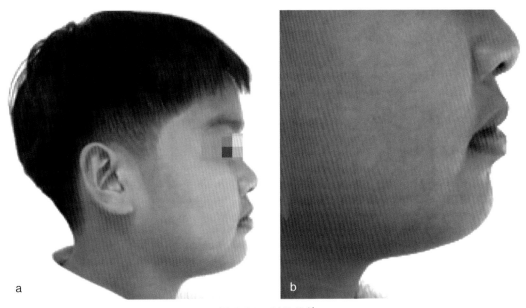

图 6.35 侧貌维持

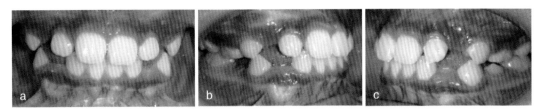

图 6.36 开始治疗 2 年后的口内照

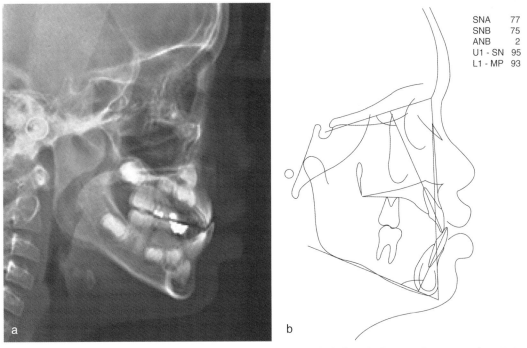

SNA   77
SNB   75
ANB   2
U1 - SN 95
L1 - MP 93

图 6.37 图 6.30 至 6.36 患者的头影 X 线片及描记图显示：患者在治疗前 ANB 角为 2°，表明上颌骨和下颌骨均无发育异常。反牙合的主要原因是上下前牙唇倾度异常

171

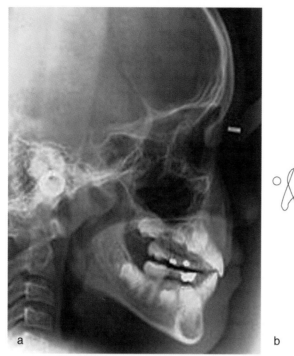

SNA   77
SNB   75
ANB   2
U1 - SN 99
L1 - MP 94

a   b

图 6.38   同一患者前牙反𬌗矫正后的 X 线头颅侧位片及其描记图

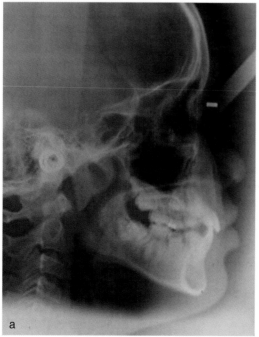
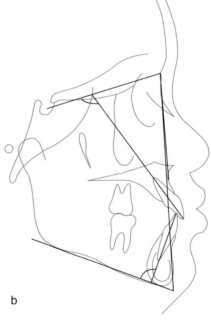

SNA   77
SNB   76
ANB   1
U1 - SN 108
L1 - MP 94

a   b

图 6.39   前牙反𬌗纠正后 2 年

6.6 骨性Ⅲ类错畸形的治疗

6.6.1 面罩或面罩联合快速扩弓（图6.41~图6.48）

多数学者建议使用面罩或快速扩弓装置或面罩联合快速扩弓装置促进上颌骨的生长或同时尝试控制下颌骨的生长。临时支抗装置（TAD）也用于促进上颌骨生长（Baccetti, McNamara 2004; Cha, 2003; Gallagher et al, 1998; Gu et al,

2000; Hass, 1980; Kajiyama et al, 2000; Keles et al, 2002; Liou, 2005; McNamara, 2000; Mermingo et al, 1990; Ngan, 2002; Ngan et al, 2015; Pangrazio-Kulbersh et al, 1998; Saadia, Torres, 2000; Turley, 2002; Yüksel et al, 2001）。

笔者倾向于不过早使用快速扩弓装置（RPE），对患者来说RPE起效较快。许多研究提到，早期和晚期应用RPE的结果没有显著差异。

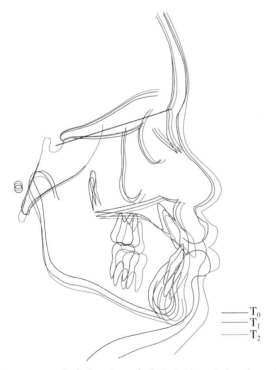

图6.40 治疗前（T0）、前牙反骀矫正后（T1）、开始治疗2年后（T2）三个时间点头颅侧位片描记叠加图

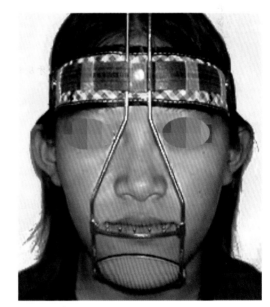

图6.41 牵引上颌骨生长和抑制下颌骨生长的面罩

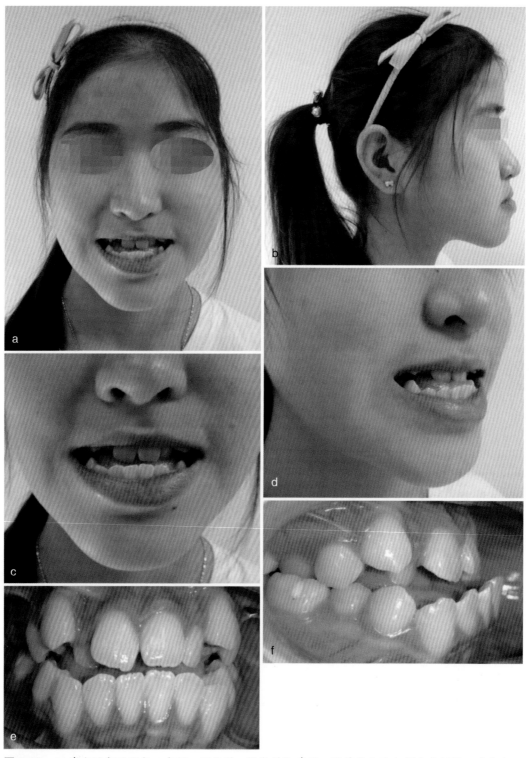

图 6.42 14 岁女孩颜面照与口内照，凹面型。Ⅲ类错殆畸形，反覆盖大且上颌重度拥挤。舌体大，舌低位。微笑时，前牙反覆殆深，下前牙暴露量较上前牙多

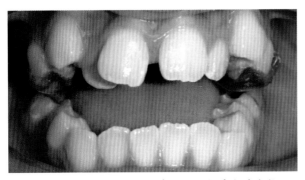

图 6.43 采用 RPE 扩弓有助于上颌骨向前生长

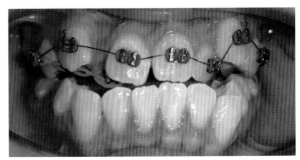

图 6.44 去除 RPE 后,使用固定矫治器纠正上颌牙列拥挤

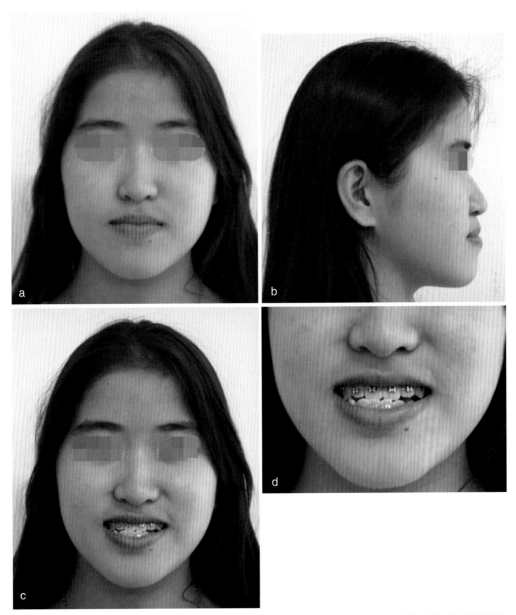

图 6.45 去除 RPE 后,应用固定矫治器进行 II 期矫治;矫治过程中,面型和侧貌得到了很大改善

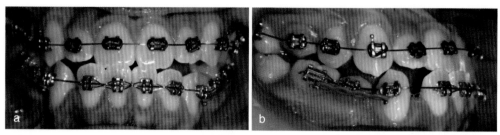

图 6.46　上颌前牙区重度拥挤纠正；拔除 34、44 以内收下前牙，纠正前牙反覆盖、反覆殆

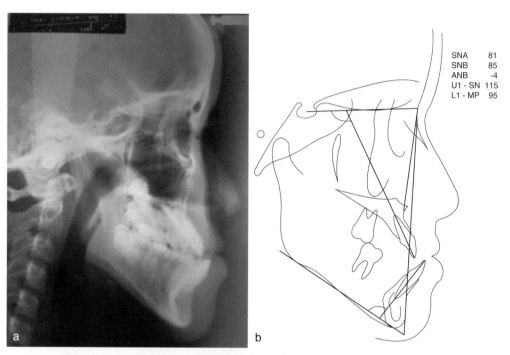

SNA	81
SNB	85
ANB	-4
U1 - SN	115
L1 - MP	95

图 6.47　同一女孩在使用 RPE 扩弓前的侧位片及其描记图，SNA 角 81°

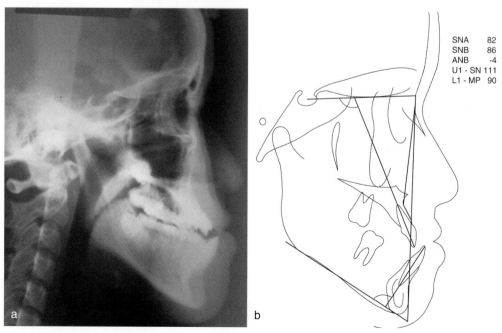

SNA	82
SNB	86
ANB	-4
U1 - SN	111
L1 - MP	90

图 6.48　使用 RPE 后，SNA 从 81° 增加到 82°

6.6.2 颏兜（图6.49）

学者已经做了大量关于使用颏兜改善上下颌骨生长有效性的研究。Hideo Mitani 在他的文章《早期应用颏兜治疗骨骼III类错殆》中表示，颏兜在治疗的前2年效果显著，但需要长时间保持。由于髁突软骨可能会逐渐适应颏兜的力量，即使在压力下也能使骨形成恢复到初始水平，因此如果在面部生长完成前停止颏兜治疗，降低的压力可能会刺激和加速髁突的生长，并可能发生一些恢复性生长。他还指出，不恰当地使用颏兜会导致颞下颌关节紊乱，应谨慎使用并进行监测（Deguchi et al, 1999; Deguchi et al, 2002; Graber, 1977; Ishikawa et al, 1988; Ko et al, 2004; Mitani, 2002; Sugawara et al, 1990; Wendell et al, 1985）。

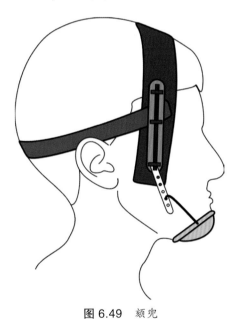

图 6.49 颏兜

6.6.3 功能性矫治器

FR III 型矫治器、生物调节器等功能性矫治器已用于治疗骨性III类错殆畸形（Fränkel, 1989; Graber et al, 1997; Levin et al, 2008; Rakosi, 1985; Rakosi, Graber, 2010; Satravaha, 1993; Satravaha, Taweesedt, 1996a, 1996b, 1999）。

6.6.4 III类肌激动器（图6.50~图6.52）

笔者推荐将 Thomas Rakosi 的III类肌激动器（Rakosi, 1985; Satravaha, 1993; Graber et al, 1997; Rakosi, Graber, 2010）用于骨性III类错殆畸形的早期治疗，使用该矫治器的目的如下。

1. 达到下颌骨后退位。

2. 促进上颌骨生长。

3. 建立正常覆盖。

4. 建立正常覆殆。

Thomas Rakosi 的III类肌激动器是一种双颌矫治器，由丙烯酸基托部分和钢丝部分组成。组件及其功能如下。

1. 上颌唇挡刺激骨形成或促进上颌骨生长。

2. 下唇弓用于加强矫治器固位，笔者建议下唇弓不要对下前牙施加任何作用力，与下前牙唇面距离约为2mm。

3. 停止曲置于六龄牙的近中用来增加矫治器固位。

4. 舌栏可以防止平导和舌低位的力量对下前牙施加压力。

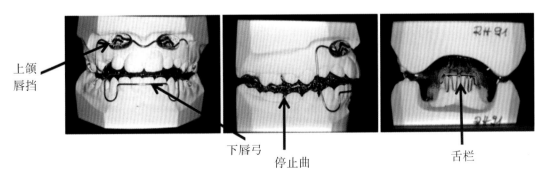

上颌唇挡 　下唇弓 　停止曲 　舌栏

图 6.50 III类肌激动器

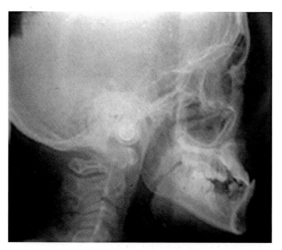

图 6.51　使用Ⅲ类肌激动器前的侧位片

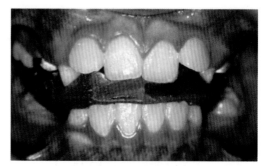

图 6.53　咬合重建

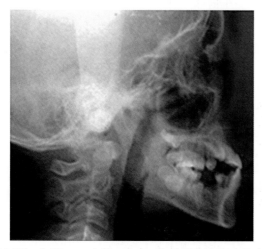

图 6.52　与图 6.51为同一患者，使用Ⅲ类肌激动器后，头颅侧位片显示覆𬌗和覆盖正常，下颌骨明显地后退至新的位置

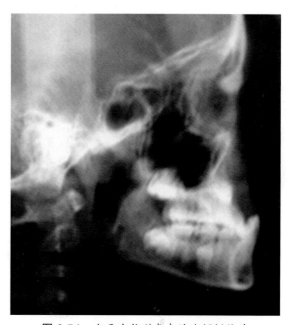

图 6.54　水平生长型患者的头颅侧位片

6.7　Ⅲ类肌激动器的应用（图 6.53~图 6.58）

需要记录下颌重定位后的咬合关系，此时咬合关系比初始下颌位置更靠后。需要进行咬合重建。肌激动器厚度根据患者的生长型而变化，但必须比患者的息止𬌗间隙厚，因为肌激动器主要通过肌肉的力量起作用（Rakosi, 1985；Graber et al, 1997；Rakosi, Graber, 2010；Witt, Gehrke, 1981）。

水平生长型患者下颌骨后退距离较垂直生长型患者大。因此，在使用Ⅲ类肌激动器矫正

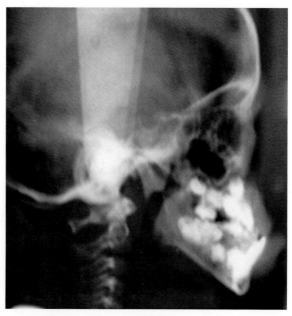

图 6.55　垂直生长型患者的头颅侧位片

矢状向差异时，水平生长型患者比垂直生长型患者预后更好。

6.7.1 咬合重建记录检查

1. 咬合重建的患者必须做到在肌肉放松的状态下可以闭合嘴唇。

2. 患者的下颌中线必须和面部中线一致。上下颌骨中线需通过咬合重建来纠正。

3. 由于患者的面部外观会发生不可逆的变化，因此需要得到患者和家长的同意。

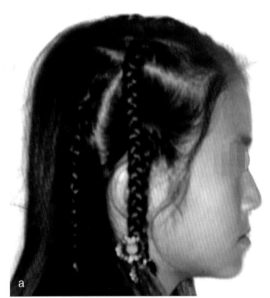

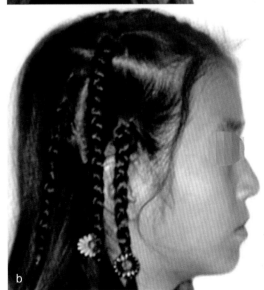

图6.56 a.为一名9岁女童的侧貌照，未进行咬合重建。b.同一个女孩咬合重建后的侧貌照。由于有反覆殆，重定位后下面高增加，使得面部比例更加协调，提高了面部美观性

6.7.2 患者戴用Ⅲ类肌激动器的指导（图6.59、图6.60）

1. 告知患者及其家长，Ⅲ类肌激动器为双颌矫治器，可轻松戴入患者口中。

2. 考虑到生长激素主要在夜间分泌，患者每天至少要佩戴12 h，大部分戴用时间为夜间（Funatsu et al, 2006）。

3. 患者可在做作业时佩戴肌激动器，不影响说话。

4. 适应后，患者应该能够自己戴入和取出矫治器。在初期夜间佩戴后，患者应在早晨醒来时检查矫治器是否还在口腔内；否则，应该增加白天矫治器佩戴时间。

腺样体或扁桃体较大，或者有口呼吸的患者，在睡眠时将矫治器含在口中会有困难。在使用Ⅲ类肌激动器之前，应该解除这一问题。

5. Ⅲ类肌激动器的平均使用时间约为1年。

6.7.3 患者的预约

患者应每4周复诊一次。

6.7.4 矫治器调整

根据患者情况及时调整。

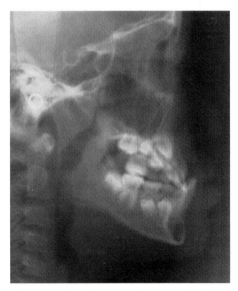

图6.57 患者在牙尖交错位的头颅侧位片

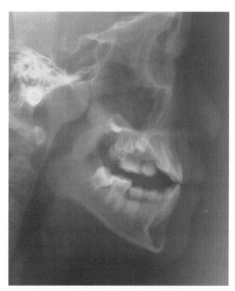

图 6.58　为同一患者下颌重建的头颅侧位片。发现重建的咬合使下颌后退至更靠后的位置；面部高度降低，增加了面部比例协调性和侧貌的美观性

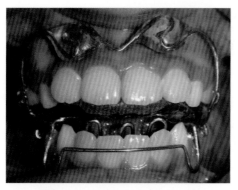

图 6.59　Ⅲ类肌激动器就位后

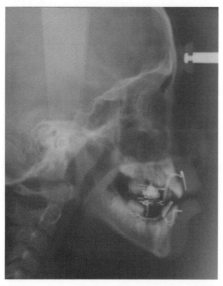

图 6.60　戴入Ⅲ类肌激动器的头颅侧位片

6.7.5　目标

1.达到正常覆𬌗。

2.达到正常覆盖。

3.控制牙齿萌出。

4.得到良好的尖窝咬合关系。

6.7.6　肌激动器的调整（图 6.61）

1.在上前牙舌隆突至舌面增加自凝树脂，唇展上前牙。

2.调整上唇挡，产生骨膜牵拉作用，促进上颌骨生长。

3.通过调整𬌗面树脂和控制牙齿萌出来整平 spee 曲线。

4.当使用Ⅲ类肌激动器时，下前牙倾向于舌侧倾斜，这可能是吞咽时口周肌肉收缩和舌被舌栏阻挡造成的。舌栏可防止舌肌对下前牙向前的作用力。

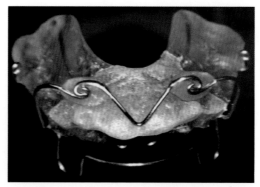

图 6.61　每次复诊时都添加自凝树脂以唇展上前牙，实现正常的覆𬌗和覆盖。

6.8　使用Ⅲ类肌激动器治疗的病例

6.8.1　病例1（图6.62~图6.67）

6.8.2　伴前牙代偿的骨性Ⅲ类错殆畸形的治疗

在许多情况下，骨性Ⅲ类错殆畸形呈现假性正常咬合状态，然而骨性不调非常严重（Pirttiniemi，1994）；当下颌骨停止生长时，可能需要正颌手术来纠正。

在一些情况下，应尝试尽早阻断性治疗以降低错殆的严重程度。

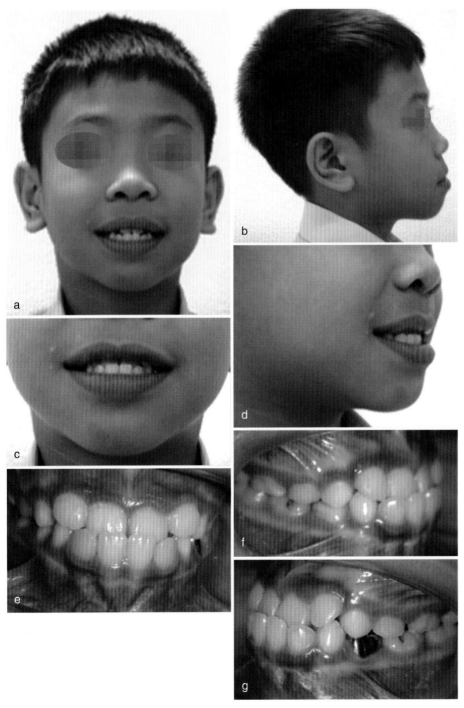

图6.62　*一名9岁男孩的颜面照与口内照，凸面型。尖牙磨牙Ⅲ类关系，前牙反殆，微笑时露出下前牙*

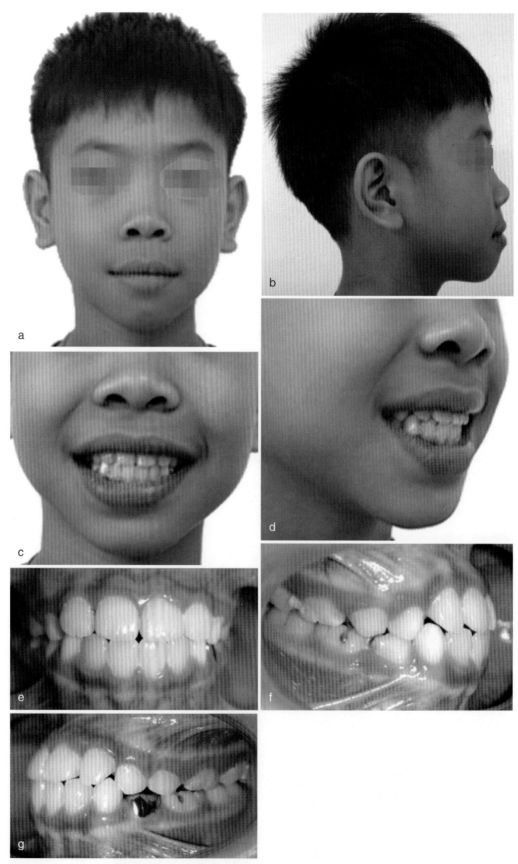

图6.63 同一男孩Ⅲ类肌激动器治疗后口内外照片，侧貌得到改善。微笑时主要露出上切牙，提升了美学效果。纠正了前牙反𬌗。尖牙磨牙达到Ⅰ类咬合关系

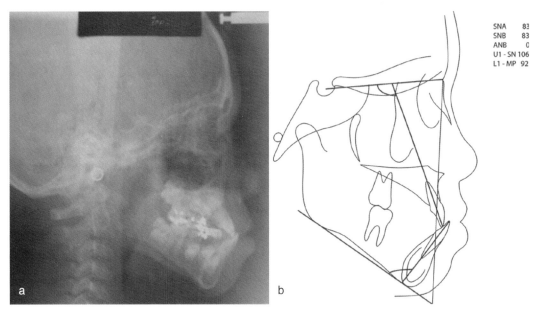

图 6.64　治疗前头颅侧位片及其描记图。ANB 角为 0°

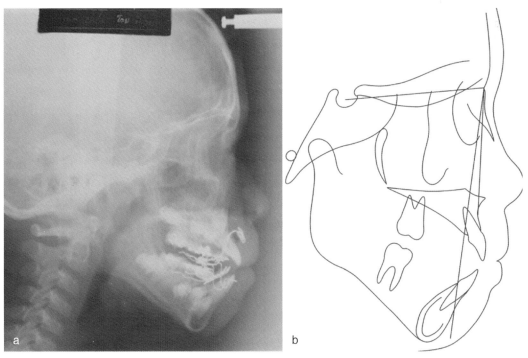

图 6.65　III 类肌激动器戴入口内后的头颅侧位片及其描记图。下颌骨后退至比初始位置更靠后的位置

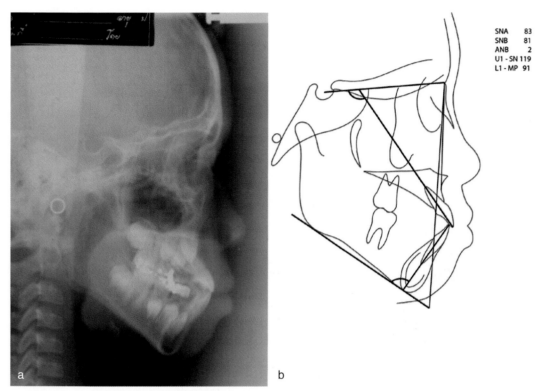

SNA	83
SNB	81
ANB	2
U1 - SN	119
L1 - MP	91

图 6.66　头颅侧位片及其描记图显示：达到了正常的覆𬌗、覆盖，ANB 角从 0° 增加到 2°

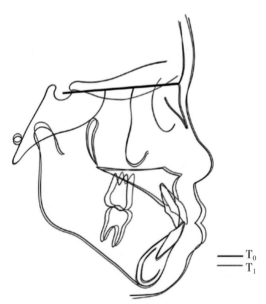

$$T_0$$
$$T_1$$

图 6.67　治疗前（T0）与矫治后达到正常覆𬌗和覆盖（T1）的头影描记重叠图

病例2（图6.68~图6.83）

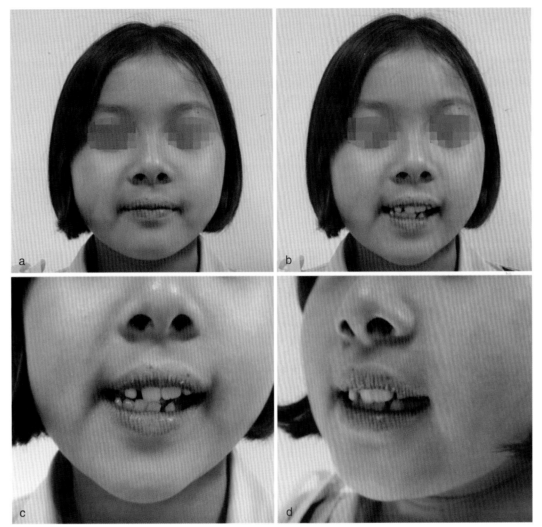

图6.68　7岁女孩颜面照与口内照。微笑时面部不对称，下颌右偏

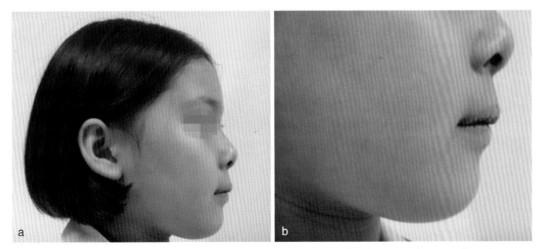

图6.69　患者侧面照显示下颌骨较大，颏部前突。下颌骨发育相对患者年龄发育过度

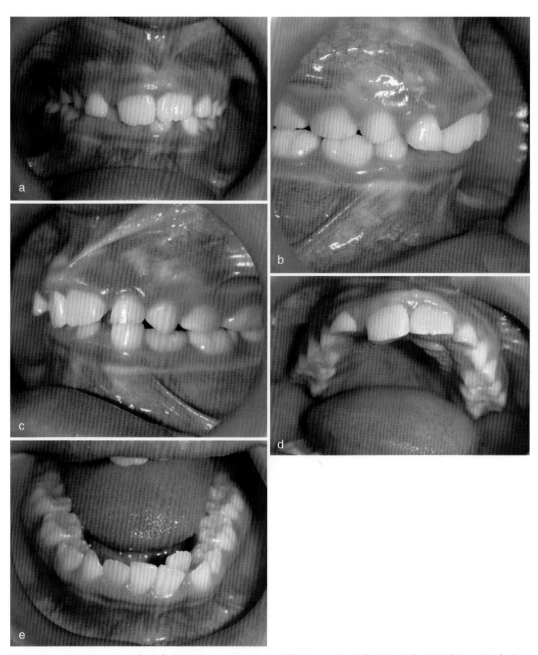

图 6.70 口内照显示下前牙中度拥挤，32 从 73 舌侧萌出；由于下前牙舌倾导致深覆殆、深覆盖，无反殆

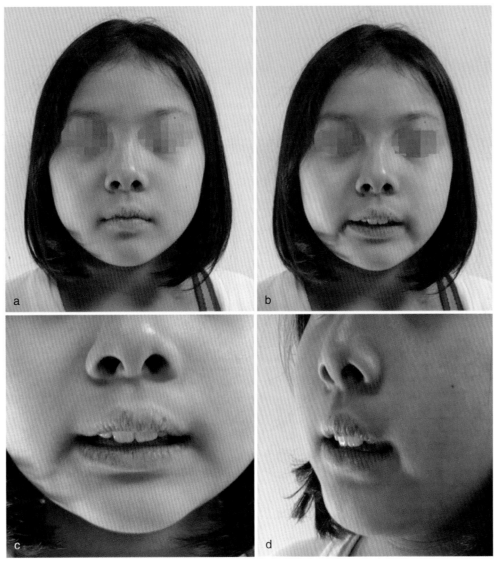

图 6.71 使用Ⅲ类肌激动器后,下颌中线与面中线对齐,面部不对称纠正

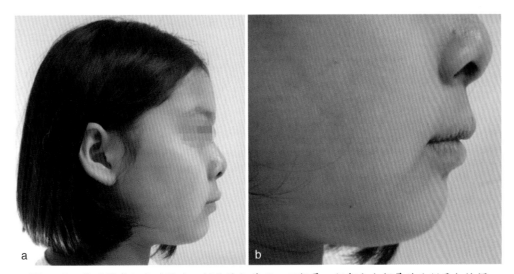

图 6.72 使用Ⅲ类肌激动器后,侧貌更加美观;下颌骨、额部和上颌骨的比例更加协调

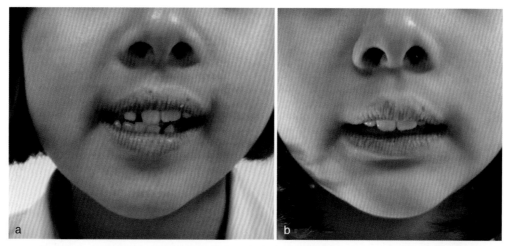

图 6.73　使用Ⅲ类肌激动器纠正中线治疗前（a）与治疗后（b）患者微笑照的变化

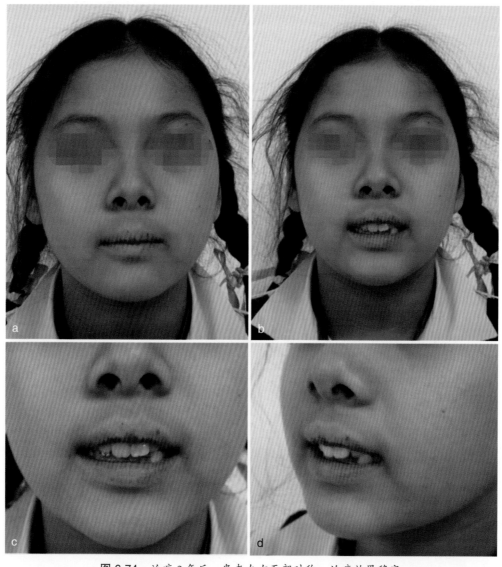

图 6.74　治疗 2 年后，患者左右面部对称。治疗效果稳定

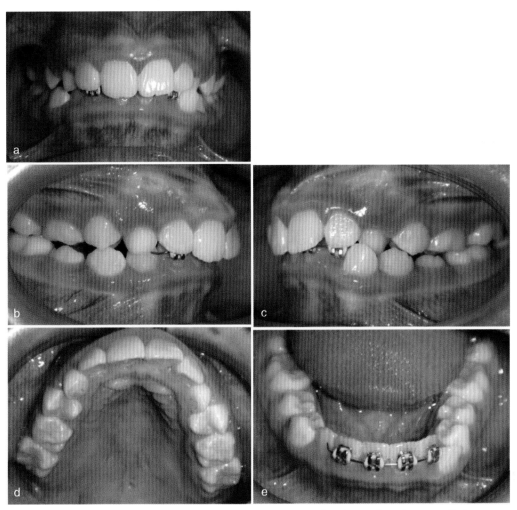

图 6.75 口内照显示 63 与 73、34 个别牙反殆；下前牙采用局部固定矫治器排齐

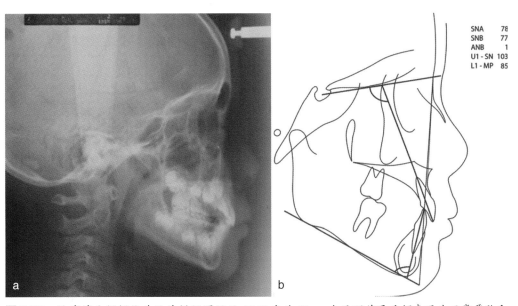

SNA	78
SNB	77
ANB	1
U1 - SN	103
L1 - MP	85

图 6.76 治疗前头颅侧位片及其描记图显示 ANB 角为 1°。由于下前牙舌倾表现为正常覆殆和覆盖，因此应该诊断为骨类Ⅲ类错殆伴假性正常咬合

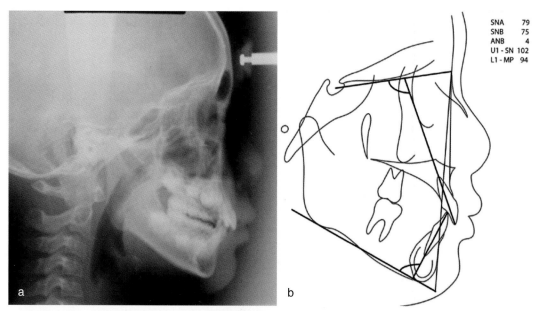

图 6.77　使用Ⅲ类肌激动器将下颌骨向后退至更靠后的位置，ANB 角从 1° 增加到 4°

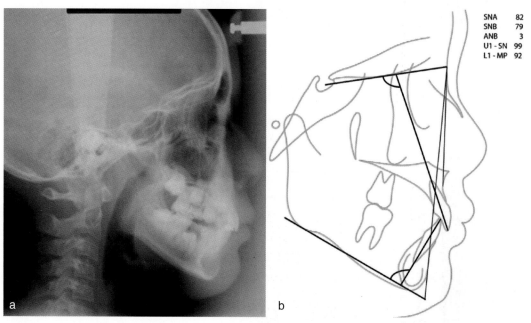

图 6.78　Ⅲ类肌激动器治疗结束 2 年后，应用局部固定矫治器开始排齐拥挤下前牙之前的头颅侧位片和描记图。由于下颌骨继续快速生长，ANB 角从 4° 变为 3°

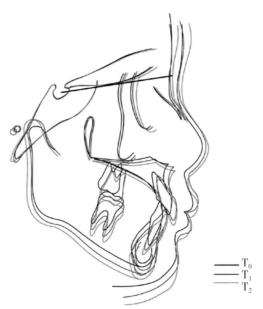

	T_0
	T_1
	T_2

图 6.79　治疗前（T0）、开始Ⅲ类肌激动器治疗后 1 年（T1）、开始治疗后 2 年（T2）三个时间点的头影描记叠加图

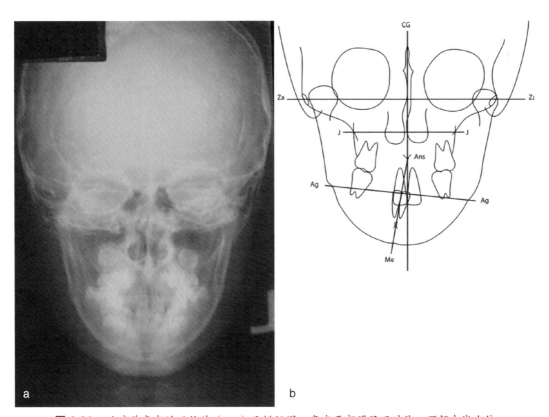

图 6.80　治疗前患者的正位片（PA）及描记图。患者面部明显不对称，下颌中线右偏

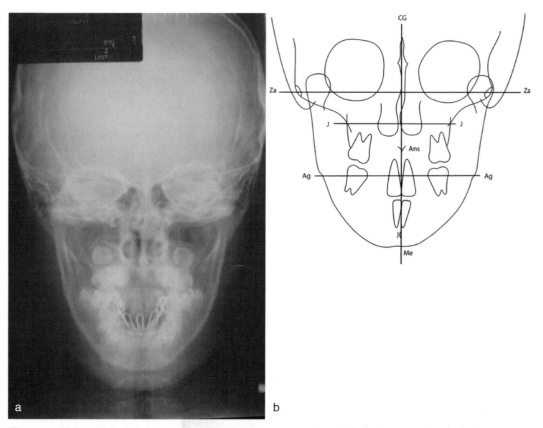

图6.81 Ⅲ类肌激动器就位后的正位片及其描记图，右偏的下颌中线被定位至与面部中线一致，面部对称

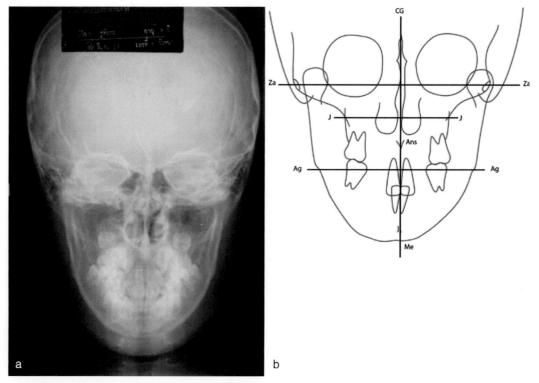

图6.82 Ⅲ类肌激动器纠正面部不对称后的正位片及其描记图。下颌中线与面部中线一致

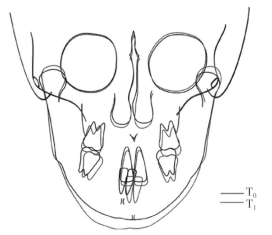

图 6.83 患者治疗前（T0）与使用Ⅲ类肌激动器矫正面部不对称后（T1）的头颅正位片描记叠加图

6.8.3　当下颌可以后退至切对切的位置时，Ⅲ类肌激动器可以用于治疗功能性骨性错殆畸形

病例 3（图 6.84~图 6.91）

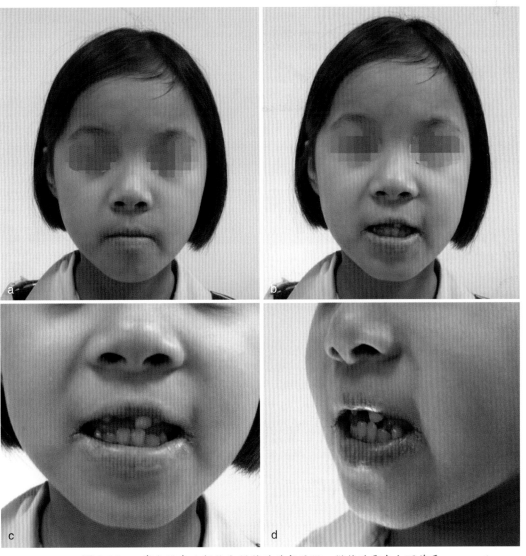

图 6.84　7 岁女孩息止颌位和微笑时的颜面照。微笑时露出上下前牙

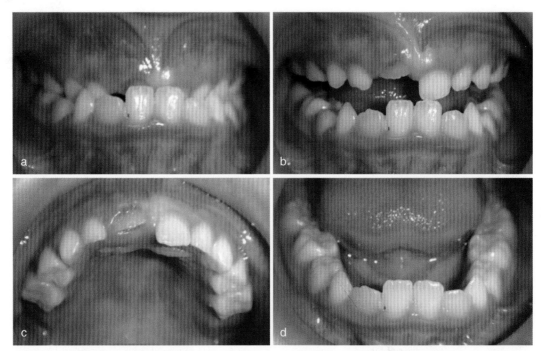

图 6.85 从患者的口内照可以看出该患者处于混合牙列期早期，上乳前牙被完全阻挡。11 牙正在萌出；患者能后退至切对切

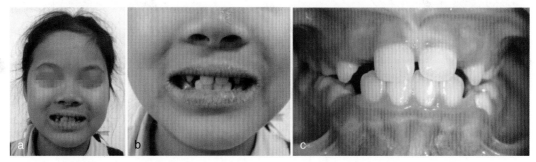

图 6.86 使用 Ⅲ 类肌激动器后，下颌骨被后退至更靠后的位置；引导 11 和 21 在正确路的萌出；实现了正常的覆𬌗和覆盖

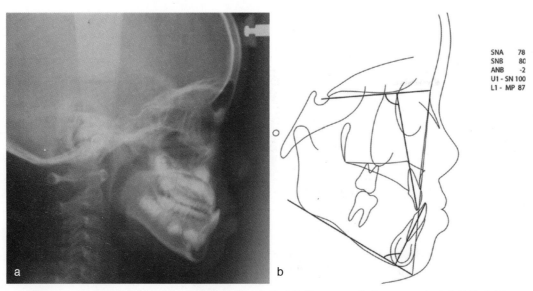

SNA	78
SNB	80
ANB	-2
U1 - SN	100
L1 - MP	87

图 6.87 治疗前的头颅侧位片及其描记图。前牙反覆𬌗，ANB 角为 -2°。上下前牙均舌倾

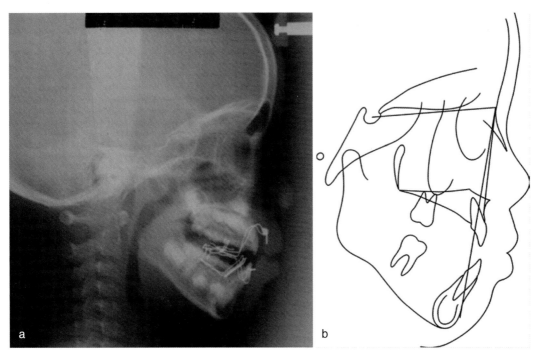

图 6.88 Ⅲ类肌激动器就位后头颅侧位片及其描记图。下颌骨向后退至新的位置

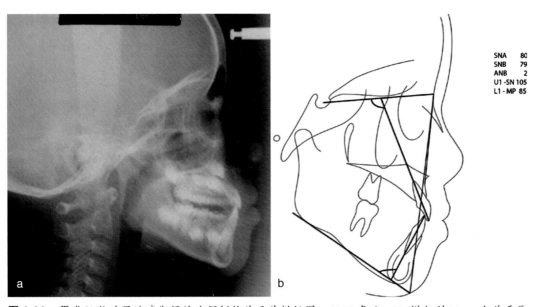

图 6.89 Ⅲ类肌激动器治疗期间的头颅侧位片及其描记图。ANB 角从 −2° 增加到 2° ，上前牙唇倾度从 100° 增加到 105° ，实现了正常的覆𬌗和覆盖

195

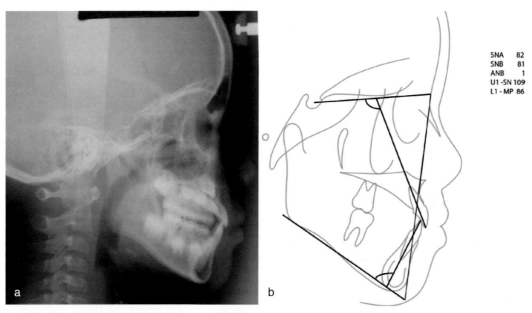

图 6.90　Ⅲ类肌激动器治疗期间，通过引导 11 和 21 牙的萌出路径，达到了正常覆盖和覆𬌗后的头颅侧位片及其描记图。随着下颌骨继续快速生长，ANB 角从 2° 减小到 1°

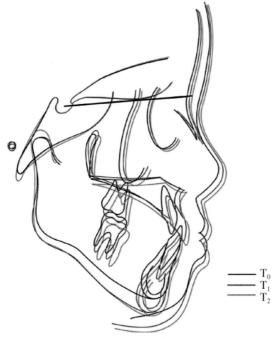

图 6.91　治疗前（T0）、获得正常覆𬌗和覆盖后（T1）、后牙建𬌗后（T2）三个时间的头颅侧位描记重叠图

6.8.4　如果下颌骨不能后退该如何治疗

　　有时由于翼外肌压力导致的拮抗力作用，下颌骨不能后退。建议患者尽可能长时间佩戴可拆卸𬌗板，使下颌骨移动到最理想的位置。

病例 4

　　在本病例中，下颌骨不能后退。使用可拆卸𬌗板后不到 1 个月即可使用Ⅲ类肌激动器进行治疗（图 6.92~ 图 6.101）。

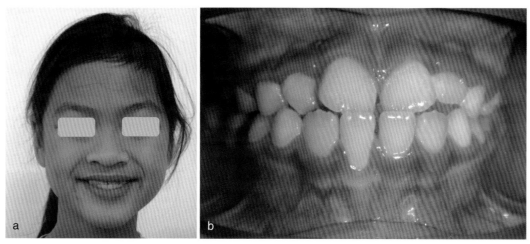

图 6.92　9 岁女孩口内、外照，微笑时下前牙暴露量较上前牙多；并伴前牙反殆及开殆倾向

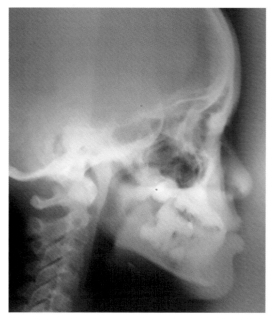

图 6.93　头颅侧位片可示上颌骨与下颌骨相比非常小，前牙反殆，下唇前突。

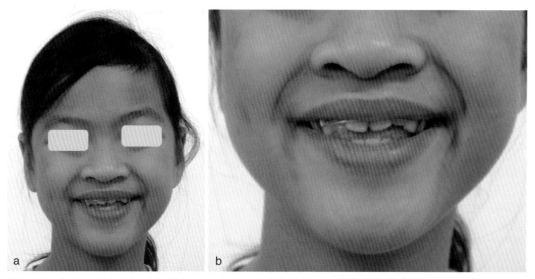

图 6.94　上颌可拆卸殆板及颊屏戴入口内后，患者在微笑时露出更多的上前牙，这说明在佩戴该装置时下颌骨发生向后的移位

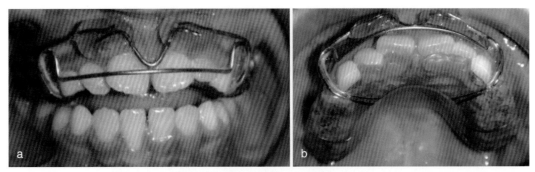

图 6.95 带有上颌颊屏的可拆卸𬌗板

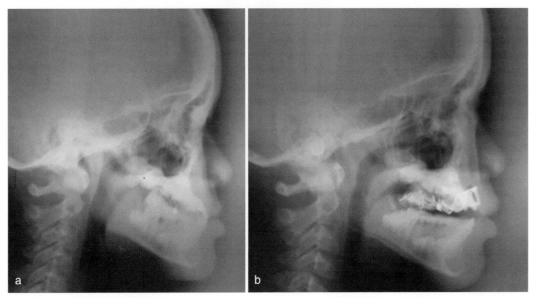

图 6.96 当天拍摄的不戴𬌗板（a）和戴上𬌗板（b）的头颅侧位片对比。戴入𬌗板时，可以清楚地看到下颌骨处于更靠后的位置，侧面轮廓变得更加协调

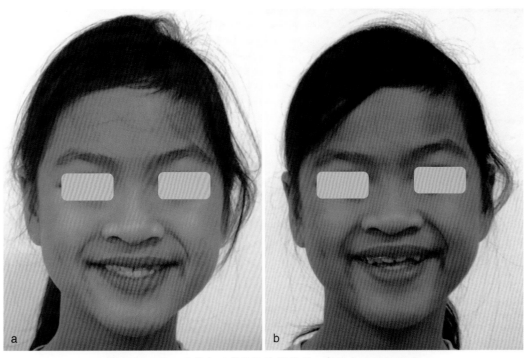

图 6.97 同一天戴和不戴𬌗板的微笑照，表现出不同的微笑

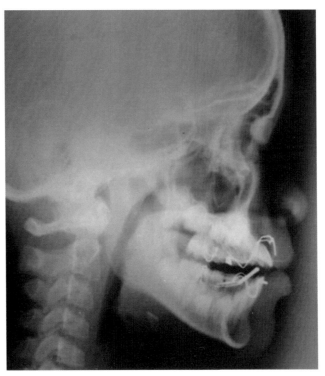

图 6.98　此时可以应用Ⅲ类肌激动器，用于将下颌骨后退至更靠后的位置

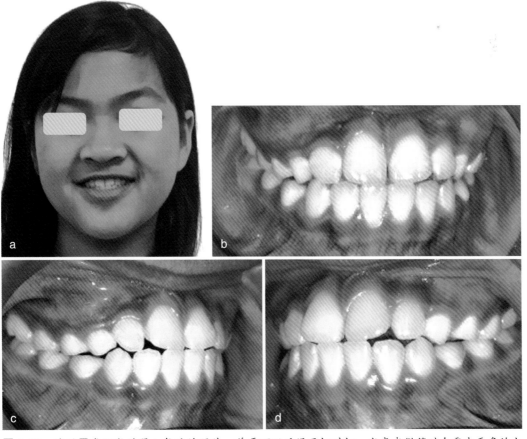

图 6.99　使用Ⅲ类肌激动器 1 年后的照片。前牙可以后退至切对切；当患者微笑时会露出更多的上前牙

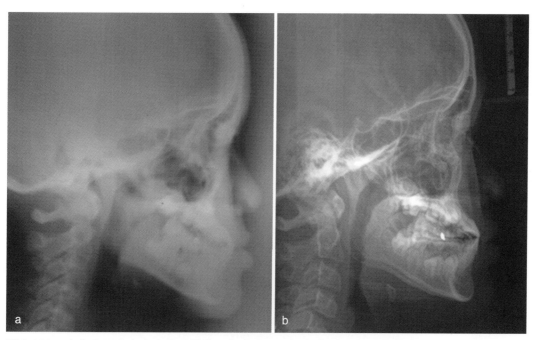

图6.100 治疗开始时（a）和使用Ⅲ类肌激动器后1年（b）的头颅侧位片对比。上、下颌骨之间的矢状关系有所改善

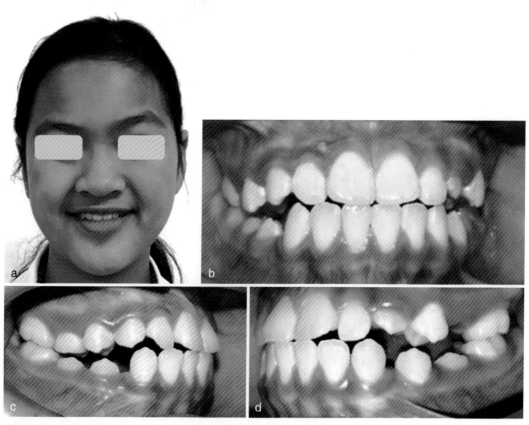

图6.101 该患者使用Ⅲ类肌激动器2年后的口内外照。微笑时只露出上前牙，更加美观；同时上下颌牙弓有足够的空间容纳所有前磨牙及内收下前牙，从而建立正常的覆𬌗、覆盖

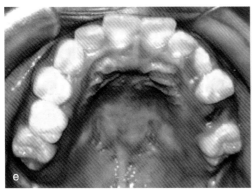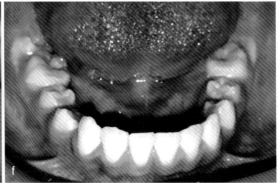

图 6.101（续）

6.9　Ⅲ类肌激动器治疗后骨骼和牙齿的稳定性

Ⅲ类肌激动器可以引起牙和颌骨的变化。Satravaha 等人对肌激动器治疗Ⅲ类错殆畸形后骨骼变化的稳定性进行了临床研究。他们发现骨骼效应影响着骨面型的改变，并且这些变化是稳定的（Satravaha, 1993；Satravaha, Taweesedt, 1996a, 1996b；Satravaha, Taweesedt, 1999）。

6.9.1　牙齿不稳定的原因

如前所述，Ⅲ类错殆患者多伴有舌体大、舌位低、异常吞咽习惯等问题，其中舌肌力是导致牙齿不稳定的主要原因（图 6.102~图 6.123）。

6.9.2　典型病例

病例 5

笔者经常将 Daniel Garliner 推荐的肌功能训练方法应用于所有Ⅲ类错殆患者的治疗中，并在上颌保持器上额外添加腭珠，用来提醒患者进行舌肌训练（图 6.105、图 6.106）（Garliner, 1981；Satravaha, 1990；Satravaha, Taweesedt, 2002）。

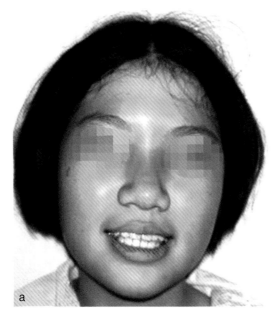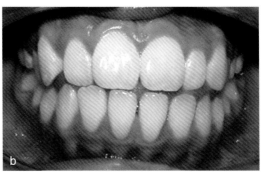

图 6.102　12 岁女孩使用Ⅲ类肌激动器后的口内、口外照。舌体大且向前向外伸出；微笑时可以看到舌和上下切牙

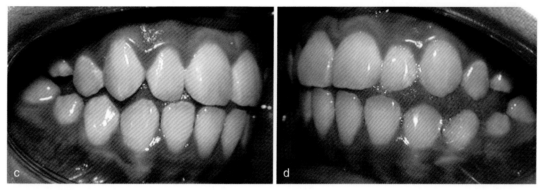

图6.102（续）

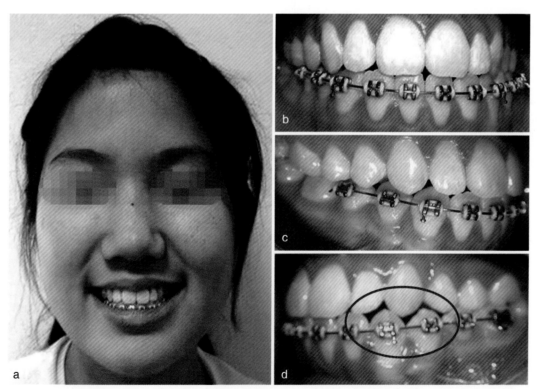

图6.103 上颌托槽去除后，尽管在（d）的圆圈区域持续用舌刺，但依然要告知患者父亲和患者其牙齿有复发的风险

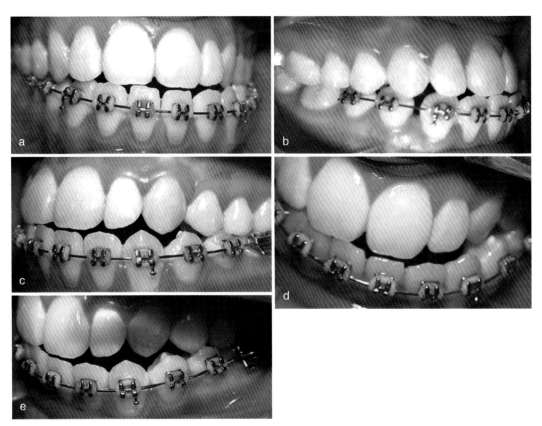

图 6.104 几个月后，由于大的舌体和吐舌不良习惯导致反𬌗、开𬌗和散隙

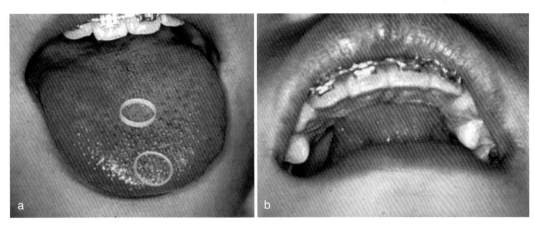

图 6.105 肌功能训练中使用橡皮圈

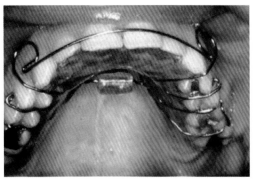

图 6.106 腭珠

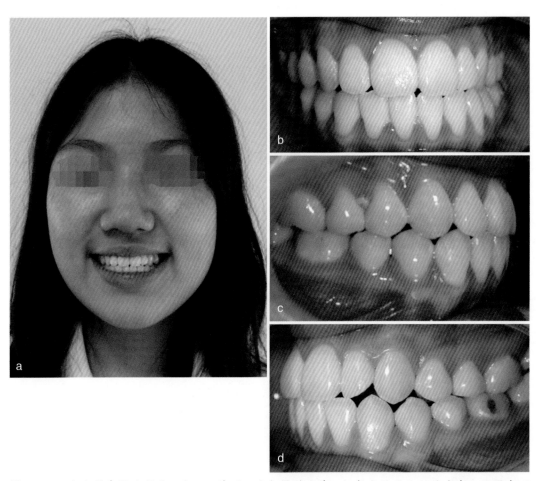

图 6.107 去除所有矫治器的口内、口外照。咬合得到改善，但复发的风险仍然存在。从图中可以看出，在 13 和 43、44 及 23、24 和 33、34 处有开殆的倾向。c、d.上颌保持器做腭珠来提醒患者做舌肌训练

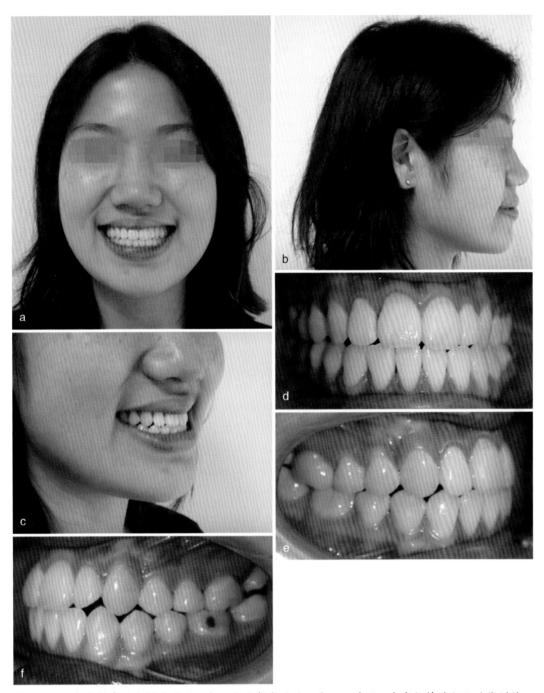

图6.108 去除所有固定矫治器后3年1个月复查时的口内、口外照。患者坚持进行肌功能训练；治疗效果保持稳定

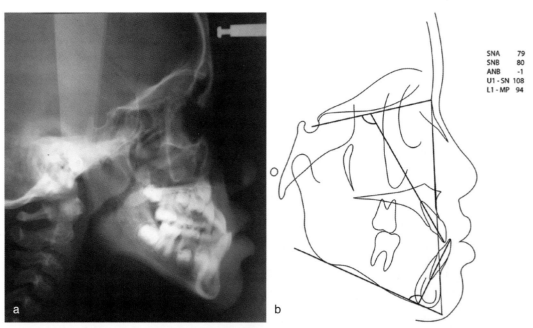

图 6.109　治疗开始时的头颅侧位片及其描记图显示 ANB 角为 −1°

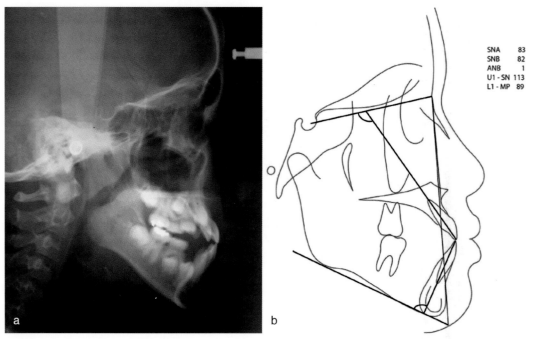

图 6.110　使用Ⅲ类肌激动器后的头颅侧位片和其描记图显示 ANB 角由 −1° 增加到 1°；上前牙更加唇倾，U1−SN 从 108° 增加到 113°；下前牙更加舌倾，L1−MP 从 94° 减少到 89°

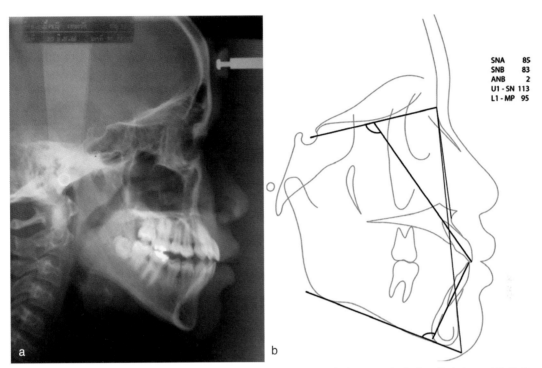

SNA 85
SNB 83
ANB 2
U1 - SN 113
L1 - MP 95

图 6.111 二期固定矫治前的头颅侧位片及其描记图示 ANB 角为 2°。上前牙保持稳定；下前牙更加唇倾，L1-MP 从 89° 增加到 95°

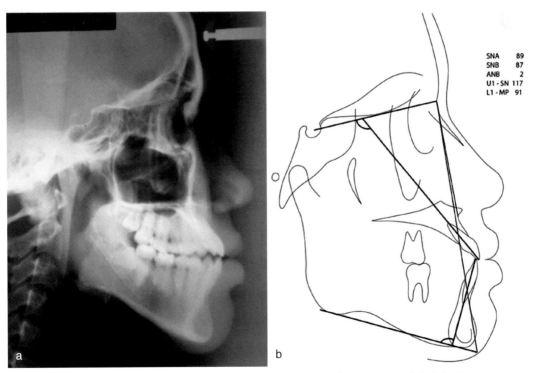

SNA 89
SNB 87
ANB 2
U1 - SN 117
L1 - MP 91

图 6.112 固定矫治结束后的头颅侧位片及其描记图示 ANB 角为 2°；上前牙更加唇倾，U1-SN 从 113° 增加到 117°；下前牙更加舌倾，L1-MP 从 95° 下降到 91°

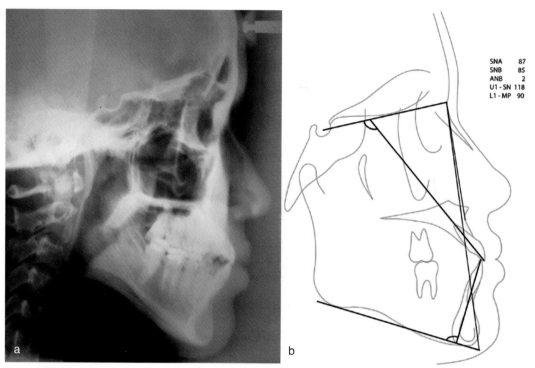

SNA 87
SNB 85
ANB 2
U1 - SN 118
L1 - MP 90

a
b

图 6.113 治疗结束 3 年 1 个月后头颅侧位片及其描记图示 ANB 角及上下前牙保持稳定

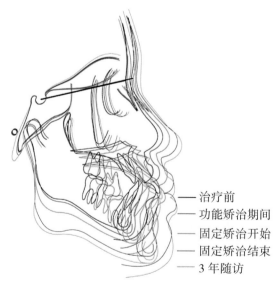

—— 治疗前
—— 功能矫治期间
—— 固定矫治开始
—— 固定矫治结束
—— 3 年随访

图 6.114 不同时间点的头颅侧位描记重叠图

应用Ⅲ类肌激动器治疗联合肌功能训练后，骨骼和牙齿的稳定性均较好。

病例6（图6.115~图6.123）

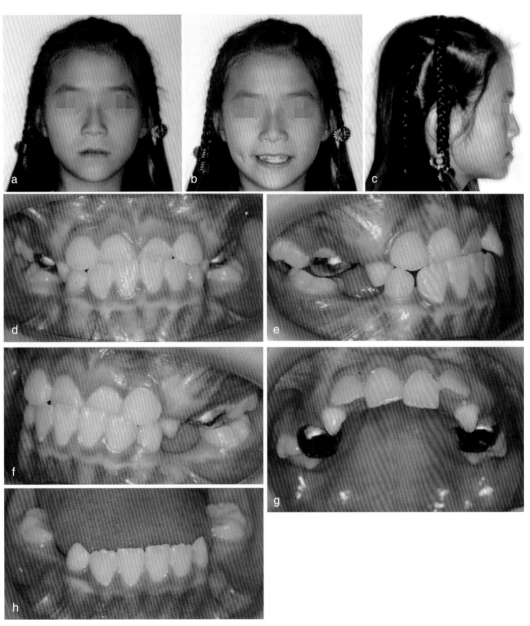

图6.115　9岁女孩颜面照：凹面型。口内照：11、21与42、41、31、32反殆；12和22唇倾；Ⅲ类磨牙关系

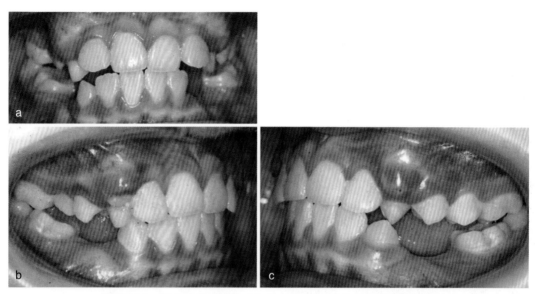

图6.116　Ⅲ类肌激动器治疗期间，患者达到了正常覆𬌗和覆盖

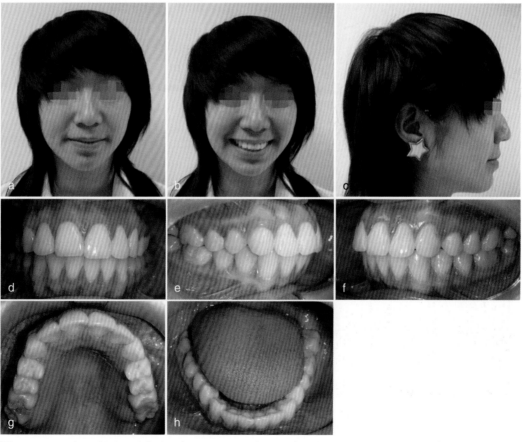

图6.117　二期固定矫治结束后5年回访时的口内、口外照片。治疗效果稳定。患者舌体较大，但患者很清楚复发风险并坚持进行肌功能训练

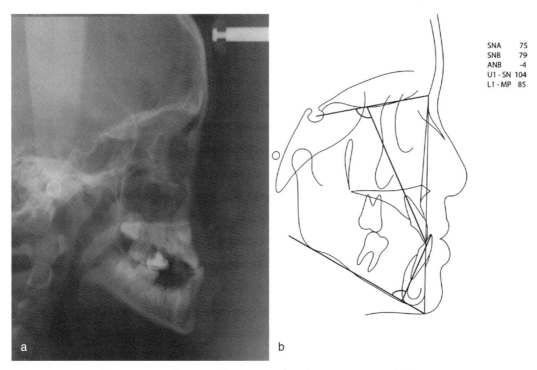

SNA	75
SNB	79
ANB	-4
U1 - SN	104
L1 - MP	85

图 6.118　治疗开始时的头颅侧位片及其描记图。ANB 角为 -4°

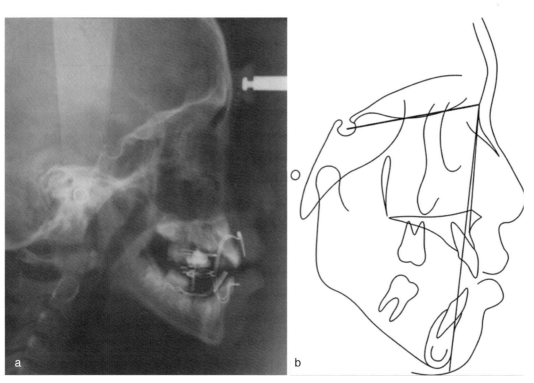

图 6.119　III 类肌激动器戴入口内后的头颅侧位片及其描记图

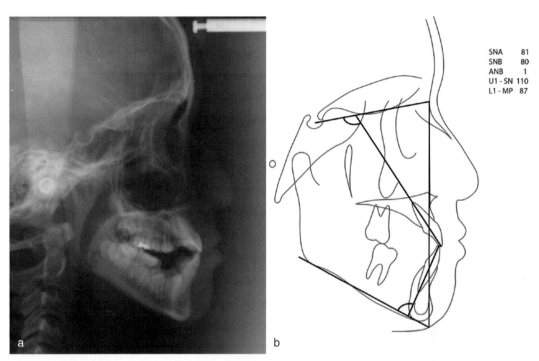

SNA	81
SNB	80
ANB	1
U1 - SN	110
L1 - MP	87

图 6.120　Ⅲ类肌激动器治疗过程中的头颅侧位片及其描记图。ANB 角由 −4° 增加到 1° ，上前牙唇倾度由 104° 增加到 110° ，下前牙唇倾度由 85° 增加到 87° ；达到了正常覆𬌗和覆盖

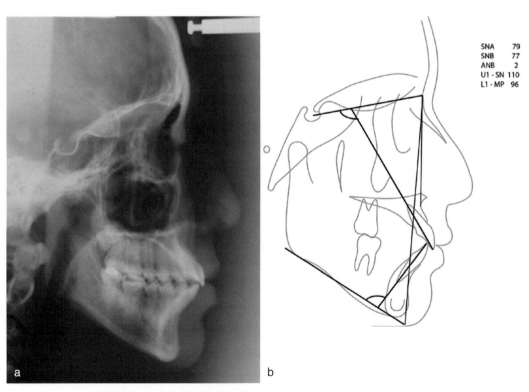

SNA	79
SNB	77
ANB	2
U1 - SN	110
L1 - MP	96

图 6.121　治疗结束时的头颅侧位片及其描记图。ANB 角为 2°

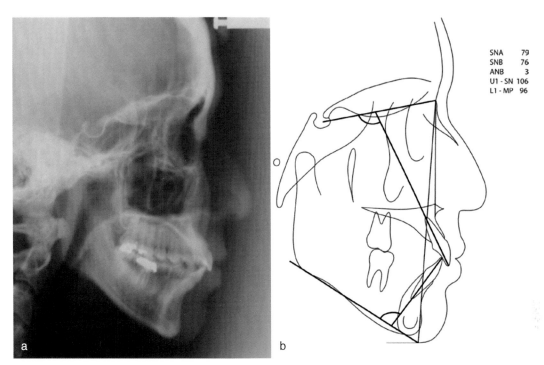

SNA	79
SNB	76
ANB	3
U1 - SN	106
L1 - MP	96

图6.122　治疗结束9年后头颅侧位片及其描记图；骨骼和牙齿的治疗结果均稳定

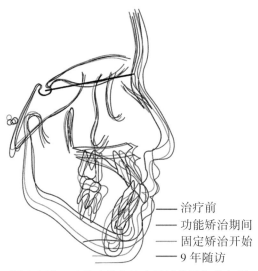

―― 治疗前
―― 功能矫治期间
―― 固定矫治开始
―― 9年随访

图6.123　不同时间点的头颅侧位描记叠加图

6.10　小结

如前所述，III类错𬌗畸形是错𬌗畸形里最难治疗的一类病例。III类错𬌗畸形早期矫治能够成功的关键在于正确的诊断以及对治疗计划的谨慎考量，并在合适的时机选用恰当的矫治器进行治疗。牙性III类错𬌗早期治疗的目的在于病因诊治。如果是骨性III类的病例，其中一些严重病例的生长改良是非常有限的，这种病例通常需要后期做正颌手术。

大多数骨性III类错𬌗畸形存在垂直向、横向以及矢状向三维方向上的不调。因此很多病例常需要进行二期治疗。III类错𬌗畸形的早期矫治应当认真考量，以帮助降低错𬌗畸形的严重程度并避免手术。总之，III类肌激动器联合固定或可摘矫治器进行III类错𬌗畸形的早期矫治是可行的治疗方案。

参考文献

请登录www.wpcxa.com下载中心查询或下载，或扫码阅读。

第 7 章

开𬌗的早期治疗

Julia Harfin

早期正畸治疗中需要实现的主要目标之一是纠正咬合功能紊乱。

年轻患者的前牙开𬌗与不良习惯之间有着密切的关系，而不良习惯是一些错𬌗畸形的主要病因。

常见的不良习惯包括吮吸拇指、咬嘴唇或指甲、吐舌头和口呼吸。

通常情况下，所有这些不良习惯都会对口周肌肉组织与舌肌平衡造成干扰，会形成稳定的上颌和下颌弓形（Urzal et al, 2013）。

这些习惯的持续时间、频率和强度起着重要作用。这不仅体现在诊断和治疗计划中，而且在整个保持阶段也是如此。

吮指或长时间使用奶嘴的原因不仅仅只有一个，因此针对这些原因并不是只有一种治疗方法。2 岁以后控制这个习惯很重要。对一些患者来说，心理学家的帮助是很有价值的（Dugoni）。

吮吸手指是导致上颌骨和下颌骨在生长期发生显著变化的原因之一。

一般来说，上颌骨变得狭窄且呈"V"形，下颌骨倾向于后缩，这样，唇倾的上切牙和后缩的下切牙就形成了明显的开𬌗。

由于上切牙过度唇倾，在吞咽过程中，嘴唇会变得无力，舌头会夹在上下切牙之间，从而使情况恶化。

在说话和吞咽过程中，嘴唇和舌头的位置与运动之间有着密切的关系，它们可能会干扰面部的正常生长。

此外，颊肌的异常收缩、呼吸模式、面部生长方向和错𬌗（后牙反𬌗和前牙开𬌗）的发展之间存在着重要的联系。

肥大的淋巴组织、鼻阻塞以及腺样体和扁桃体的肿大是鼻阻塞和口呼吸的最常见原因，由于疼痛和舌后部空间减少而向前推动舌。

非典型的吞咽模式和静止时舌的前部姿势阻止了切牙的萌出，并且由于每次吞咽时下唇处于上下切牙之间而增加了患者出现开𬌗可能性。

一般来说，这些年轻患者会被送到语言治疗师那里，以改善某些单词的发音。重要的是，前牙开𬌗是鼻阻塞和口呼吸的结果，而不是原因。

研究表明，舌功能障碍不仅在开𬌗的病因中起着重要作用，而且在接受治疗的开𬌗患者的复发中也起着重要的作用。

此外，颌面部和言语功能障碍合并颞下颌关节紊乱会导致开𬌗恶化。

除了颞下颌关节病外，开𬌗还可能增加睡眠呼吸暂停的发作。孩子可能在夜间停止呼吸

J. Harfn (✉)
Department of Orthodontics, Maimonides University,
Buenos Aires, Argentina
Health Sciences Maimonides University,
Buenos Aires, Argentina

几次（睡眠过程中每小时 20~40 次）。因此，孩子在白天嗜睡、会有头痛、疲劳、肥胖、性格变化、在学校注意力不集中等。

由于睡眠呼吸暂停是一种进行性疾病，因此从发病第一天开始就咨询专家非常重要，以便执行多学科和跨学科的治疗计划并避免复发（Pascually et al）

要注意，幼儿梦游和遗尿症通常与开粭问题相关。

真正的问题是谁需要治疗、何时治、为什么以及何时治。

环境因素相对于遗传因素的比例越高，患儿预后越好。在不良习惯中，长期使用奶嘴、口呼吸或吮吸拇指是决定因素。对于一些患者而言，心理学家的帮助是控制这些习惯的基础。

一种类型的矫治器并不能治疗所有患者。正畸医生根据病因、患者年龄、问题的严重程度选择合适的矫治器。

选择使用可拆卸或固定矫治器还是两者结合，与病因和骨骼成熟度有关，治疗目标是使正畸疗效最大化。

垂直方向的维持和改善对正畸医生来说是非常具有挑战性的，尤其是高角口呼吸患者。

如果能及早发现并治疗导致开粭的问题，就有可能把不利的生长模式最小化或者消除。

根据受影响的部位，前牙开粭可分为三大类：牙性、齿槽性和骨性。

前牙和牙槽突正常的垂直发育受到长期阻碍，导致牙性和齿槽性开粭（Torres）。

骨性开粭的特征是显著的垂直向骨骼不调，其特征包括腭突逆时针旋转、下前面部高度和角度增加、下颌支短、下颌骨和上颌骨的后齿槽高度增加。

诊断过程必须包括临床和口腔分析、患者的主诉、生长评估、功能分析等。

治疗目标应包括消除病因和环境因素，使面下生长发育正常化。

到目前为止，开粭矫形或正畸治疗的最佳时间还没有达成共识。尽管如此，人们还是认为，开粭越早治疗，效果就越好。此外，早期治疗有助于减少复发或完全避免复发。

肌功能训练是恢复口腔正常呼吸的最佳选择。

控制和减少磨牙的伸长，是导致下颌骨逆时针旋转和保持良好治疗结果的基础。

未能控制不良习惯可能是复发最重要的原因。

在诊断和语言治疗过程中，耳鼻喉科医生改善和规范鼻呼吸是至关重要的。

一般来说，乳牙列或早期混合牙列的前牙开粭与吮指和吐舌习惯有关。

不良习惯的纠正非常重要，否则可能转化为骨性的改变。

嘴唇的大小和长度对于全天保持适当的嘴唇闭合很重要。此外，舌头的位置和功能也很重要。

通常情况下，口呼吸的儿童上颌狭窄、切牙突出、安氏 II 类错粭，凸面型、眼袋、张口姿势、鼻孔狭窄。

不能否认多学科治疗的重要性。

治疗策略与病因、面部生物类型、患者年龄和临床经验密切相关。

吐舌和口呼吸的管理涉及对不良习惯的破除。医生必须确定患者可以用鼻子正常呼吸。

重要的是，口呼吸是不正常的，会影响整个口颌系统、身体姿势等，而不仅仅是牙齿的位置。

一旦口呼吸得到纠正，不良影响就会减少。

根据患者的年龄和病史，可以使用不同的矫治器，以建立新的神经肌肉模式。

根据病因和问题的严重程度，可以使用活

动的、固定的或两种类型组合型矫治器。

正畸医生有最终决定权。

以下病例将详细描述。

病例 1

这名 6 岁 8 个月大的患者被她的家庭牙医送来就诊，寻求其前牙开𬌗的治疗意见。

腺样体切除术已于 4 个月前进行。尽管如此，口呼吸和吐舌仍在继续。患者很难闭上双唇并保持紧闭。直到 4 岁仍在使用奶嘴（图 7.1）。

她是凸面型，鼻唇角减小。

虽然患者只有 6 岁零 8 个月大，但她有一个双下巴。

在临床检查中，观察到唇部肌肉组织过度活动并伴有吐舌，同时伴有说话时的异常舌体位置。

正面照片显示前牙有明显的开𬌗，并伴有中线偏移。此时只有上中切牙和下中切牙萌出（图 7.2）。

没有出现后牙反𬌗。由于舌头的位置，上切牙和下切牙的正常萌出受到影响。由于存在较严重的龋齿，一些乳磨牙上有金属牙冠（图 7.3）。

治疗目标（第一阶段）是使覆𬌗和覆盖正常化，保持 I 类磨牙关系，控制吐舌习惯，改善唇肌活动，改善侧貌轮廓。

为了实现这一目标，决定使用功能矫治器。在所有可能的选择中，选择了一种预制功能性器械，也称为 Trainer System TM（Myofunction Research Co.Australia）。它是由一种特殊类型的聚氨酯制成的，有助于纠正和规范肌肉功能。

该矫治器用于刺激前部和外侧肌肉，并有助于实现正常的鼻呼吸。由于材料较软，因此容易适应（图 7.4）。

建议在开始治疗时，该矫治器在白天使用几个小时（2~3h），然后整夜使用（图 7.5）。

9 个月后，上下颌关系明显改善。前牙开𬌗完全闭合，中线基本对齐（图 7.6）。

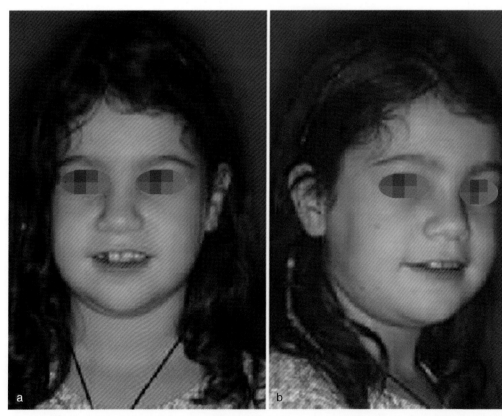

图 7.1 治疗前的正面照（a）和 45° 侧面微笑照片（b）。前牙之间的舌头清晰可见

在一些患者中观察到的横向发育可能是由于功能性矫治器使用的颊部护罩产生的，与 Frankel 调节器刺激侧方颊肌的原理相同。

在不使用任何其他矫治器的情况下，完全实现了治疗目标。

分析正面和侧面照，可见面下三分之一的位置得到了显著改善。患者可以在唇肌不紧张的情况下闭上嘴唇，舌头静止和活动状态下都处于正常的位置（图 7.7）。

图 7.8 是 18 个月后的结果。实现了尖牙 I 类，并保持了磨牙 I 类。覆𬌗正常，中线正常。口腔卫生尚可。牙龈线和咬合平面是平行的。

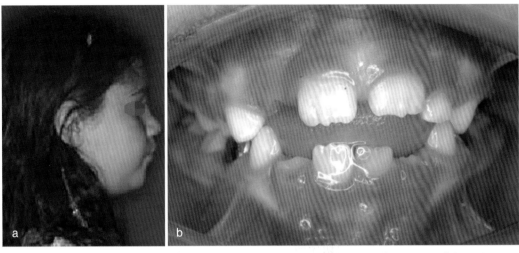

图 7.2　侧面照片显示了一个双下巴的凸面型。前面的牙齿照片证实了舌头的前部位置

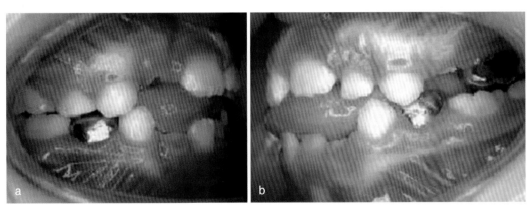

图 7.3　未治疗侧视图，舌头位于上切牙和下切牙之间

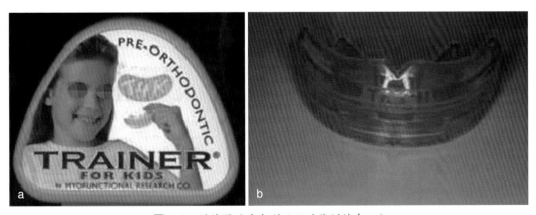

图 7.4　训练器（澳大利亚肌功能训练中心）

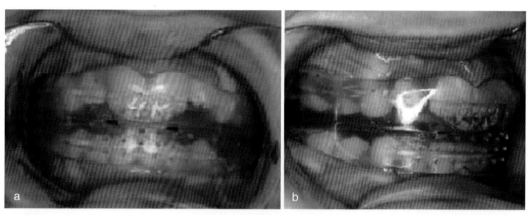

图 7.5　功能矫治器就位

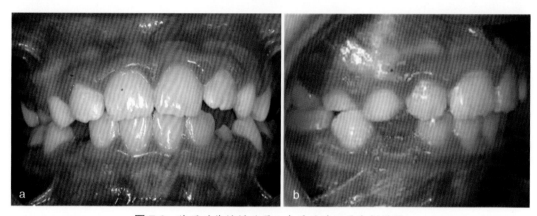

图 7.6　使用功能性矫治器 9 个月后的正面和侧面照

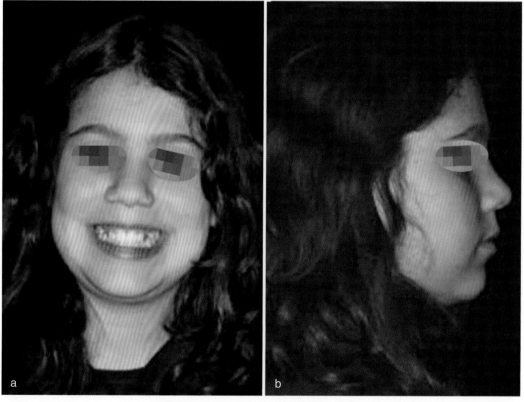

图 7.7　治疗 9 个月后的正面和侧面照

侧面照和侧面微笑照证实了这一结果。患者嘴唇松弛，没有双下巴。治疗6个月的对照（图7.9）。

建议尽早治疗开𬌗，以恢复正常的口腔和呼吸功能，复发的可能性最小。

训练器（T4K）或Myobrace是治疗早期开𬌗患者的有效替代品。它还有助于改善混合牙列早期和晚期的牙弓发育，最重要的是，这种矫治器有助于纠正不良习惯。

此外，根据正畸医生的偏好，可以使用其他类型的功能性矫治器。通常，正确的诊断比所用矫治器的类型更重要。

治疗前后前牙照的比较展示了前牙开𬌗被纠正以及咬合平面和牙龈线平行的证据。

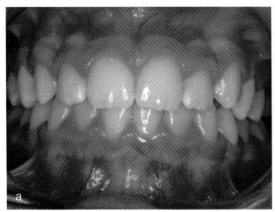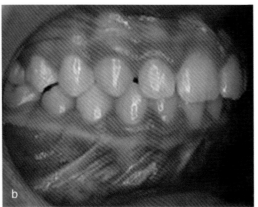

图7.8 18个月后的结果。磨牙和尖牙达到Ⅰ类

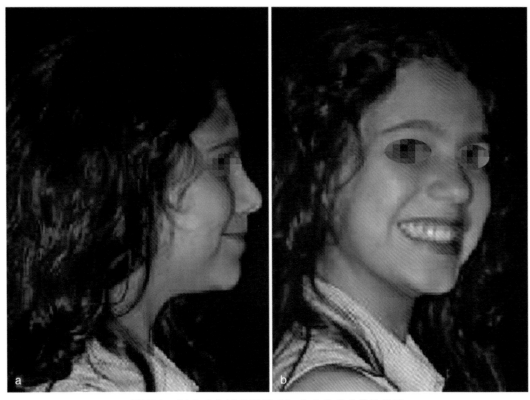

图7.9 侧面照和侧面微笑照证实了面型改善的结果

未使用托槽实现了预期效果。

理想情况下，强烈建议对覆盖和覆𬌗进行过矫正（图7.10）。

建议进行6个月的控制，直到所有第二磨牙都萌出。

通过分析面部下三分之一和鼻唇角，证实患儿有明显的改善。此外，嘴唇更加放松，双下巴消失（图7.11）。

应进行进一步的研究，以分析该治疗方案的使用是否会对前牙开𬌗患者产生骨性效应。

一般来说，前牙开𬌗的患者具有高角的面部形态，并且在矢状向和横向上存在不调。保持方案必须包括对舌头位置和功能的严格控制以及呼吸模式的纠正。

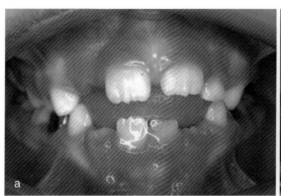
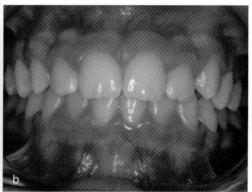

图7.10 治疗前后前牙照片对比

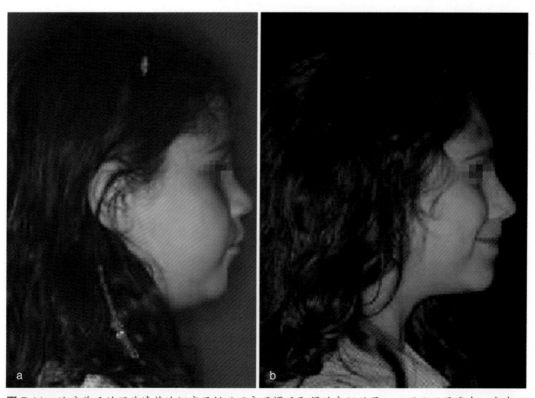

图7.11 治疗前后的照片清楚地证实了纠正不良习惯后取得的良好效果。双下巴不再存在，患者可以毫不费力地闭上嘴唇

病例2

这名9岁2个月大的患者因中线严重偏斜和轻微的Ⅱ类倾向前来就诊。

直面型，鼻唇角正常。

有夜间打鼾习惯（图7.12）。

牙齿正面照片清楚地显示了前部开𬌗和中线的明显偏斜（3mm）。她上牙弓呈"V"形（图7.13）。

右侧第二乳磨牙有Ⅲ类倾向，在维持中性关系时，左侧有一个明显的反𬌗。

没有TMJ症状，但她更喜欢吃软性食物。

她的牙齿卫生状况相当好，没有蛀牙（图7.14）。

根据她的年龄，全口曲面体层片证实没有牙列发育不全，侧位X线片显示发育正常。前牙开𬌗清晰可见（图7.15）。

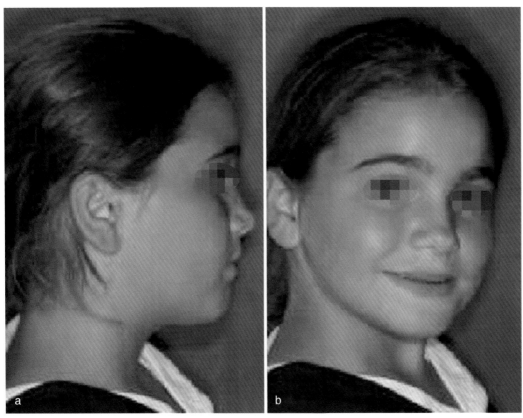

图7.12 治疗前侧面照和微笑照

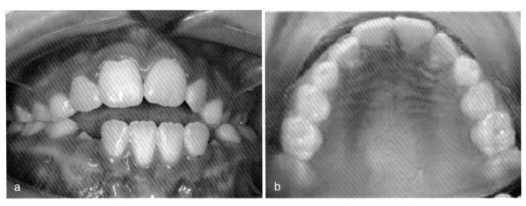

图7.13 前牙开𬌗，下中线明显向左偏移，上牙弓呈V形

治疗目标如下。

1. 对齐并整平牙弓。

2. 匹配上下牙弓宽度。

3. 使覆盖和覆𬌗正常。

4. 达到 I 类尖磨牙关系。

5. 控制吐舌习惯。

6. 长期稳定性。

为了实现这些目标,设计了以下治疗计划。

第一阶段

1. 上颌快速扩弓,使上颌牙弓宽度正常。

2. 语言训练以控制吐舌习惯。

第二阶段

如有必要,可使用 0.022 英寸的美观托槽,以使牙齿位置正常。

为了纠正上颌牙弓宽度不足,建议使用改良的 hyrax 矫治器。用复合材料粘接在乳磨牙上,以提高稳定性。每天旋转两次打开扩弓器。2 周后,中切牙之间的间隙证实中缝被打开(图 7.16)。

上牙弓缩窄的矫正通常是开𬌗患者的治疗目标(McNamara)。

像往常一样,1 个月后,打开的中缝自行关闭,并建议每月进行对比。在语言治疗师的帮助下,前牙开𬌗完全纠正。中线基本被纠正了。

在这些情况下,强烈建议将 RME 矫治器放置至少 6 个月,以防止复发(图 7.17)。

在第一阶段治疗结束时,所有的目标都实现了。覆盖和覆𬌗以及第一磨牙的位置都正常。

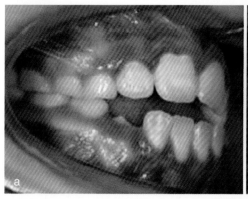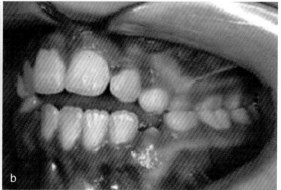

图 7.14 治疗前左侧乳磨牙明显反𬌗

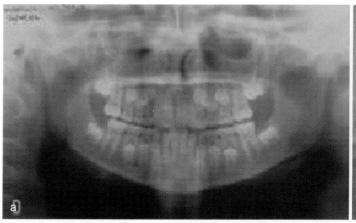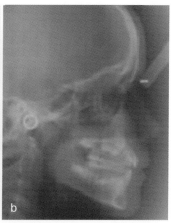

图 7.15 全口曲面体层片和侧位片

建议在夜间使用活动的保持器，以维持上颌牙弓宽度，直到第二磨牙和上尖牙萌出（图7.18）。

治疗后侧位照证实了所取得的结果。嘴唇闭合顺畅，无张力，鼻唇角正常（图7.19）。

20 个月后，复诊可见尖牙位置改善。为了实现这些结果，粘接 0.022 英寸美观托槽，0.016 英寸不锈钢丝排齐（图7.20）。

将推簧放置在左侧，以改善左上颌第一双尖牙的位置（图7.21）。

7 个月后，拆除正畸托槽，并完全纠正了吐舌习惯（图7.22）。

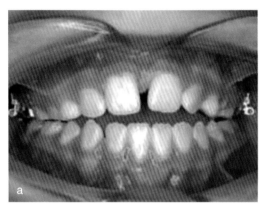
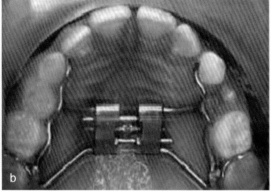

图 7.16　上颌快速扩弓器就位

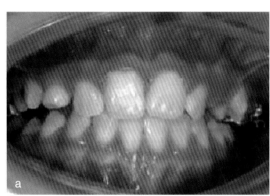
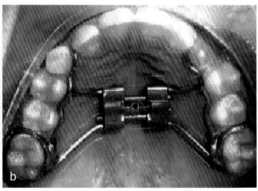

图 7.17　上颌快速扩弓器在扩张完成 1 个月后

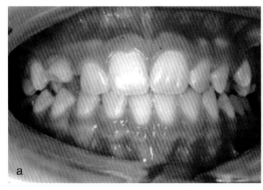
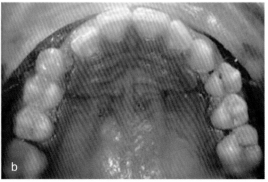

图 7.18　第一阶段治疗结束时的前部弓形和上颌弓形。实现了相当大的扩张

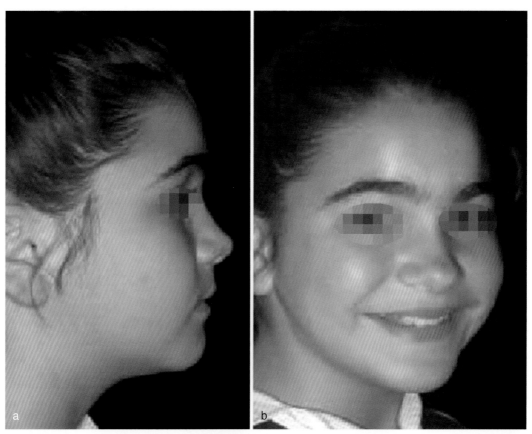

图 7.19 治疗后的侧面照（a）和 45° 侧面微笑照（b）

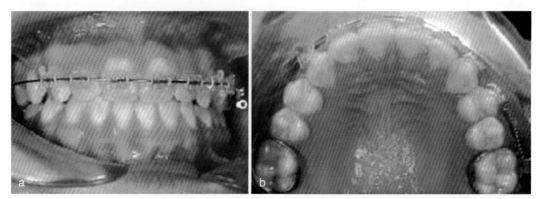

图 7.20 将 0.022 英寸的美学托槽与 0.016 英寸的不锈钢丝结合在一起，以矫正尖牙的位置

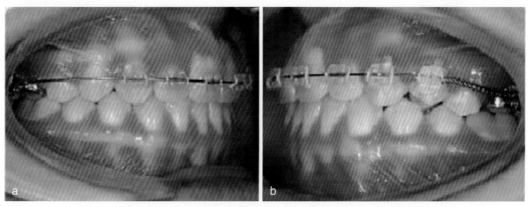

图 7.21 将镍钛螺旋弹簧放置在左侧，以改善左上第一前磨牙的位置

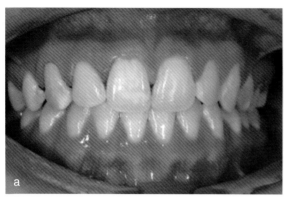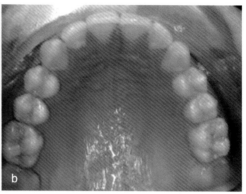

图 7.22 主动正畸治疗结束时的最终牙齿照片

第二阶段治疗结束时的正面照片显示：面部对称，比例协调，上颌牙齿正常暴露。微笑和舌位置完全正常（图 7.23）。

侧面照片证实了这一结果。患者能够轻轻地闭上嘴唇，这与一个漂亮的侧面和一个被动的唇形相一致（图 7.24）。对比治疗前和治疗后的牙齿正面照片证实，治疗目标完全实现。

纠正了牙齿中线，使覆盖和覆𬌗正常。

牙龈线和咬合平面平行，口腔卫生状况良好（图 7.25）。

几种环境因素可能与复杂的骨性错𬌗的发展有关，如前伸位舌姿势（Quiroga Souki）。

当对以下患者进行分析时，可以清楚地证明功能问题正常化的重要性，特别是呼吸的影响及其与鼻上颌复合体的关系。

病例 3

7 岁 3 个月，由于患者夜间打鼾声很大，不仅打扰了姐姐的睡眠，也打扰了父母的睡眠，被儿科医生送来就诊。

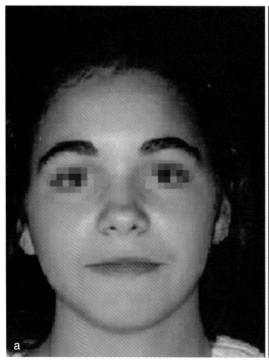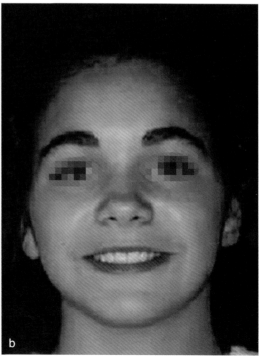

图 7.23 最终正面照片

患者为凸面型，很难实现嘴唇闭合，双下巴是所有口呼吸患者的典型特征，面下 1/3 偏大，眼睛下面有黑眼圈。

患者经常感冒发烧，并服用皮质类固醇和抗生素（图 7.26）。

重要的是要记住，异常的舌姿势除了与吮吸习惯和吐舌有关外，还与腺样体和扁桃体肿大有关。所有这些都会影响正常功能的发展，从而影响牙齿的咬合。

因此，对影响牙齿和面部美学的复杂错𬌗畸形进行早期治疗可能对一些患者产生重要的心理社会影响，因为在治疗前，同龄人认为他们没有吸引力（Kijak）。这些是决定两阶段治疗的最重要原因。

当不良习惯得到纠正时，开𬌗治疗后的稳定性可能会提高。

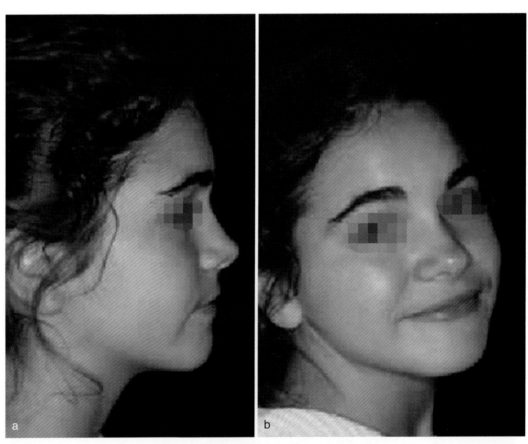

图 7.24　主动正畸治疗结束时的侧面照片

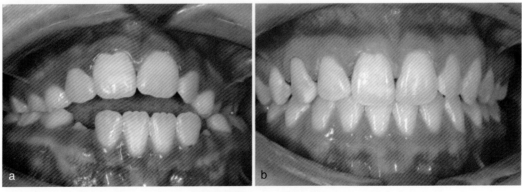

图 7.25　治疗前和治疗后的比较。中线被完全纠正，覆盖和覆𬌗正常

正面牙齿照片清楚地证实了舌在静止状态下的前部位置，切牙区域有 7mm 的开𬌗（图 7.27）。

侧面照显示右侧为Ⅱ类磨牙关系，左侧为Ⅰ类磨牙关系。右侧乳尖牙、第一乳磨牙和第二乳磨牙以及第一恒磨牙是反𬌗。

口腔卫生良好，未观察到龋齿（图 7.28）。

全口曲面体层片证实所有恒牙都处于不同的发育阶段，这与患者的年龄有关。侧位 X 线片证实

了开𬌗，可以清楚地看到呼吸道阻塞（图 7.29）。

在与专家协商后，决定了以下治疗方案。

1. 使口腔呼吸模式正常化。

2. 改善休息时舌的位置。

3. 使右侧尖牙和磨牙的位置正常化。

4. 实现正常的覆盖和覆𬌗。

5. 长期稳定性。

为了纠正上牙弓横向问题，建议使用固定式上颌快速扩弓器。上颌快速扩弓器在右侧和

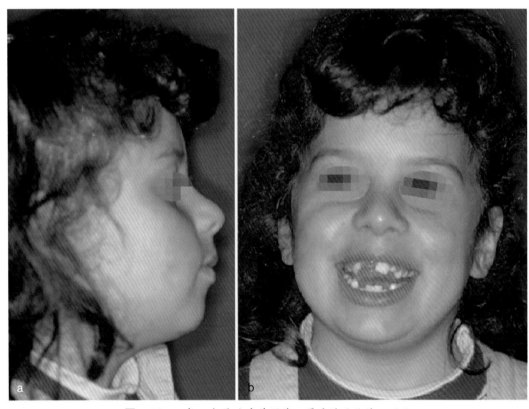

图 7.26　7 年 6 个月治疗前照片。严重的开𬌗伴双下巴

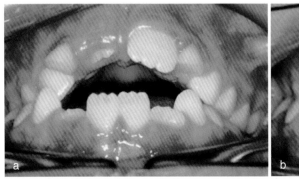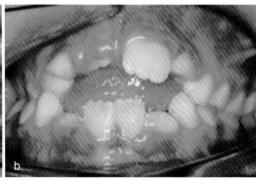

图 7.27　出现 7mm 开𬌗

227

左侧的第二乳磨牙上佩戴，以保护第一恒磨牙。

扩弓器的打开是每天两次，持续两周。

同时，患者在语言治疗师那里治疗，使舌的位置正常化，并通过这种方式帮助关闭前牙开𬌗（图7.30）。

两周后，扩弓完成。强烈建议将扩弓器保持在原位至少6个月，以更好地控制复发（图7.31）。

语言治疗师应继续工作，直至患者覆盖和覆𬌗恢复正常。

2个月后的随访证实了所取得的改善。切牙间间隙正常闭合，中切牙位置正常。

可以使用不同类型的上颌快速扩弓器（RME），但优先使用在腭组织上和磨牙的咬合面上不含丙烯酸板的RME。

扩弓器打开方案由正畸医生决定，但通常

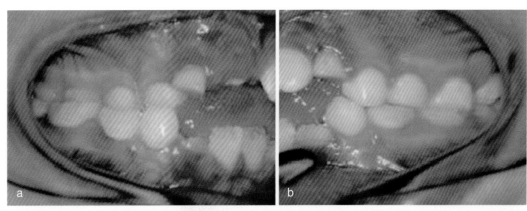

图7.28 治疗前侧视图。右侧反𬌗和相当大的前牙开𬌗

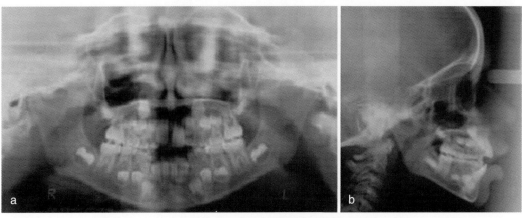

图7.29 全口曲面体层片和治疗前侧位片。明确确认前牙开𬌗

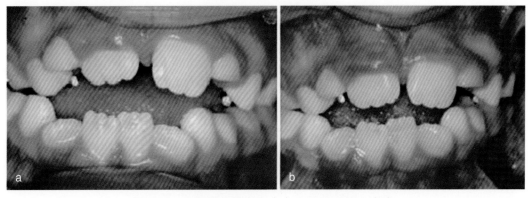

图7.30 上颌扩弓器就位（a）和扩弓2周后（b）

每天两次就足够了（图 7.32）。

患者离开医院 2 年未复诊，在没有 RME 的情况下返回医院。

前牙咬合是切对切的，一些开骀仍然存在。尖牙和前磨牙几乎萌出（图 7.33）。

侧面照片显示侧方有轻微的开骀。

舌仍然在切牙和尖牙的位置区域（图 7.34）。

在与父母和患者进行了长时间的交谈后，他们接受了使用固定矫治器的 II 期治疗，以改善患者的咬合，防止前牙开骀复发（图 7.35）。

新的全口曲面体层片和侧位片显示正常的尖牙和前磨牙萌出，没有出现牙根吸收。

根据 Ricketts 的说法，患者是长面型，有前突的前牙，前下面高和角度增加（图 7.36）。

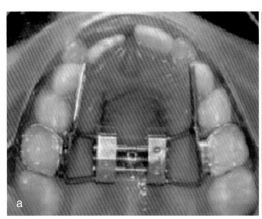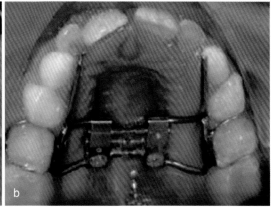

图 7.31　扩弓完成后上颌扩弓到位

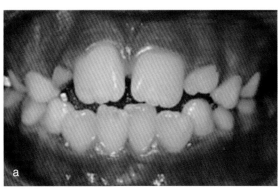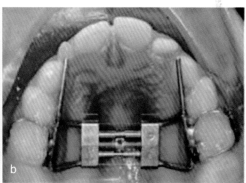

图 7.32　1 个月后的随访

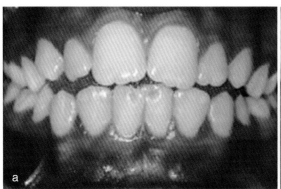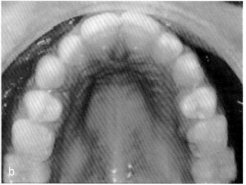

图 7.33　两年无随访的正面照片。舌头在前部位置仍然可见

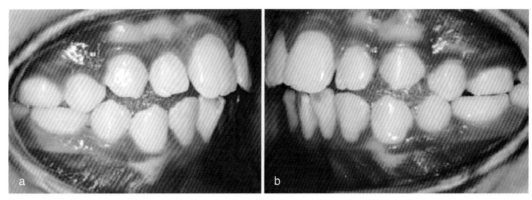

图 7.34　两年无随访

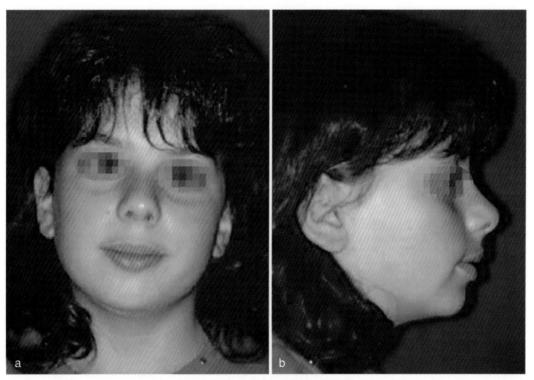

图 7.35　第二阶段治疗开始时的正面照和侧面照

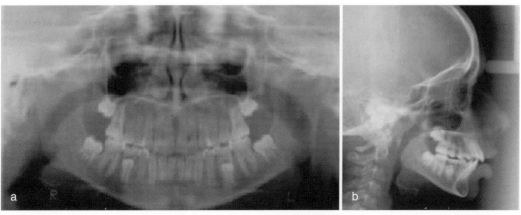

图 7.36　2 年后未进行正畸控制的 X 线片

0.022 英寸美观托槽粘接在上下牙齿上，用 0.016 英寸不锈钢排齐整平牙弓。

当时没有拔除前磨牙的计划。

上下中线几乎对齐（图 7.37）。

较低的第二乳磨牙上没有托槽。然而，在近中侧去釉，从而在左侧和右侧实现 I 类尖牙关系（图 7.38）。

上下牙弓都有很大的改善。下颌双侧第二乳磨牙仍在原位（图 7.39）。

随着切牙位置和倾斜度的改善，牙弓的变化是显著的。在生长期间，为了避免面下高度增加，垂直向控制非常重要。

这是拆除矫治器 2 年后的结果。中线对齐。覆盖和覆𬌗几乎是正常的，口腔卫生也相当好（图 7.40）。

前磨牙区域两侧的尖窝使尖磨牙 I 类关系得到了良好的维持。牙龈线和咬合平面是平行的（图 7.41）。

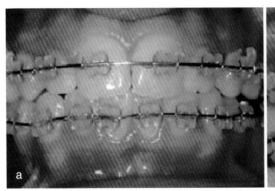
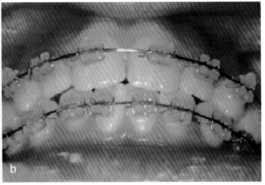

图 7.37　0.022 英寸直丝弓托槽与 0.016 英寸不锈钢丝粘接在上下颌牙齿上

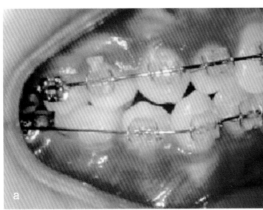
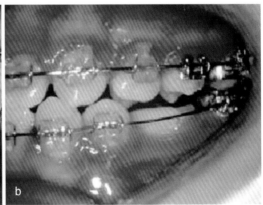

图 7.38　安装托槽后的侧面照

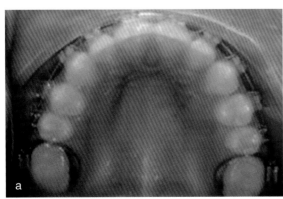
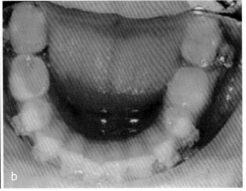

图 7.39　第二阶段治疗开始时的上下牙弓

上下牙列使用固定舌侧保持丝，以保持切牙的位置。除活动的矫治器外，建议长期保持，以控制舌的功能（图 7.42）。

正畸治疗后的最终照片显示，面部下三分之一有显著改善。患者可以松弛地闭上嘴唇。

没有露龈微笑。牙齿中线与面部中线重合（图 7.43）。

侧面照清楚地显示了肌肉的平衡。轮廓仍然笔直，鼻唇角正常（图 7.44）。

患者在 3 年后返回，对其保持丝进行了维护。

患者的笑容比以往任何时候都好，口腔肌肉也完全放松了。患者面部对称，比例均衡（图 7.45）。

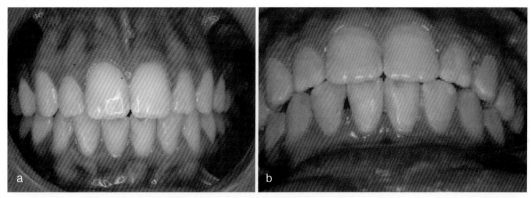

图 7.40　治疗后 2 年对照。中线重合

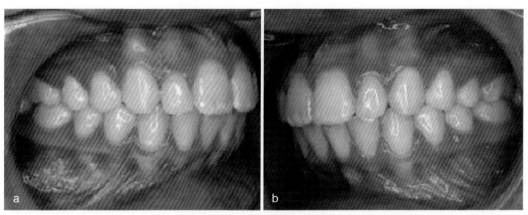

图 7.41　左右两侧尖磨牙Ⅰ类关系

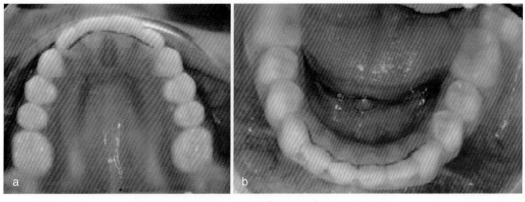

图 7.42　固定的上下颌保持丝粘接在上下颌牙弓上

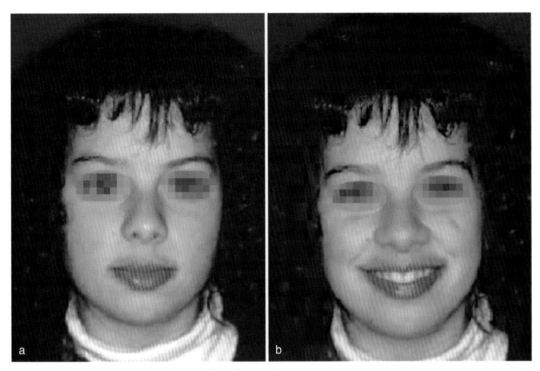

图 7.43　治疗结束时的最终正面照和正面微笑照

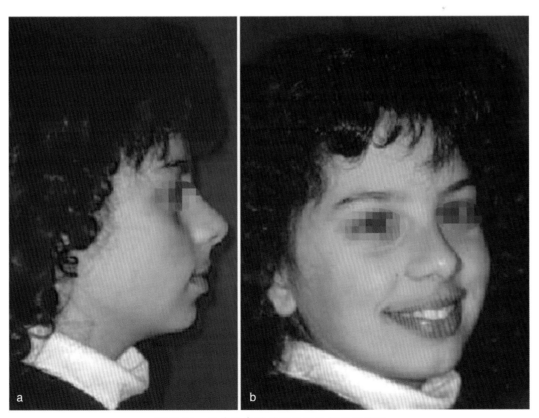

图 7.44　治疗结束时的侧面照和侧面微笑照

鼻唇角进一步变大，尽管上牙弓和下牙弓
都没有进行拔牙。她露出了灿烂的笑容。

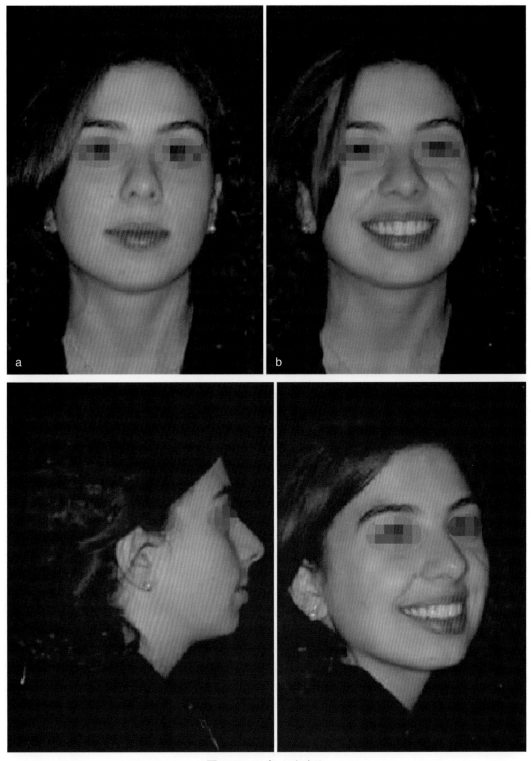

图 7.45　3 年后的随访

3 年后分析正面照片时，观察到前部区域有轻微复发。考虑到这一点，建议以更大的覆𬌗结束病例，以避免复发。

维持了Ⅰ类尖磨牙关系。为了保持或改善所取得的结果，6 个月的随访是非常必要的。

对治疗前后的牙齿观察发现，达到了治疗目标。牙龈线和咬合平面平行，卫生状况良好。

要获得有效的治疗结果，正确的诊断和治疗时机是非常重要的。

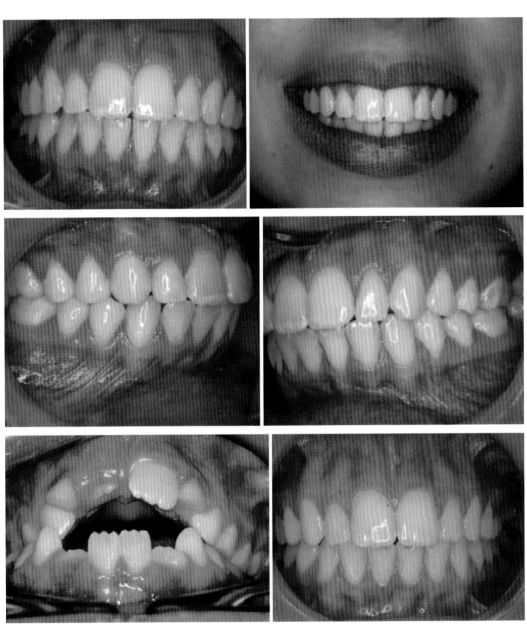

图 7.45（续）

　　治疗前后正面照的比较清楚地表明，由于纠正了不良习惯，软组织得到了改善。现在，患者可在自然状态下闭合上下唇。

　　舌体位置和功能的重要性毋庸置疑。

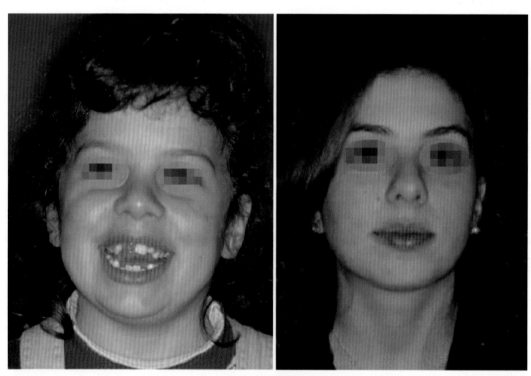

图 7.45（续）

从侧面看结果相似。患者有一个笔直的轮廓，以正常的方式闭上了嘴，减少了嘴唇突出和精神紧张。

即使没有进行前磨牙拔除，鼻唇角的突出程度也较低。

该患者的治疗过程表明：由于消除了吐舌和口呼吸，垂直骨骼和齿槽关系有了显著改善。早期治疗结合功能习惯的改善可以防止恒牙列牙槽骨不对称生长。

有相当多的证据支持早期正畸治疗对纠正不良习惯以及改善成长中儿童口腔功能有益，从而有助于患者获得更好的骨骼和咬合发育（Quiroga Souki）。

之前的临床病例清楚地表明，如果获得正确的诊断，并设计好正畸生物力学，严重前牙开𬌗的患者可以获得稳定的治疗结果。

开𬌗治疗后期保持的稳定性是正畸学中一个有争议的话题。复发是不可预测的。

病因可能是吐舌、舌体大小或姿势、呼吸问题、吮吸习惯、髁突吸收、生长方向等。

必须消除不良习惯，以防止开𬌗复发。

如何预防复发？更好的诊断和制定个性化的治疗和保持计划。

当然，为了防止开𬌗的复发，必须消除不良习惯。

理想情况下，必须在儿童 4~6 岁时开始治疗，因为大多数功能和颌面问题都是在这个年龄开始的，而且上前牙创伤的风险也会降低。

预防呼吸暂停比纠正打鼾更重要。请记住，儿童打鼾、学校注意力不集中和行为问题是儿童睡眠呼吸暂停发作的最典型迹象。

复发是不可预测的，因为病因可能是多因素的（髁突吸收、呼吸系统问题、持续吐舌、生长方向、习惯等）。

众所周知，开𬌗治疗后保持的稳定性对于牙齿矫正医生来说是一个有争议的问题。

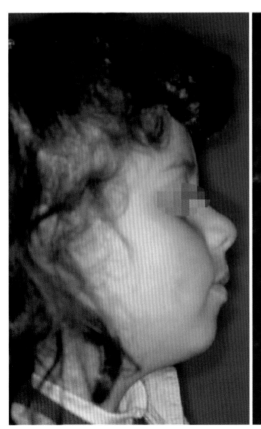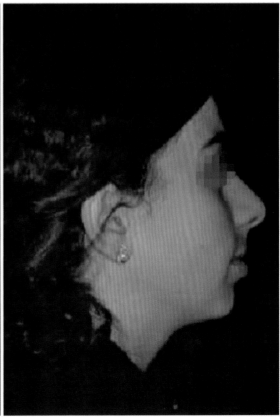

图 7.45（续）

小 结

理想情况下，开𬌗患者应尽早接受治疗。

不幸的是，没有特定的托槽或弓丝来使舌体位置正常化。

这三例患者接受了不同的矫治器治疗，因为开始的病因不同：第一例患者在 4 岁之前一直使用奶嘴并进行腺样体切除术，第二例患者在 9 岁之前一直有吐舌的习惯，第三例患者是两者的结合。

从临床角度来看，使用活动或固定矫治器进行早期治疗更有效，并缩短了恒牙列的治疗时间，复诊次数更少，稳定性更高。

众所周知，环境和神经肌肉的影响可能会改变牙齿的位置以及上颌骨和下颌骨生长的方向。

重要的是要确定是否存在口咽障碍物，这些障碍物会改变舌体的位置和下颌姿势。

与口呼吸相关的颌面变化及其相关类型的错𬌗（包括长脸综合征的存在）的关系已被公认（Linder-Aronson，Woodside）。

耳鼻喉科医生和语言治疗师在诊断和治疗过程中的作用是毋庸置疑的。

有强有力的证据表明，开𬌗矫正得越早，预后越好。

基于正确的个性化和详尽的诊断，早期矫形或正畸治疗的有效性和效率是不可否认的。

长期控制是实现目标的基础（Huang）。

考虑到以后可能出现的健康问题，前牙开𬌗的正常化是必不可少的。

此外，重要的是要考虑到这些患者容易患有轻度至中度阻塞性睡眠呼吸暂停低通气综合征（OSAS）。这个问题包括睡眠中的呼吸障碍，这些儿童可能会出现夜间打鼾、白天嗜睡和噩梦，并可能出现某种类型的颅颌面功能障碍。

不幸的是，没有一种特定的托槽或金属丝来治疗所有这些患者和帮助舌体位置的正常化。

父母和年轻患者必须意识到，越早开始纠正不良习惯，结果就会越好、越有效。

一个完整的多学科和跨学科的早期治疗计划是纠正前牙开𬌗及其相关功能紊乱的关键。

参考文献

请登录 www.wpcxa.com 下载中心查询或下载，或扫码阅读。

第 8 章

横向问题的纠正

Julia Harfn

对于上牙弓缩窄或伴有单侧或双侧反𬌗的患儿，最重要的矫治目标之一就是恢复上牙弓的正常形态。

该类错𬌗畸形的病因是多方面的，其中功能因素至关重要。环境因素不仅在治疗开始时是决定性因素，在治疗结束的保持阶段也极其重要。Ⅰ类、Ⅱ类或Ⅲ类错𬌗畸形的患者伴有或不伴有拥挤，均会受到环境因素的影响。

普遍认为横向问题应在乳牙列期或替牙早期解决。解决横向问题有利于尖牙及前磨牙的正常萌出。

患者接受治疗的年龄越小疗效越好且复发机会越小这一观点被广泛认同，而治疗的最佳时机为恒侧切牙萌出之前。

恢复正常的上颌宽度不仅能获得横向的空间，而且也能给舌体提供更大的空间，使其在正确的位置发挥作用从而确保患者到了成年阶段疗效得以维持。

治疗结束后不仅牙弓长度正常，并且使患者恢复了正常的鼻呼吸习惯（全天）并停止打鼾。

扩弓是增加或恢复横向空间的非损伤性方法之一。

根据激活速率分为快速扩弓和慢速扩弓，根据其扩展方向分为单侧或双侧扩弓。

牙槽扩弓产生牙齿的颊向扩展而不产生骨骼的变化，一般使用可摘式矫治器。这种装置能够使牙齿颊倾，但不能打开腭中缝（图 8.1）。

Emelson C. Angell 博士在 1860 年首次描述了这种治疗方法。他也被认为是上颌快速扩弓之父。1950 年，Korhauss 和 Andrew Hass 重新引入了这种矫治器，无论与何种其他类型矫治器组合，它的使用都是非常值得推荐的。

快速上颌扩弓器（RME）被认为是牙颌矫形装置，在腭中缝处产生骨再生。牙齿通常被

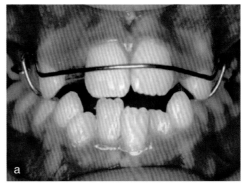
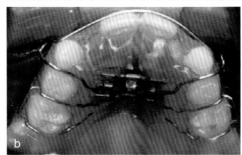

图 8.1 可摘式矫治器纠正轻度横向不调的案例

J. Harfn (✉)
Department of Orthodontics, Maimonides University,
Buenos Aires, Argentina
Health Sciences Maimonides University,
Buenos Aires, Argentina

用作支抗单位（Hass），但在过去的几年里，牙骨联合或单纯骨支抗的矫治器出现了非常有趣的结果（Wilmes）。

上颌快速扩弓的适应证包括单侧（双侧）后牙或前牙反𬌗、上颌牙弓狭窄并有口呼吸倾向、牙齿大小 – 牙弓长度不调等。

此外，关于RME（McNamara）引起气道变化的长期稳定性的信息有限。有研究表明，上颌骨收缩与儿童呼吸暂停的关系非常密切，这是一个重要发现。

为了维持治疗效果，建议所有年轻患者使用四眼簧矫治器进行保持，直至整个生长期结束。

当需要骨扩张时，必须使用固定装置进行，产生的结果是上颌骨两部分相向移动（图8.2）。快速腭扩弓器激活两周后，治疗前和治疗后的X线片显示，腭中缝明显扩张。

建议在腭中缝闭合前进行扩弓。虽然患者之间均存在个体差异，但女性快速生长期通常会在12~14岁结束，男性稍晚（14~17岁）。

上颌扩弓常用于增加上牙弓长度、矫正单侧或双侧反𬌗、改善前牙反𬌗，并在某些情况下增加气道通气量。

根据诊断和治疗方案，所有的矫治器都有类似的设计，第一磨牙上有带环，或在第一和第二乳磨牙上有金属冠。不同的学者描述了不同的设计（粘接或胶结），但它们都包括一个位于中央的螺旋器。

扩弓器通过矫形力来扩展腭中缝。根据个体化治疗目标，每天加力1~2次或3次（1/4圈）。在初期没有疼痛或仅有轻微不适。患者和家长需接受矫治器维护方面的指导，严格的口腔卫生维护是必要的。在最初的3~4d内，患者很少出现说话困难或咀嚼困难的情况。

医生应给患者一份书面注意事项说明，在患者佩戴矫治器的过程中给予适当的关怀。整个治疗过程中，父母的帮助和配合至关重要。

一般情况下，骨缝将在6~10d被打开。

当腭中缝被打开后中切牙间就会出现间隙，但由于嵴上纤维的作用，2~3周后间隙又会自发闭合。在快扩期间，患者需要每周复诊一次，在监测下进行治疗。

在混合牙列早期，前牙区缺乏间隙也是快速扩弓的适应证（Rosa，2012）。这个过程不需要患者的配合，可以增加上牙弓的周长。

通常，中面型、短面型及长面型的患者不一定需要打开咬合。在相对较短的时间内这些结果都是可预测的。

快速扩弓包括不同的类型（图8.3）。

以下患者的矫治方式可以作为使用这种方案很好的案例。

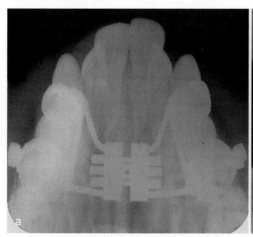
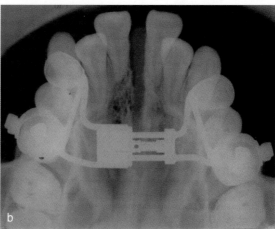

图8.2 治疗前及运用上颌固定扩弓器治疗两周后的咬合片

病例1

一个8岁的患者由于上颌侧切牙萌出空间不足，家庭医生建议其正畸治疗。患者母亲对中切牙间隙表示担忧。治疗前患者上颌牙弓狭窄（图8.4）。

为增加上颌牙弓的横向宽度，防止第一磨牙的脱矿及龋坏，在上颌第二乳磨牙上粘接带环及上颌快速扩弓器。将金属丝向远中分别延伸至双侧第一磨牙，向近中延伸至乳尖牙（图8.5a）。螺旋扩弓器每天加力两次（一次在早晨，一次晚饭后）。扩弓在两周内结束，可以看到切牙的间隙增宽了（图8.5b）。

3周之后间隙如期关闭，同时上颌侧切牙开始萌出。此时螺旋扩弓器用复合树脂固定。在这些案例中，强烈建议用扩弓器作为固定保持装置，至少放置6个月（图8.6）。

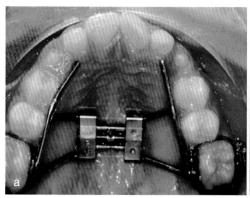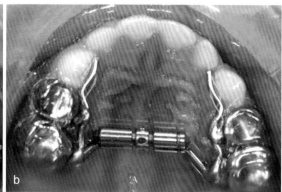

图8.3 不同类型的上颌快速扩弓装置（RME）可以应用相同的激活方式

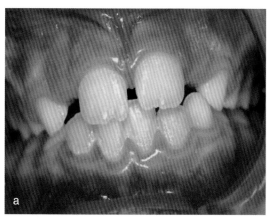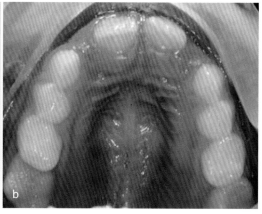

图8.4 治疗前口内照片，上颌侧切牙间隙明显不足

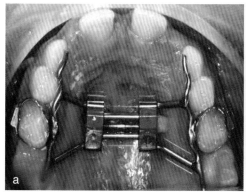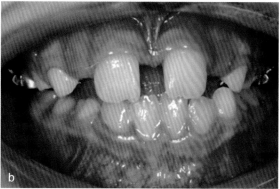

图8.5 扩弓器激活14d后的结果。可以清楚地看到中切牙间隙明显增宽

该患者由于个人原因没有进行其他正畸治疗。3年后复诊，患者上颌侧切牙萌出且中切牙间隙已经关闭。口内照显示其右侧前磨牙萌出，上颌牙弓宽度得以维持（图8.7）。

这一典型病例反映了在混合牙列早期恢复正常牙弓正常维度的重要性。

在拔除前磨牙的病例中快速扩弓是很有必要的，在快速扩弓停止前推迟拔牙非常重要。

一般情况下建议将扩弓器保留6个月以便控制各种类型的复发，并允许腭中缝与周围组织进行改建。在这个过程中重要的是允许面部肌肉适应新的上颌牙弓横向宽度，否则容易复发。肌肉在维持横向宽度方面发挥着重要的作用。

通常而言当快速扩弓装置放置在乳磨牙上时，由于混合牙列早期上牙弓周长的增加，切牙的位置也会有所纠正。

当快速扩弓装置用金属丝焊接到乳磨牙的腭侧时，也有确切的效果。通常第一恒磨牙间的宽度也能实现扩展（Mutinelli，2008）（图8.8）。

这种矫治器的疗效是正畸医生所公认的。ADKINS和他的同事对牙弓扩展和牙弓长度之间的关系进行了深入研究。他们得出的结论是当腭部的宽度增加1mm时，牙弓周长平均增加0.7mm，但这个比例可能会因年龄和患者的面型而有所不同。

病例2

一名8岁的儿童，她的母亲是儿童呼吸科医生，她的妈妈对孩子尖圆形的上颌牙弓形态表示担忧（图8.9a）。这个孩子在6岁之前有口呼吸习惯，通过语言治疗师1年的治疗纠正了该不良习惯。为了恢复上颌牙弓形态并为上切牙留出足够空间，在第一磨牙安装带环及快速扩弓装置，金属臂延伸至上颌乳尖牙。螺旋扩弓器1天加力两次。扩弓1周后可见中切牙间隙（图8.9b）。

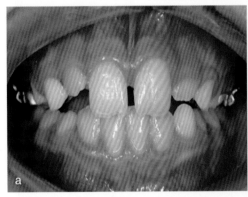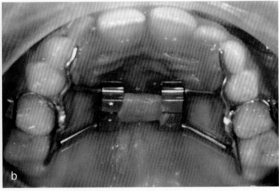

图8.6 3周后中切牙间隙基本闭合。螺杆采用复合树脂固定

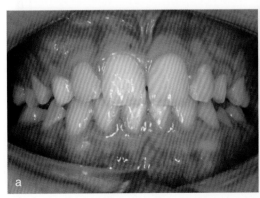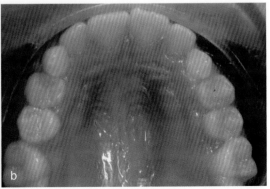

图8.7 结束3年后未行任何正畸治疗。所有治疗目标均已实现

8 个月后在扭转的上切牙和乳尖牙上粘接金属托槽（0.022 英寸），用 0.016 英寸的不锈钢丝排齐上前牙，为期 6 个月（图 8.10a）。7 个月后取得了良好的效果。在没有额外矫治器的情况下尖牙和前磨牙在正常的位置萌出。保持牙弓宽度的同时戴用可摘式保持器（图 8.10b）。

治疗前后微笑对比图清楚地显示出患者

的变化。这是获得良好微笑的最佳方案之一（图 8.11）。

侧面微笑像显示了其上唇厚度的变化。面型的维持非常重要，因此确定个性化的治疗方案非常重要。建议随访 6 个月待患者第二磨牙完全萌出（图 8.12）。

Silva 和她的同事发现快速扩弓后，上颌向下、向后移位。与此同时 Hass 的研究结果也表

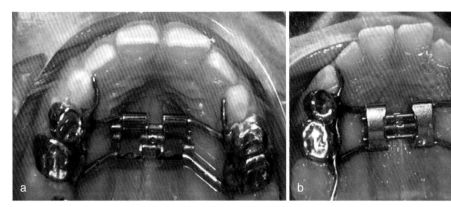

图 8.8　RME 粘接在乳磨牙上的例子。建议在乳磨牙上使用牙冠，以获得更好的保持效果

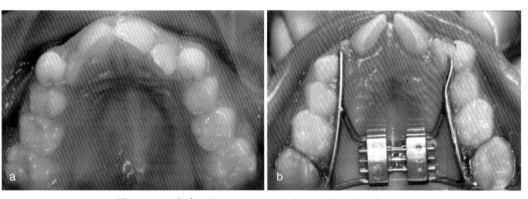

图 8.9　治疗前咬合面照及 RME 激活 1 周后的咬合面照

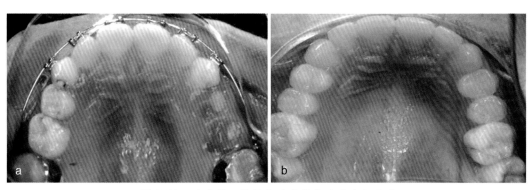

图 8.10　治疗第二阶段和治疗结束时的咬合面照

明，快速扩弓后咬合会轻微打开，A点会少量前移。这些研究很难进行对照。

保持的方案可以根据不同的情况变化，可使用可摘式腭托（如 Hawley 或 Schwartz 保持器）或功能矫治器（如功能训练装置）。没有一个明确的保持时间，但建议患者至少保持 12 个月以使其软硬组织有足够时间进行改建。

病例 3

病例 3 是关于横向问题矫正的一个有趣的病例。患者 7 岁 6 个月第一次就诊。他是家里四个孩子中最小的一个，其他三个孩子均为Ⅲ类尖、磨牙关系。没有用药史。

患者上切牙缺失，前牙区与腭侧直接相连，存在一些发音困难问题（图 8.13）。

口内照可见乳牙和磨牙区有轻微的压迫。右侧乳尖牙反𬌗（图 8.14）。

全口曲面体层片显示无缺牙及多生牙（图 8.15a），侧位片显示患者面中部发育正常。闭唇正常，鼻唇角正常（图 8.15b）。

治疗目标

1. 横向宽度正常。
2. 覆𬌗、覆盖正常。

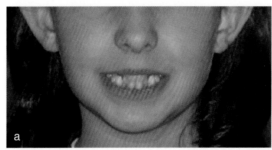
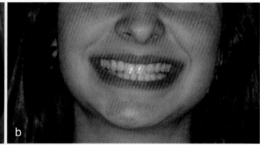

图 8.11 比较治疗前后的正面微笑像，获得了明显的改善

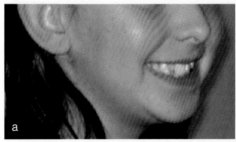
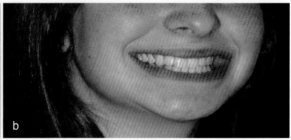

图 8.12 上唇厚度的改善与笑容的增加是非常令人满意的

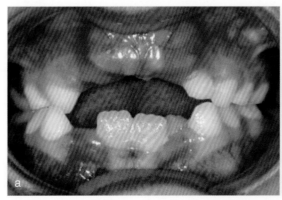
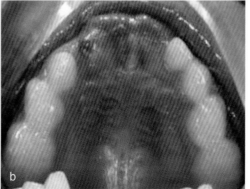

图 8.13 一个 7 岁 6 个月大的患者的治疗前正面照和咬合面的照片

3. 保持 I 类尖牙、磨牙关系。

4. 长期保持。

为了完成治疗目标，建议采用双期矫治。在一期阶段，Haas 扩弓器被放置在第二恒磨牙上，金属丝延伸至乳尖牙。建议每天加力两次，每周复诊一次。该方案已被证明在这个年龄是有效的（图 8.16）。在这一阶段，没有在下牙弓上粘接托槽来解除前段拥挤。

快扩装置的一个缺点是：在一些临床病例中，当磨牙颊倾时，前牙开𬌗可能会增大（图 8.17a）。为了监测舌体的位置，可以使用可摘的功能训练器（Trainers）改变舌体的位置

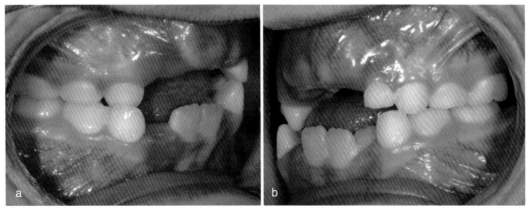

图 8.14　治疗开始时的侧视图，右侧存在反𬌗

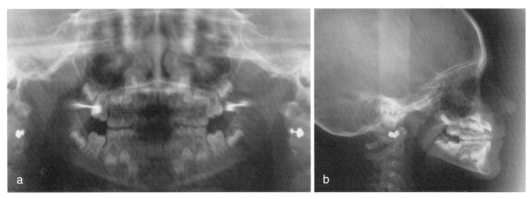

图 8.15　治疗开始前的全口曲面体层片和侧位片

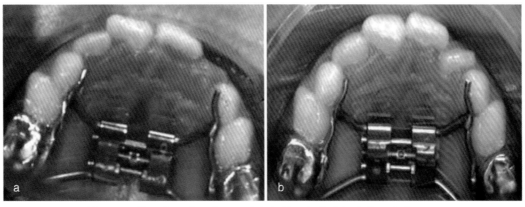

图 8.16　第一阶段的治疗。通过上颌第二乳磨牙上的带环放置 RME

和训练鼻呼吸。建议在白天和夜间使用3~4h（8.17b）。

3个月后的随访结果显示上切牙位置有改善，而快扩装置仍作为保持器继续佩戴。没有观察到磨牙倾斜（图8.18）、患者必须继续使用功能训练器来控制舌体的位置。

1年后，患者准备好接受第二阶段的治疗，纠正开𬌗。在上下牙弓粘接陶瓷托槽（0.022英寸），放置0.016英寸的不锈钢丝排齐。为了恢复上尖牙的空间，在右侧和左侧放置推簧，同时增加左侧推簧长度来纠正中线（图8.19）。

由于右侧较左侧有足够的空间来让尖牙萌出，所以在左侧增加推簧长度是必要的。为了矫正前牙拥挤，在下牙弓上粘接托槽，在第二乳牙上粘接带环，放置0.014英寸镍钛丝（图8.20）。

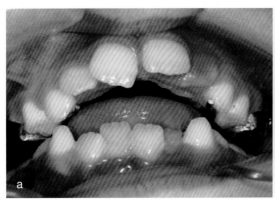
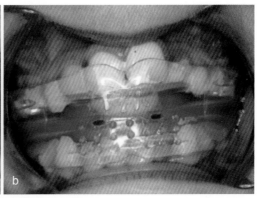

图8.17 非常建议使用可摘式功能矫治器使鼻呼吸和舌位正常化

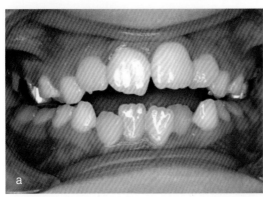
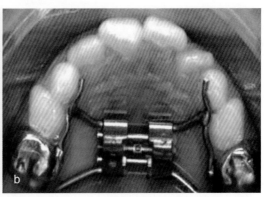

图8.18 3个月后的随访，RME作为一个保持装置，与功能训练器一起联合使用使得舌头的位置正常化

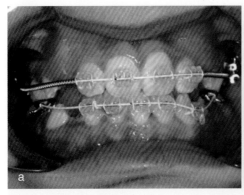
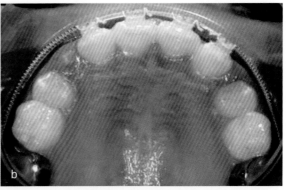

图8.19 在第二期治疗开始时，粘接上下颌0.022英寸陶瓷托槽。在左侧放置一个激活的推簧以获得左侧尖牙的萌出空间

3个月后的随访结果显示改善明显。覆盖和覆𬌗几乎都是正常的，口腔卫生状况良好（图8.21）。

虽然患者11岁了，但上尖牙先于第二前磨牙萌出。为了增加前牙转矩，上颌的推簧从0.016英寸×0.022英寸不锈钢丝开始保留，

保持直到所有前磨牙萌出为止。下颌左侧放置0.018NiTi弓丝及推簧，为左侧尖牙和第一前磨牙萌出留出空间（图8.22）。

通过对上、下牙弓进行评估发现所有的第一前磨牙均萌出且未见拥挤。第二乳磨牙上仍保留带环（图8.23）。

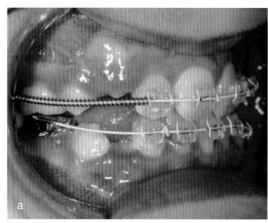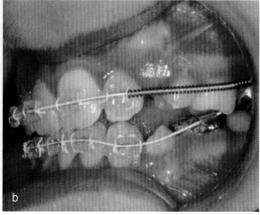

图8.20 左侧推簧长度增加

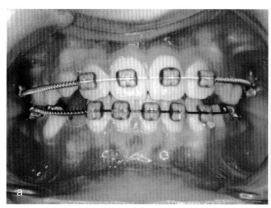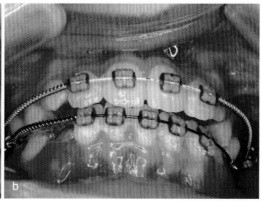

图8.21 3个月后随访。下前牙的拥挤基本得到纠正

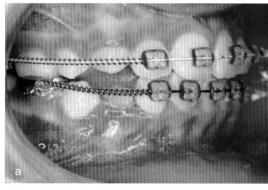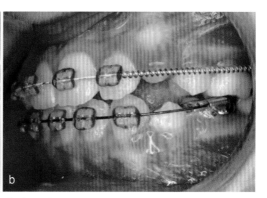

图8.22 该治疗阶段的侧面视图。左右上颌尖牙在第二前磨牙之前就开始进入它们的萌出路径

矫治结束后的正面照显示，治疗目标均实现：中线基本对正，牙龈线平行于殆平面，覆盖和覆殆均在正常值范围内（图8.24）。

侧位咬合照片证实了第二阶段治疗的所有治疗目标都实现了。I类尖牙、磨牙关系实现，殆平面和龈缘平行（图8.25）。

矫治结束时，上、下颌进行固定保持，至少保持至第三磨牙萌出（图8.26）。

X线片显示牙根平行。上、下第二、三磨牙也在正常萌出（图8.27）。

对比正畸治疗前、后照片，双期正畸治疗均有明显改善（图8.28）。

从咬合角度观察到相似的结果。从右侧到左侧尖牙粘接固定保持丝以保持上前牙的位置（图8.29）。

主动治疗结束后30个月的随访结果显示，前牙区覆殆、覆盖有轻微复发。建议与语音治疗师协商，改善舌体的位置和某些吞咽习惯，

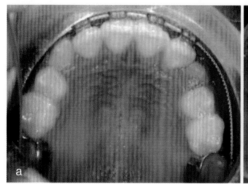
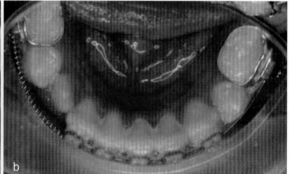

图8.23 上下颌的殆面像。上下颌第二乳磨牙仍存在

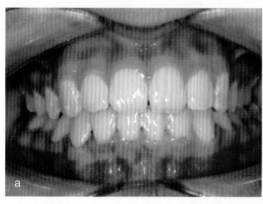
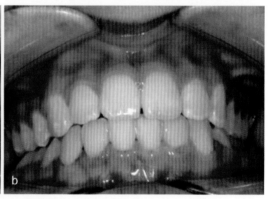

图8.24 在正畸主动治疗结束时拍摄正面照。中线及覆殆、覆盖都基本在正常范围内

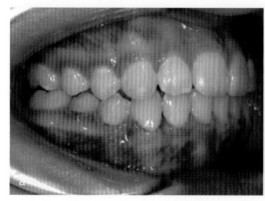
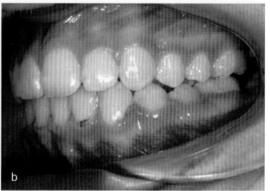

图8.25 第二阶段治疗结束时

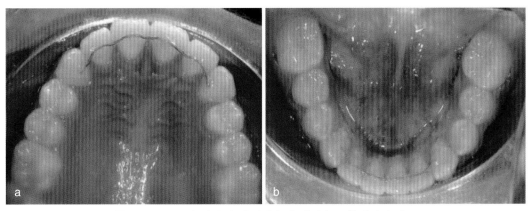

图 8.26　上下颌左侧尖牙到右侧尖牙舌侧保持丝的𬌗面照

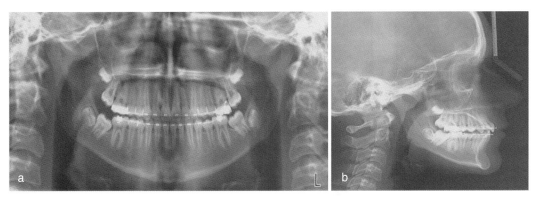

图 8.27　治疗结束时的全口曲面体层片和侧位片

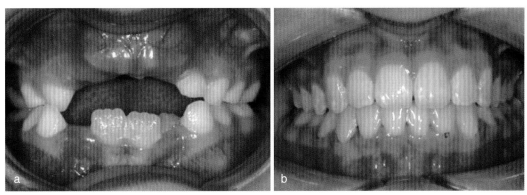

图 8.28　对比治疗前后的正面照片。改善是非常明显的。覆𬌗、覆盖是正常的。咬合线与牙龈线平行

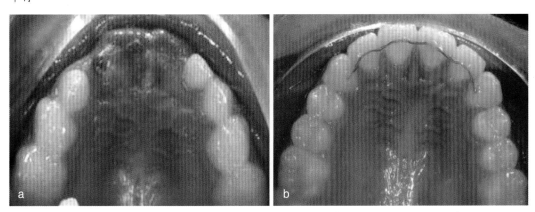

图 8.29　上牙弓有明显的变化。最后一张照片显示在尖牙间粘接的舌侧保持丝

以保持垂直向的矫治结果（图8.30）。

观察左右两侧咬合照，可见Ⅰ类尖牙、磨牙关系保持较好，但前牙区有轻微改变（图8.31）。

放置舌侧保持丝固定保持，维持上、下牙弓形态（图8.32），以非常保守和高效的方案完成治疗目标。

综上所述，矫正上颌骨横向宽度的最佳时间是在混合牙列早期或晚期。这一过程矫治结果更好、更稳定。

8.1 小结

缓慢或快速的上颌扩弓是一种在任何年龄或骨面型下获得空间的无创方法。

在乳牙列期或替牙列早期，乳磨牙上粘接

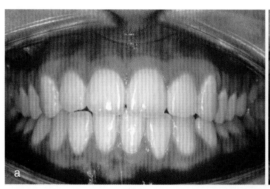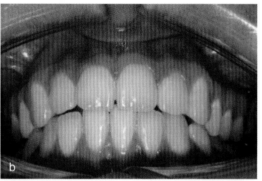

图8.30 在30个月的随访中，前牙区有轻微的复发。患者继续去寻求语言治疗师的帮助来控制舌头前部的位置

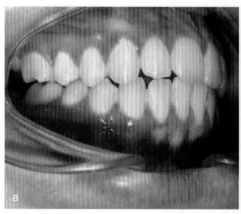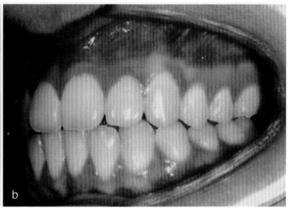

图8.31 侧面照明确了前牙段的轻微复发

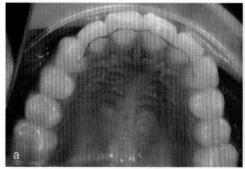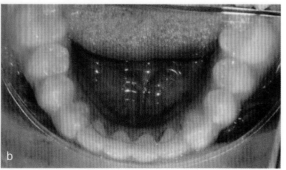

图8.32 舌侧保持丝放置30个月后的𬌗面照

扩弓装置进行扩弓不会引起牙根吸收或牙周骨组织副作用（Garib，2014），此外还可以保护第一恒磨牙。使用 RME 矫治器可打开腭中缝和扩大牙弓。RME 矫治器比可摘式矫治器有更多的骨效应以及更少的牙齿倾斜效应。

理想情况下，上颌扩弓必须在腭中缝骨化之前使用，才能得到长期稳定的结果。当然，因年龄、面型和病因的不同，上颌扩弓的效果也会有所不同。

加力方式必须由正畸医生决定，但在早期或晚期混合牙列中，最常用的方式是一天加力 2 次。

由于横向、前后向、垂直向差异之间存在较大的相关性，因此早期纠正横向差异非常重要。大量的研究表明上颌牙弓缩窄导致了上颌弓宽度不足、前牙段拥挤及尖牙萌出空间不足（Bahreman，2013）。

上颌快速扩弓有助于矫正后牙反𬌗，增加牙弓长度，促进 Ⅱ 类和 Ⅲ 类关系矫正，增加尖牙萌出的空间，改善鼻呼吸，使微笑更美（McNamara，2001，2002，2015）。

可以使用不同类型的快扩装置，但为了避免发生龋齿或牙釉质脱钙，最好使用那些没有基托的装置，粘接面不仅可以设计在牙的腭侧，也可设计在磨牙的咬合面。

该方案为颅面骨骼的正常生长创造了最佳条件，并有助于建立一个正常的口颌系统。

总而言之，无论是男性还是女性患者，都没有观察到快速扩弓有明显的副作用。

参考文献

请登录 www.wpcxa.com 下载中心查询或下载，或扫码阅读。

第 9 章

面部发育不对称的治疗

Julia Harfin

面部对称是正畸治疗的一个重要目标。微笑不仅与牙齿有关，还涉及周围的软组织。这在诊断过程和治疗计划过程中非常重要，因为患者是从正面看自己的，而且他们非常重视自己中线一致的问题。

治疗策略包括生长改建和咬合诱导。需要在患者乳牙列期或混合牙列期进行干预以尽量减小牙槽骨发育与颌骨发育之间差异对正常生长的影响。

面部对称意味着面部所有结构都对称，可以用一条正中线来确定是否对称。

全面诊断是矫治成功的基础。详细了解用药史、牙科治疗史，以及进行影像学和功能检查在确定病因时是非常重要的。

数字全景射线照片在确定左右结构之间的骨骼和牙齿差异方面非常有用。正中矢面参考平面也有助于确定差异的程度和部位。

人面部左右两侧肯定是有差异的，但是，没有一个临界值去界定它，目前仅凭医生和患者对左右对称的主观感受来判定（Bishara）。

不对称可被分为牙性、骨性、功能性、混合性。软组织发挥着重要作用，它可使不对称的问题表现得更为明显或得到一定程度的掩饰

J. Harfn (✉)
Department of Orthodontics, Maimonides University,
Buenos Aires, Argentina
Health Sciences Maimonides University,
Buenos Aires, Argentina

（图9.1）。需要注意的是肌肉功能异常可带来牙齿和颌骨异常，患者年龄越小，越易于纠正。

不对称的病因是多方面的，包括颅面综合征如腭裂、面裂、颅缝早闭、关节强直等（图9.2）。

下面这位患者由于左侧关节纤维强直导致左侧面部变短，表现为张口受限，正常开口度是40mm，但该患者张口度只有29mm。单侧髁突关节强直导致同侧下颌生长发育受限进而导致颜面不对称（图9.3）。

骨性不对称与牙性不对称有明显差异，骨性不对称可发生在上颌、下颌或者双颌且伴有肌肉功能失衡。

牙性不对称可能是由龋病、乳磨牙缺失或发育不全、前牙近远中大小不一致、磨牙反𬌗造成的。

这两种不对称都可以造成牙性或者骨性反𬌗，后牙反𬌗在乳牙列和混合牙列早期是最为常见的错𬌗类型之一，在病例报道中占8%~22%（Kutin，Egermark）。最常见的因素是正中咬合时的早接触导致平面偏斜。

有学者观察到正中咬合时单侧后牙反𬌗与体位姿势之间密切关系（Zurita，rnandez）。由于功能性紊乱造成的单侧后牙反𬌗是混合牙列中最常见的错𬌗畸形之一，因此强烈建议尽早纠正这种情况，以避免不对称的肌肉活动，

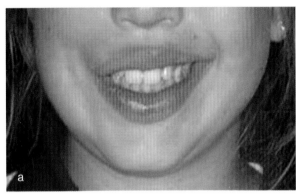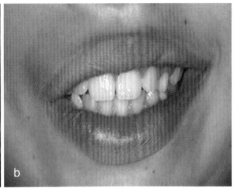

图 9.1　因车祸和左侧下颌支骨折后暂时性面瘫而出现不对称微笑的患者

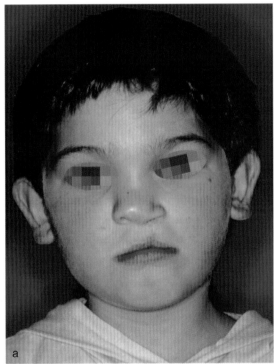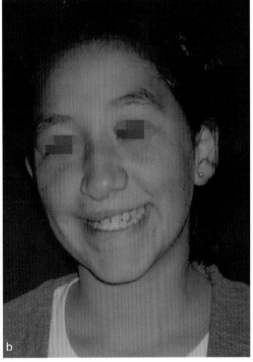

图 9.2　唇裂（a）和腭裂（b）患者。面部中部和下部三分之一的不对称性很明显

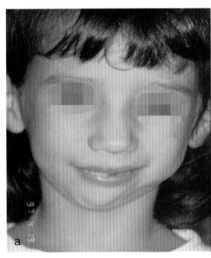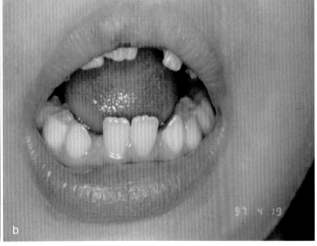

图 9.3　关节强直引起的面部不对称

从而导致下颌生长异常。

诊断是确定正确治疗方案的最重要阶段。一般来说，一些早期混合牙列的患者在正中𬌗位时，除了单侧反𬌗外，还有中线偏移。然而，当患者处于正中关系时，咬合完全改变：中线一致，双侧反𬌗（图9.4）。

上牙弓狭窄或者上、下颌牙齿错位可造成异常的牙齿接触，继而导致上述上下颌的功能性偏斜，正中咬合时中线偏斜。

矫治技术的选择应该与诊断和矫治计划一致，一些患者需要不对称力的正畸治疗，另一些患者则需要手术治疗。

对于这种情况必须尽快开始治疗。否则，这种单侧后牙反𬌗可能会改变牙齿、肌肉或骨骼发育。一些患者倾向于偏侧咀嚼，并且可能会发展出更严重的不对称性，这在青春期或成

年期很难纠正。

病例1

5岁患者，左侧有明显的单侧反𬌗，同时伴有中切牙和侧切牙的深覆𬌗。在咬合时，下颌牙齿中线向左偏移（图9.5）。

在使用功能矫治器治疗2年零6个月后，中切牙和侧切牙完全矫正。中线几乎正常（图9.6）。很明显，下颌功能对正常上颌骨和下颌生长发育至关重要。

从治疗前和治疗后侧面照的对比清楚地可以看出，医生实现了所有治疗目标（图9.7）。

病例2

8岁6个月大的患者由其家庭医生送来就医以解决右侧后牙反𬌗的问题，未发现关节症状（图9.8）。

后牙反𬌗发生时期往往很早且不能自行修

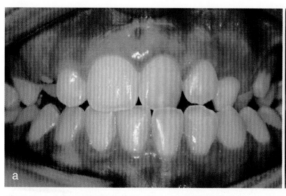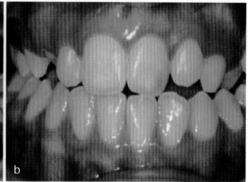

图9.4 功能性偏𬌗患者。正中𬌗位和正中关系位是完全不同的。中线是中心关系的一致

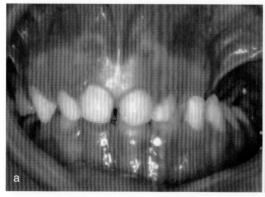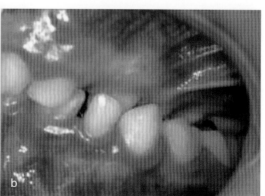

图9.5 左侧相当大的侧向反锁𬌗

正，常见的病因包括乳牙滞留、乳牙早失、牙弓发育缺陷等。

要诊断明确反𬌗的真正病因，一个单侧反𬌗伴中线不齐的患者就诊时，医生要判断他的正中关系是骨性偏斜还是功能性偏斜。

每个患者的治疗计划都是不同的。

侧面口内照显示：患者右侧第一乳磨牙、第二乳磨牙、第一磨牙呈反𬌗关系；左侧正常，口腔卫生良好（图9.9）。

当患者处于正中关系位时咬合关系发生了变化，表现为前牙及双侧后牙区开𬌗，唯一的接触点是左侧的上下颌尖牙（图9.10）。

治疗计划是调磨上、下颌尖牙直到正中咬合位与正中关系位一致。

通常来说，单侧后牙反𬌗是由于患者从正中关系位到牙尖交错位的过程中不对称运动导致，通常下颌位置偏斜但下颌体本身是对称的。如果不能得到及时正确的治疗，最终有可能发

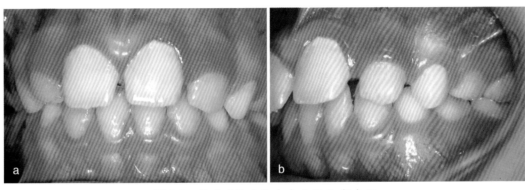

图9.6 治疗后的正面（a）和侧面（b）照

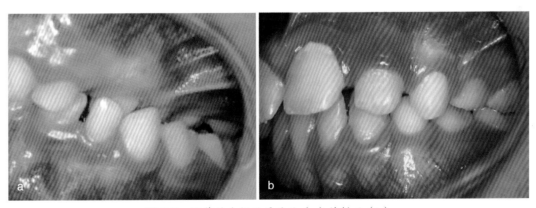

图9.7 显著的左侧后牙反𬌗（a）被纠正（b）

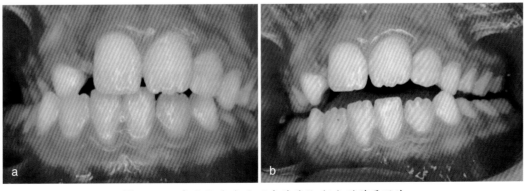

图9.8 正中𬌗位（a）和正中关系位（b）的前牙照片

展为骨性偏斜（图9.11）。

患者中线会明显偏向反𬌗侧，一侧磨牙关系呈安氏Ⅲ类，一侧呈安氏Ⅱ类；当处于正中关系位时，中线趋于一致。

下颌骨的神经肌肉引导是由中枢神经系统控制的，了解这一点有助于预防髁突位置异常和不对称生长。

后牙反𬌗的患儿已被证明有咬合力减弱和双侧肌肉运动不对称的现象，反侧的颞前肌运动更为活跃而咬肌运动减弱；另外，反𬌗与颞下颌关节之间的联系非常紧密（da Silva Andrade）。

这位患者来复诊时已经14岁，在没有采用任何正畸治疗的情况下，中线齐，双侧咬合关系基本正常，但覆𬌗、覆盖较浅；患者拒绝了继续做二期矫治的建议（图9.12）。

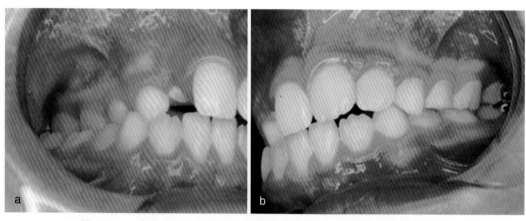

图9.9 初诊时的后牙咬合。右侧可见后牙反𬌗，而左侧可见正常咬合

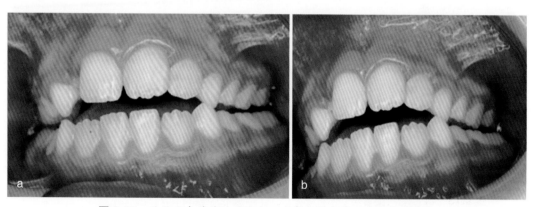

图9.10 处于正中关系位的咬合。只有左侧尖牙一个咬合接触点

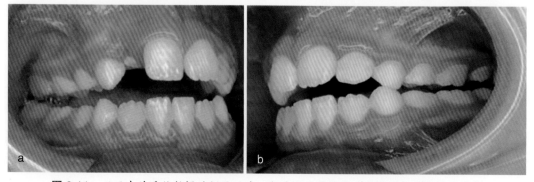

图9.11 以正中关系位拍摄的侧面照片。尖牙区的早接触造成了明显的开放性咬合

患者口内侧面照显示：双侧磨牙关系基本呈安氏Ⅰ类咬合关系（图9.13）。通过对比治疗前的口内照，可以发现这种简单保守的方法基本达到了矫治目标（图9.14）。

临床诊断是辨别牙性、牙槽源性、骨性偏斜导致的不对称的最重要工具（Burstone），此外，全面分析患者面型和骨骼发育是完成治疗计划必不可少的一部分。

因为患者很难自我调整，所以进行早期矫治十分重要，乳牙列反𬌗可进一步发展成恒牙列反𬌗，进一步对口腔颌面系统的生长发育有长期影响。反𬌗侧的髁突位置在关节窝相对更加向外向后，这对下颌的生长发育有长期的不良影响。

病例3

一个11岁8个月大的男孩因面下2/3不对称被送至正畸科就医。患者牙齿基本都已萌出，下颌支左侧明显长于右侧，颏部右偏。首

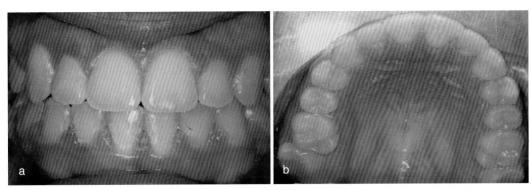

图9.12　5年后未进行任何正畸治疗。上下颌中线趋近一致伴随着覆𬌗、覆盖的较小

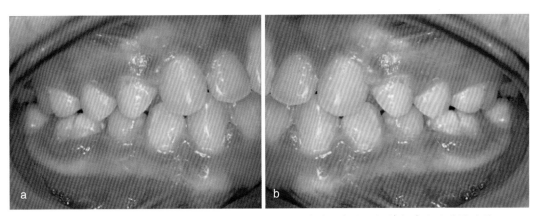

图9.13　14岁时的侧方口内咬合照，尖磨牙Ⅰ类关系。未使用托槽或其他活动矫治器

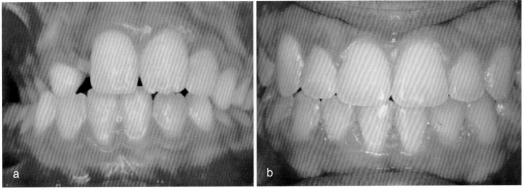

图9.14　未进行任何主动正畸治疗与仅行简单治疗后的正面照片。a.治疗前。b.治疗后

选方案是等患者到20~22岁时采用正畸正颌联合治疗。

找出病因来确定这个年龄段更为实际的治疗方法（图9.15）。临床检查需要和影像检查相结合才能得到更为可信的诊断，需要通过正中关系位的影像片来确定下颌真实的位置，同时，牙性因素和骨性因素在患者后牙反𬌗问题上分别所占的比重也是需要知道的。

通过对正中咬合正面照片的分析，可以观察到明显的中线不齐（图9.16a），但当患者处于正中关系位时，咬合关系发生了完全的变化，中线一致时，出现了前后牙双侧开𬌗（图9.16b）。

正中咬合的侧面照显示：右侧尖牙为Ⅱ类咬合关系，磨牙关系为Ⅰ类咬合关系；左侧尖牙为Ⅲ类咬合关系，磨牙为Ⅰ类咬合关系（图9.17）。

但是在正中关系位时，咬合关系变成了开𬌗，因此治疗计划也应该发生变化，在

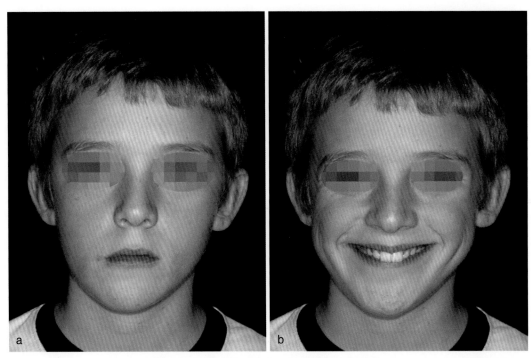

图9.15 矫治前正面照，颏部明显向右偏斜

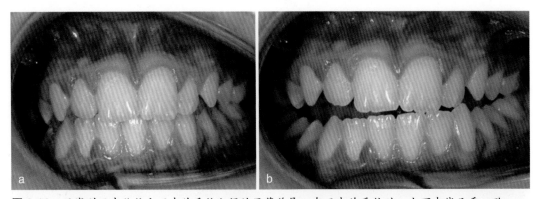

图9.16 观察到正中𬌗位和正中关系位之间的显著差异。在正中关系位时，上下中线几乎一致

粘接托槽之前应该确定后牙的近远中倾斜度（Burstone），良好的前后牙轴倾度需要在治疗的第一阶段完成（图9.18）。

影像学检查对于证实临床诊断十分有用，常用曲面断层片来观察双侧髁突形态、下颌升支和下颌体的差异（图9.19）。单侧后牙反𬌗的患者通常髁突形态也不对称，除此之外，后牙反𬌗侧髁突、下颌升支均小于对侧（Kilic et al）。

该患者的正侧位片显示下颌明显偏向右侧（图9.20），正中关系位时的 X 线片更加印证了这一点。患者的神经肌肉对新的下颌位置的作用可导致下颌不对称的生长、面部发育失调

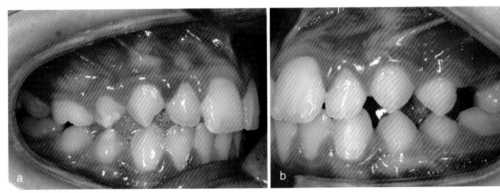

图 9.17　正中𬌗位时，右侧尖牙为 Ⅱ 类关系，左侧尖牙为 Ⅲ 类关系

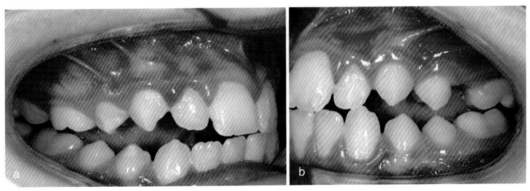

图 9.18　正中关系位时，左右侧后牙区开𬌗

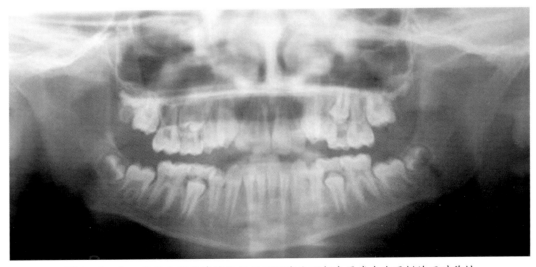

图 9.19　全口曲面体层片清楚地显示了髁突和下颌支区域左右两侧的不对称性

以及咀嚼肌的功能发生改变（图9.21）。患者这三年发生了很大的变化，为了制定出最好的计划，医生必须知道这种不对称的变化是否已经稳定还是会继续发展。除此之外，医生还要找到真正的病因，没有一个细致完整的诊断将无法达到治疗目标。

研究发现反𬌗伴偏斜在颞下颌关节疾病中占很大比重，因为反𬌗导致的下颌偏斜可能进一步导致髁突不对称发育（Schmid）。髁突位置的变化会导致下颌不对称的生长，Schmid教授认为生长发育期患者的颜面偏斜是咬合改变造成下颌移位的结果。下颌位置不对称可能会直接影响下颌形态的生长，可以通过下面这个病例来解释。

病例4

一位女孩因为张口时下颌偏向左侧被家庭医生送至正畸科会诊。患者在闭口时几乎不能观察到下颌偏斜，只观察到左侧较右侧稍丰满

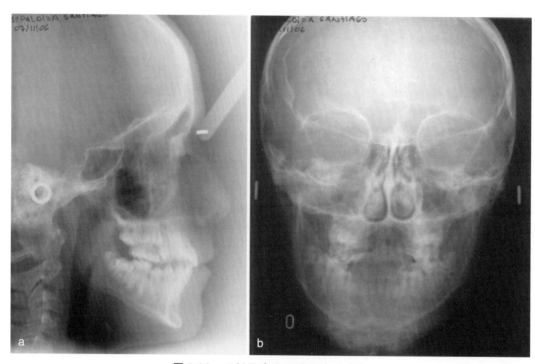

图9.20 正侧位片显示明显的不对称

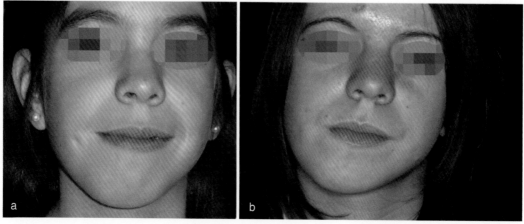

图9.21 未经任何治疗，3年前（a）与3年后（b）正面照的差异

一些（图 9.22）。医疗记录显示她 2 岁时从高处坠落造成髁突骨折，但没有接受治疗，这可能是现在下颌偏斜的原因。该患者开口度基本正常达 40mm，关节区无功能紊乱、弹响、疼痛。为了正确诊断，医生需要知道骨折处的解剖形态，但是当时没有影像资料。

从口内正面照可以看出上牙弓的轻度偏斜和拥挤，上下切牙早接触，前牙区开𬌗（图 9.23），磨牙 I 类关系，双侧乳磨牙反𬌗（图 9.24）。

全口曲面体层片可见髁突骨折，左、右下

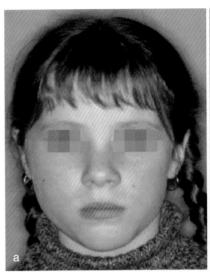
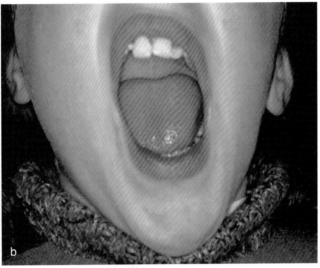

图 9.22 当患者张开嘴时出现明显的不对称，尽管她张口时可以达到 40mm 的平均值

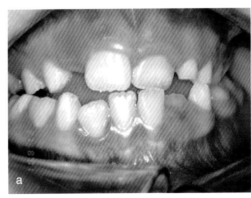
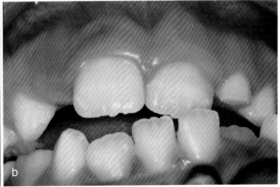

图 9.23 矫治前正面咬合照。清晰可见上下颌中切牙早接触，中线不一致

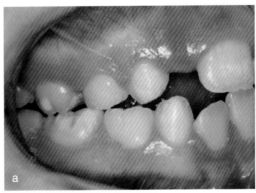
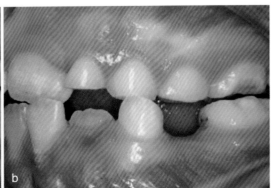

图 9.24 上牙弓狭窄

颌升支及喙突明显不对称，牙齿萌出情况正常（图9.25a）。侧位片显示下颌骨不对称，下颌下缘及后缘呈双重影像（图9.25b）。

一年后患者下颌依然明显左偏，开口时伴疼痛和弹响，关节科会诊见为关节盘前内侧位且同侧肌肉萎缩（图9.26）。

此阶段的正面口内照显示：中线基本正常，右侧明显开𬌗，无论在行使功能还是休息时，舌处于上下颌牙齿之间（图9.27）。

众所周知，形态和功能密切相关，因此，

需要通过功能矫治器来改善患者的肌肉组织功能。临床研究发现，髁突骨折的适应性改变可造成生长期的功能性干扰，诊断明确后应该及时治疗（Tavares）。

建议戴用6~8周Andreasen-Haulp肌激动器进行保守治疗，患者配合很好，坚持每天戴用（图9.28）；患者左侧髁突骨折区发生了令人满意的生长改建，形态发生了明显改善，第二磨牙继续正常萌出（图9.29）。

为了解决侧方开𬌗的问题，可在前牙区粘

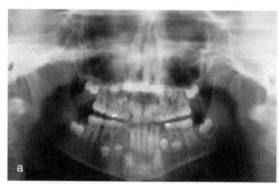
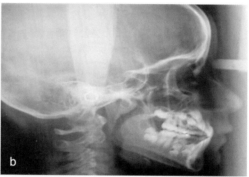

图9.25 矫治前全口曲面体层片和侧位片图像，显示了髁突骨折和严重的下颌不对称

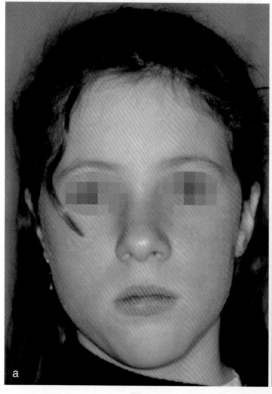
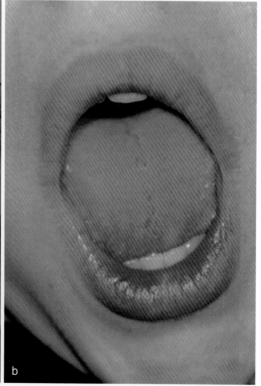

图9.26 开口时张口明显向左侧偏斜，不伴随疼痛

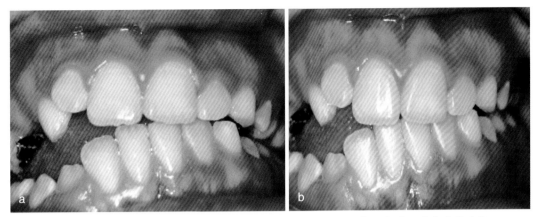

图 9.27 一年后未经治疗的正面照片。中线几乎重合，但有一个明显的右后牙开𬌗

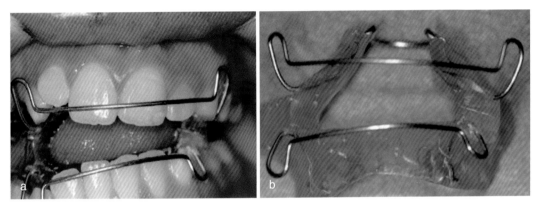

图 9.28 建议每 6~8 周调整一次 Andreasen-Haulp 肌激动器

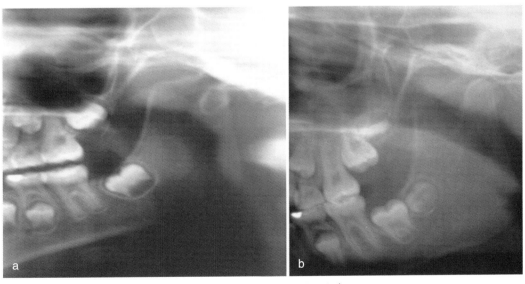

图 9.29 髁突区可见明显改建

接 0.022 英寸的槽沟直丝弓托槽，在第一磨牙上粘接带环，使用 0.016 英寸的铜镍钛丝进行初排，在语音治疗师的帮助下有效的矫正了舌体位置（图 9.30）。

口内像显示上颌牙弓开始排齐。6 个月后，上颌牙弓基本排齐，尖牙仍然未粘接托槽（图 9.31）。

待上颌牙弓完全排齐整平后，上颌换用

0.016 英寸 × 0.022 英寸的不锈钢方丝，下颌粘接托槽换用 0.017 英寸 × 0.025 英寸多股麻花方丝（图 9.32）。

使用 1/8 橡皮圈做三角形牵引以调整殆平面和维持舌体位置。每天戴用 22~23h，当达到矫治效果时，改为夜晚戴用 4~6 个月以进一步保持矫治效果（图 9.33）。

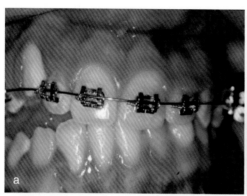
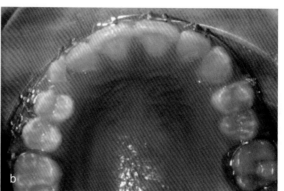

图 9.30　在 0.022 英寸托槽系统中放置一根铜镍钛 0.016 英寸弓丝，开始排齐整平上牙弓

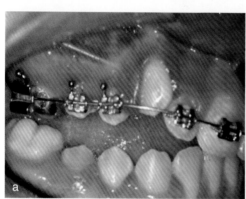
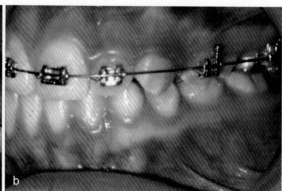

图 9.31　0.016 英寸铜镍钛弓丝就位

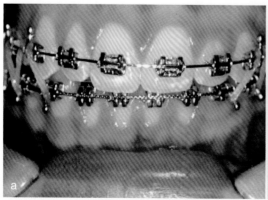
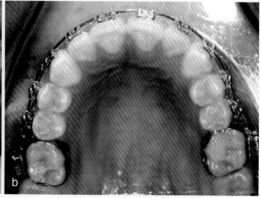

图 9.32　为了实现更好的转矩控制，在上下牙弓中放置了方丝

矫治结束后，患者获得了良好的功能和美观效果，中线齐，咬合平面和牙龈平面平齐，覆𬌗、覆盖正常（图9.34）；尖牙关系及磨牙关系为Ⅰ类，颞下颌关节区无弹响和疼痛；应该继续配合语言治疗师矫正舌习惯以防止复发（图9.35）。患者面部比例达到改善，嘴唇自然闭合（图9.36）。

矫治后影像资料显示：全口牙齿排列整齐，无咬合干扰，髁突区形态明显改善。侧位片显示在下颌骨的下边界和后边界的下颌区域仍有不对称（图9.37）。通过术前、术后颜面照可以看出患者面部不对称的情况得到改善。通过保守的功能矫治对生长发育期的髁突骨折进行治疗可使骨折处结构和功能发生一定程度的重

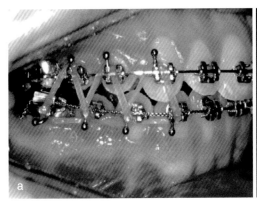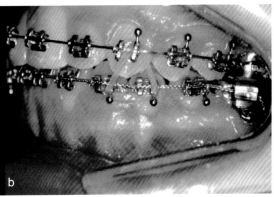

图9.33　建议使用三角形弹性牵引改善侧向咬合（1/8弹性皮筋）

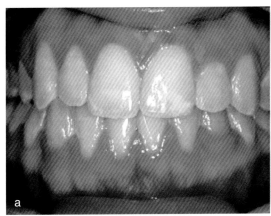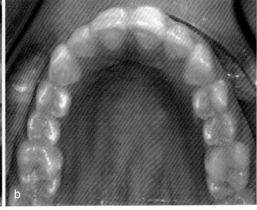

图9.34　主动正畸治疗结束时的正面照和咬合面照。中线、覆𬌗和覆盖已正常

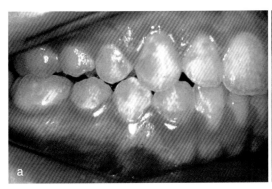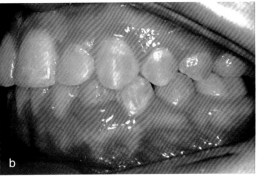

图9.35　主动正畸治疗结束时

建（Chatzistaurou）（图9.38）。

对比矫治前、矫治中、矫治后的X线片可以发现髁突形态改善比预期要好，继续长期使

用功能矫治器对维持和提升矫治结果是非常必要的（图9.39）。髁突改建取得令人满意的效果和良好的咬合关系非常值得探索。

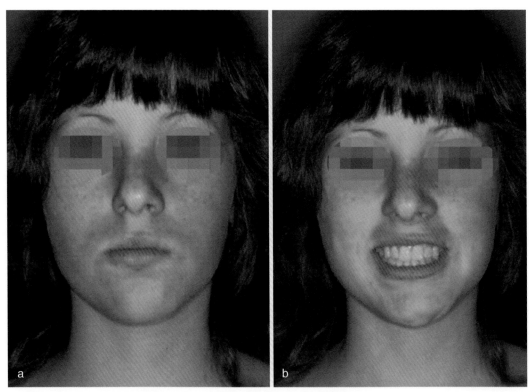

图9.36　正畸治疗结束时的正面照和微笑照

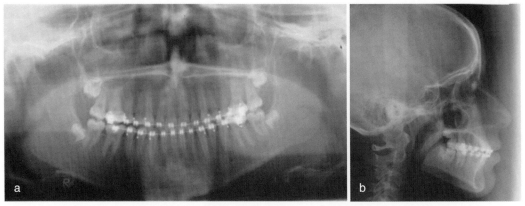

图9.37　治疗结束时的全口曲面体层片和侧位片。所有测量值均在正常范围内

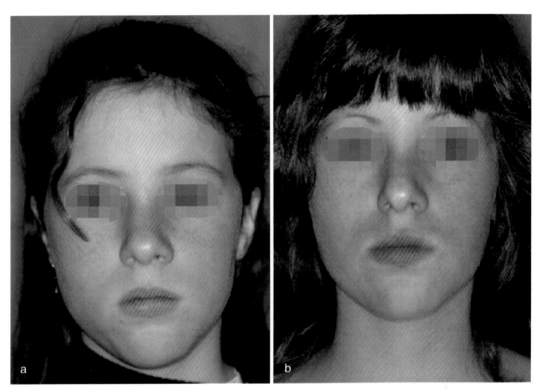

图 9.38　治疗前（a）与治疗后（b）正面照片比较

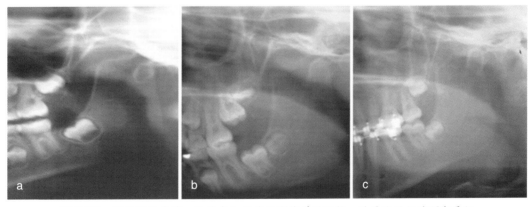

图 9.39　髁突区治疗前、治疗中和治疗后影像学的比较，结果比开始的预期要好

病例5

一位7岁6个月大的患者因为张口时下颌偏斜到正畸科就诊，张口时下颌偏向右侧，无弹响及疼痛，面中和面下1/3可见明显不对称（图9.40）。患者希望矫治后能获得良好的疗效。

家长不记得症状何时出现，但老师非常担忧患者的这种状况。患者唇闭合不全，有夜间口呼吸习惯，除此之外，病史中没有发现其他重要信息。

正面口内照片显示中线明显偏斜，并伴深覆𬌗，牙龈边缘不平（图9.41），右侧安氏Ⅰ类尖牙、磨牙关系；左侧安氏Ⅱ类尖牙、磨牙关系（图9.42）；上下牙弓为卵圆形伴轻微拥挤，第二乳磨牙依旧在位，没有发现牙龈牙周问题（图9.43）。

当时没有拍摄影像资料，患者母亲咨询了创伤科医生，医生建议一周两次适当锻炼。患者没有接受任何矫正或矫形治疗，14个月后，张口偏斜的症状依旧存在（图9.44）。

最重要的矫治目标是重建骨和肌肉的正

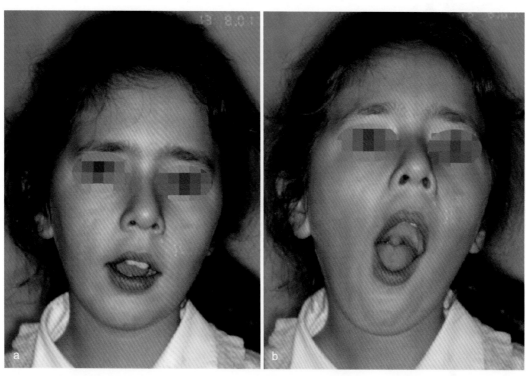

图9.40　在矫治前照片中观察到息止𬌗位和开口位时的明显侧向偏斜。白天和晚上都有口腔呼吸

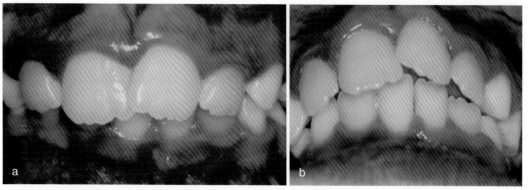

图9.41　矫治前正面照和咬合照。随着上中切牙的重叠，出现了明显的覆𬌗

常生长发育。因为患者咀嚼、吞咽、发音等生理功能与其他自身神经肌肉功能密切相关，所以选择功能矫治器进行矫治。为患者制作个性化的肌激动器（图 9.45），嘱咐她每天戴用

20~22h。但因矫治器影响发音和吞咽，导致患者配合程度不足，戴用时间不够。10 个月后，患者及家长决定做固定矫治，口内情况变化不大，依旧为中线明显偏斜伴深覆𬌗（图

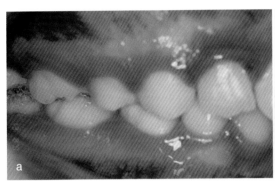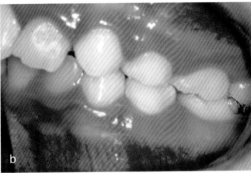

图 9.42　治疗开始时的侧视图。切牙和尖牙区域存在明显的覆𬌗

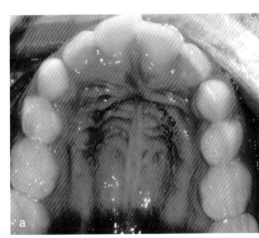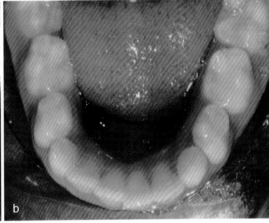

图 9.43　上下牙弓。存在上、下第二乳磨牙

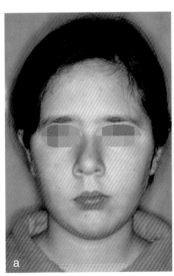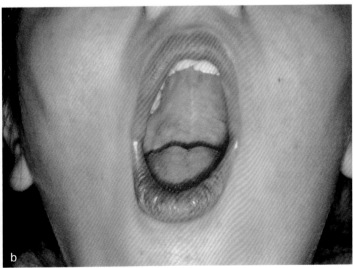

图 9.44　14 个月后未进行任何矫形 / 正畸治疗的正面照

9.46），右侧安氏Ⅰ类尖牙、磨牙关系；左侧安氏Ⅱ类尖牙、磨牙关系，所有恒牙都已经萌出（图9.47）。

全口曲面体层片示：所有恒牙均已萌出，无发育不全的牙齿及多生牙，无牙根吸收（图9.48）。正位片显示：患者左右两侧明显不对称；侧位片显示患者为平均生长型，上前牙明显前突（+11°），上下切牙交角减小为112°，下面高正常（47°）（图9.49）。

因为患者的不对称问题包含骨骼、肌肉、软组织，所以为患者设计了个性化方案以达到好的治疗结果。在牙齿上粘接0.022英寸槽沟的直丝弓托槽，使用0.016英寸的不锈钢丝进行排齐和整平（图9.50）。

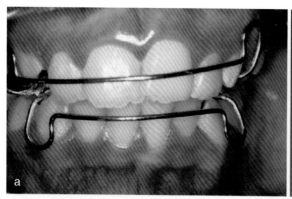
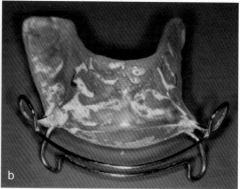

图9.45 设计了一种个性化的激肌动器来改善肌肉活动

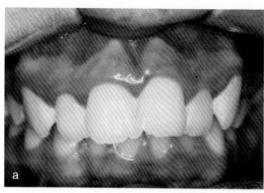
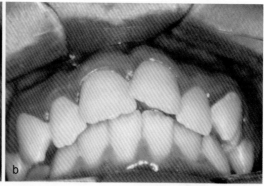

图9.46 正畸治疗开始前的正面照

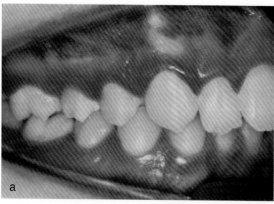
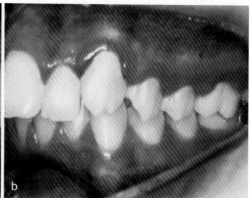

图9.47 正畸治疗前的左右侧咬合

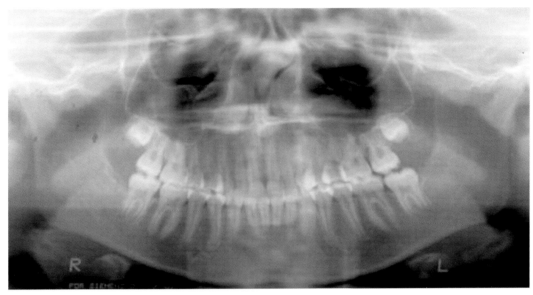

图 9.48　矫治前全口曲面体层片

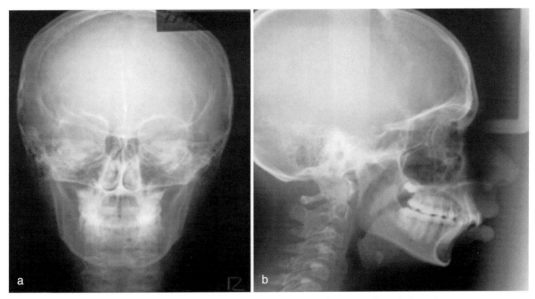

图 9.49　矫治前正面和侧面 X 线片。上切牙前突和颌骨不对称性明显

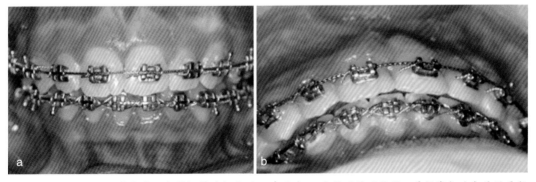

图 9.50　使用 0.022 英寸系统金属托槽进行主动正畸治疗 20 个月后的正面照。牙龈线与咬合平面平行

使用Ⅱ类牵引调整咬合关系，覆𬌗、覆盖已达正常范围，但中线依然不齐。根据临床诊断，因为骨性偏斜很难达到尖牙磨牙Ⅰ类咬合关系（图9.51）。上、下牙弓均为方圆型，所有扭转的牙齿均得到矫正，建议继续固定保持5~6个月待牙槽骨达到稳定（图9.52）。

经过2年零6个月的矫治，所有的矫治目标均已达成，中线正常，覆𬌗、覆盖正常，咬合平面与牙龈线平行，右侧尖牙和磨牙为Ⅰ类

咬合关系，左侧尖牙磨牙为Ⅱ类咬合关系，口腔卫生良好（图9.53、图9.54）。

在上、下颌粘接舌侧丝进行保持，同时嘱咐患者继续戴用相似的功能矫治器进行功能保持4~5年，因为肌肉功能恢复正常通常需要若干年（图9.55）。

主动治疗过程结束之后可观察到面部轻微的不对称（图9.56），全景片显示良好的牙根平行度且没有发生牙根吸收，第三磨牙萌出道

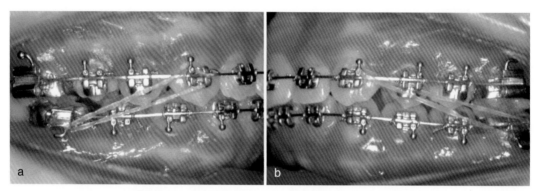

图9.51 建议每天20h使用Ⅱ级弹性体以改善咬合

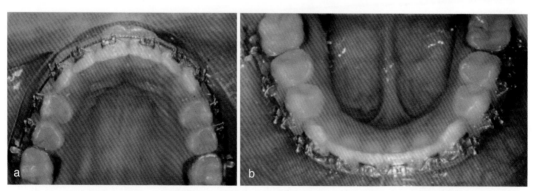

图9.52 正畸治疗结束前的上下牙弓

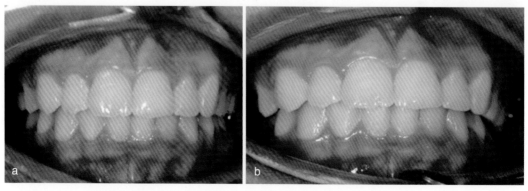

图9.53 治疗后正面照。所有目标均在未拔牙的情况下实现

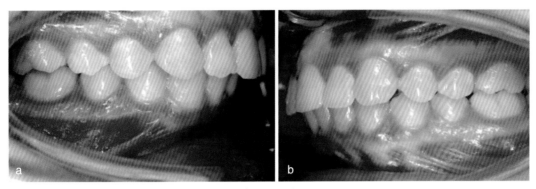

图 9.54 正畸治疗结束时的侧视图

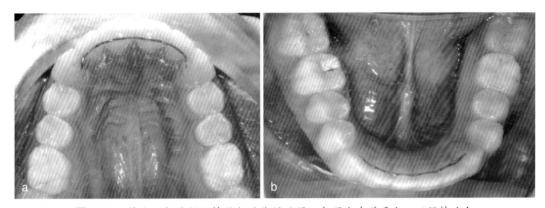

图 9.55 将上下颌舌侧保持丝与功能矫治器一起固定在前牙上，以保持咬合

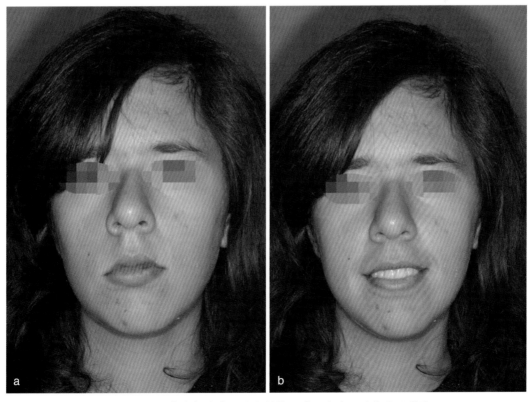

图 9.56 治疗结束时的正面和微笑照片。左右不对称已不明显

正常（图 9.57a），侧位片显示侧貌得到一定改善（图 9.57b）。

通过前后对比发现尽管仍旧有轻微的面部不对称，但矫治目标基本已经达到且关节区无疼痛或功能紊乱（图 9.58）。

9.1 小结

正畸医生最大的挑战是治疗牙槽骨和颌骨的不对称。找出真正的病因、制定合适的治疗策略，以及良好的保持都至关重要。

对于混合牙列早期面部不对称的治疗应当详细了解病史及相关资料：包括模型、照片和影像资料等，确定疾病的部位、病变程度及可能的病因（Thilander）。为了精确诊断，所有的正面、侧面、水平面的不对称都应该在正中关系位时诊断。

全口曲面体层片对于观察上颌和下颌骨的牙齿和骨骼结构、下颌升支和髁突形态十分有用。对骨折的适应性改变会造成功能紊乱，影响颌面部生长。

保持方式对每一位患者而言应该是个性化

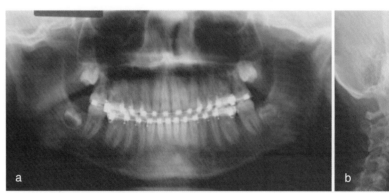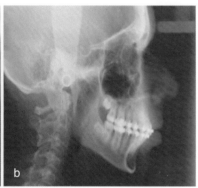

图 9.57　主动正畸治疗结束时的全口曲面体层片和侧位片

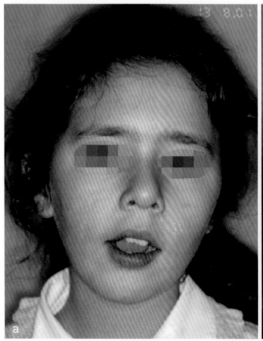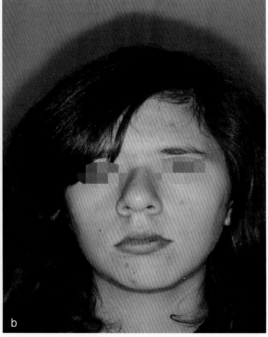

图 9.58　正畸治疗前后的正面照。实现了美学和功能改进

的，而且在制定方案时就应该确定下来。长期的功能性保持对每位患者都是值得推荐的。然而，没有一种托槽或者弓丝可以解决可能存在的所有不同类型的不对称。考虑到单侧后牙反𬌗会改变口颌系统，研究髁突的大小和升支的高度之间的关系会比较有意义。

正常情况下，患者在替牙列期时，下颌功能性移位是结果而不是原因（主要病因），因此在正中关系的乳尖牙区（图 9.8b）存在过早接触。此外，这种下颌移位导致了颞下颌区域的不对称，并可以改变正常的生长模式，正如在青少年或年轻人中观察到的那样。

强烈建议在早期混合牙列矫正单侧后牙反𬌗，因为它在生长过程中不会自行矫正。应进行进一步研究，以分析长期使用该治疗方案是否会对日益增长的不对称患者的骨骼产生显著影响。

第 **10** 章

下颌切牙缺失的治疗

Julia Harfin

上下切牙缺失是恒牙列儿童最常见的异常之一（Ingervall，1972）。上颌侧切牙是最常见的先天缺失，然后是一个或两个下颌中切牙（Davis，1987）。下颌切牙是日本人和中国人最常见的缺失牙齿（Niswand，Sujaku，1963）。到目前为止，尚不清楚颅面形态与下切牙缺失之间是否存在密切关系，这一病因也尚未确定。

此外，遗传、环境和内分泌系统因素也发挥重要作用，因此需要更多的临床试验来证实这些理论。下牙萌出在下颌联合的持续生长中起着关键作用，因此与正常患者相比，缺少下颌中切牙可能会导致下颌正中联合体积的减小和切牙位置的后移。

下中切牙的缺失会导致舌的位置错位，同时伴有明显的前牙深覆𬌗，如前一个例子中所观察到的。正如 Newman 在 1967 年所报道的，下颌中切牙容易出现双侧缺失（Newman，Newman，1998）（图 10.1）。

下切牙缺失可以通过正畸记录进行诊断，包括正位片和根尖片。

真正的难点在于通过种植、或固定、或可

摘义齿来替换单侧或双侧缺失的下切牙以关闭或打开空间。多学科联合治疗对于提供最合适、最全面的治疗和保留计划至关重要。

病例 1

一名 9 岁 10 个月大的患者因侧切牙错位被转诊到正畸科。

正侧面照片显示出轻微的不对称，直面型和薄型上唇。他可以毫不费力地闭上嘴（图 10.2）。

口内像显示，前牙区有明显的深覆𬌗，牙

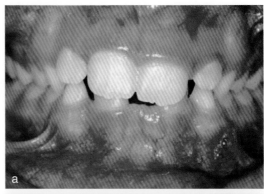

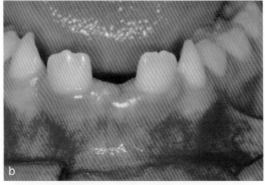

图 10.1 下中切牙缺失

J. Harfn (✉)
Department of Orthodontics, Maimonides University,
Buenos Aires, Argentina

Health Sciences Maimonides University,
Buenos Aires, Argentina

龈缘不协调。下牙弓内只有三颗切牙萌出（图 10.3）。

全口曲面体层片显示，只有 3 颗下切牙。由于 Panorex 图像是在正中颌位拍摄的，因此深覆𬌗清晰可见（图 10.4）。

为了排齐整平上牙弓，上颌双侧第一磨牙以及四颗上切牙使用预先定制的托槽，并通过细丝进行结扎（图 10.5）。

当检查右侧和左侧时，观察到明显的牙龈

炎。没有将托槽粘接在乳尖牙和乳磨牙处（图 10.6）。

治疗 11 个月后：重度深覆𬌗基本被纠正，口腔卫生得到改善。矫正中使用镍钛螺旋弹簧是为了使原先扭转以及腭侧错位的右侧第二双尖牙能够正常萌出（图 10.7）。

8 个月后，覆𬌗和覆盖完全恢复。牙龈线和咬合平面平行。上下颌使用 0.016 英寸 × 0.022 英寸的不锈钢丝用于完成矫治并保持扭矩（图

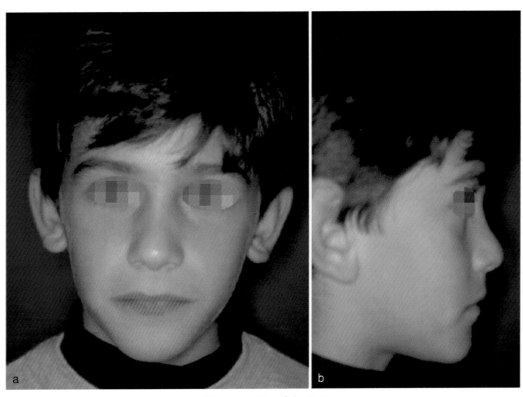

图 10.2　矫治前颜面照

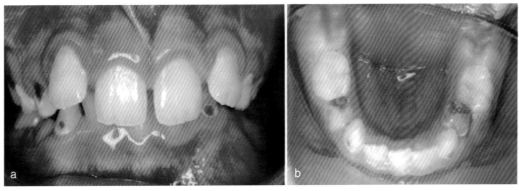

图 10.3　矫治前正面咬合照和下牙弓照

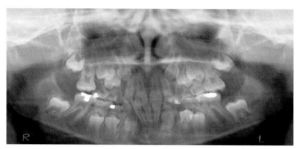

图 10.4　矫治前全口曲面体层片

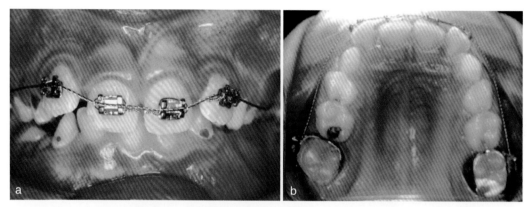

图 10.5　上切牙托槽采用细丝连接，以对齐上牙列

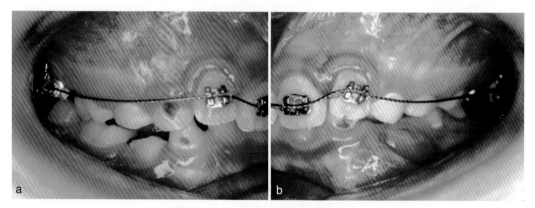

图 10.6　治疗开始时的口内侧视图

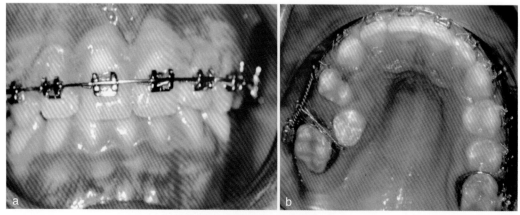

图 10.7　治疗 11 个月后已排齐

10.8）。

侧视图显示，即使一颗下切牙缺失，但仍达到了尖磨牙 I 类咬合（图 10.9）。

分析上下牙弓时，前后牙排列整齐（图 10.10）。

治疗后的口内照显示，由于患者出现一个

下切牙缺失，中线不齐，但其他治疗目标已实现（图 10.11）。

在下颌尖牙之间制作了一根舌侧保持丝。根尖周放射图像证实了矫治后下切牙牙根平行（图 10.12）。

主动正畸治疗结束时的侧视图显示双侧尖

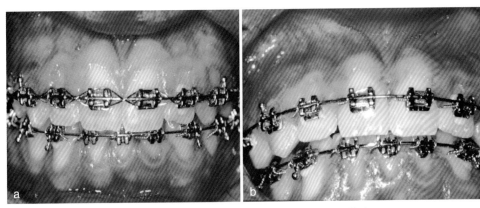

图 10.8　治疗 15 个月后的正面照和覆𬌗

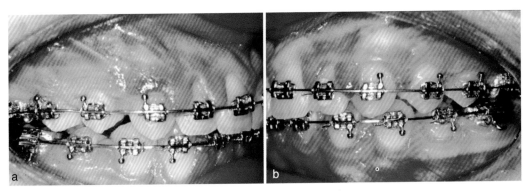

图 10.9　该治疗阶段的侧视图

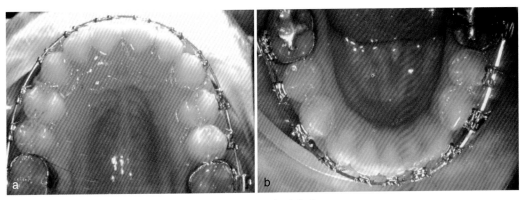

图 10.10　上下牙弓

牙Ⅰ类关系（图 10.13）。

治疗后的正侧面照显示，直面型得以维持，同时的下三分之一得到了明显改善（图 10.14）。

患者 5 年后复诊，调整舌侧固定保持丝。

正侧面照显示患者的侧貌保持不变（图 10.15）。

5 年后，牙齿的位置维持良好，并粘接了新的舌侧保持丝（图 10.16）。

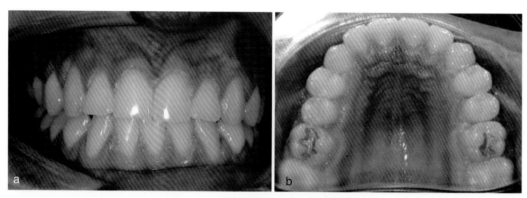

图 10.11 最终照片。所有目标都实现了

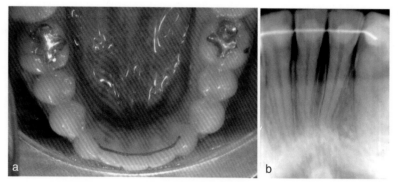

图 10.12 舌侧丝固位于下切牙时的照片和 X 线片

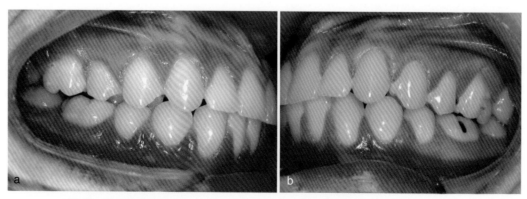

图 10.13 最终侧视图。尽管下切牙发育不全，但还是获得了Ⅰ类尖牙咬合

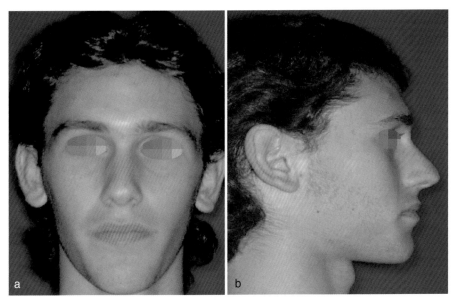

图 10.14　主动治疗结束时的正面和侧面照

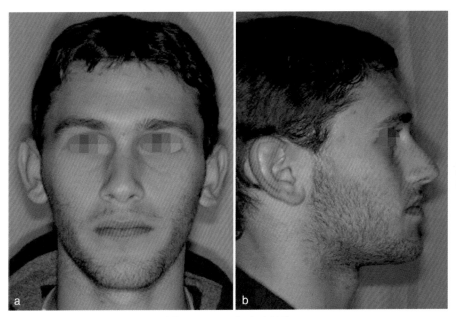

图 10.15　5 年后的保持

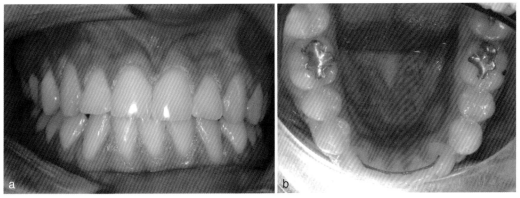

图 10.16　5 年随访

病例 2

一名先天性切牙缺失的 7 岁儿童经过正确的序列治疗。家庭医生把患者送到了诊所。无相关病史，前牙区无外伤或感染，家族中无下切牙发育不全病史。

正面照显示面部基本对称，但当他微笑时，可以看到中央下切牙的缺失（图 10.17）。

侧面照片显示凸面型（图 10.18）。

分析前牙照片，确认存在明显的深覆𬌗和下中切牙缺失（图 10.19）。

尽管下中切牙缺失，但双侧磨牙为 I 类咬合（图 10.20）。

全口曲面体层片显示下中切牙和右下第二双尖牙先天缺失（图 10.21）。

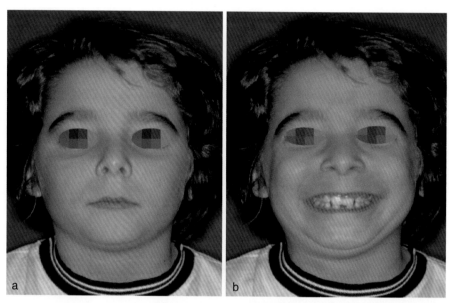

图 10.17 矫治前正面照片

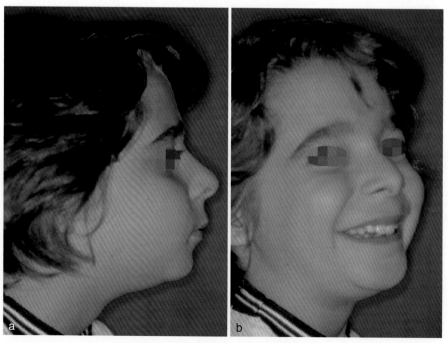

图 10.18 治疗开始时的侧面照

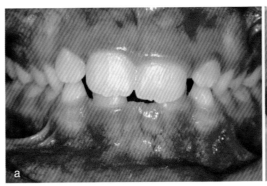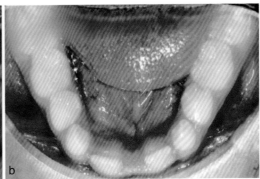

图 10.19 矫治前正面咬合和下牙列

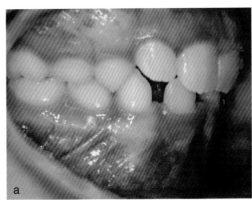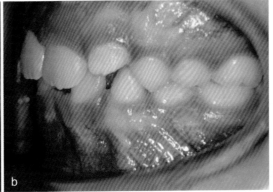

图 10.20 矫治前咬合侧视图

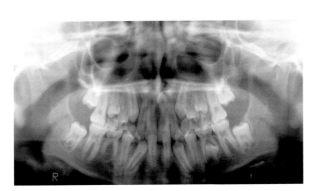

10.21 矫治前全口曲面体层片

考虑到患者的年龄,决定每 6 个月进行一次复查。然而,患者在 4 年后才进行复查,期间没有接受任何类型的治疗。全口曲面体层片显示,确认右下第二前磨牙缺失,尖牙萌出正常(图 10.22)。

4 年后,面部照显示,患者可以毫不费力地闭上嘴唇(图 10.23)。

口内照显示明显的深覆𬌗,牙龈线和咬合平面不平行。左侧下切牙出现更明显的伸长和自行内旋(图 10.24)。

尽管下中切牙缺失,磨牙仍然保持了 I 类关系。右下尖牙和第二前磨牙之间存在一个明显的间隙(图 10.25)。

为了使前牙覆𬌗正常化,治疗方案使用了上颌舌侧托槽。在所有舌侧托槽中,具有平面咬合导板的托槽是最值得推荐的(图 10.26)。

2 个月后口内照显示深覆𬌗改善明显。

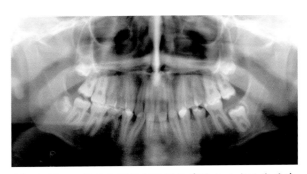

图 10.22 4 年后未经任何类型治疗的全口曲面体层片

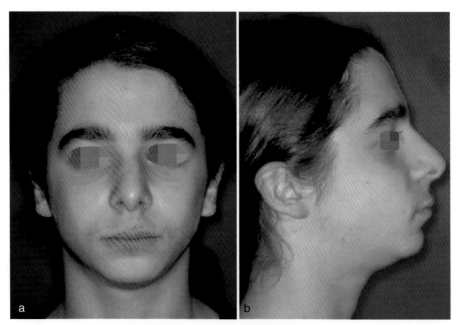

图 10.23　4 年后的正侧面照

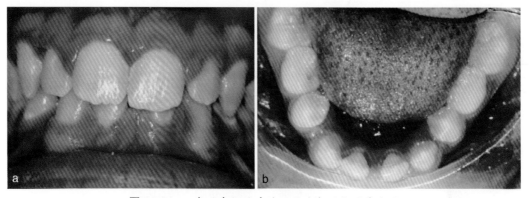

图 10.24　4 年后未经治疗的正面咬合照和下牙弓照

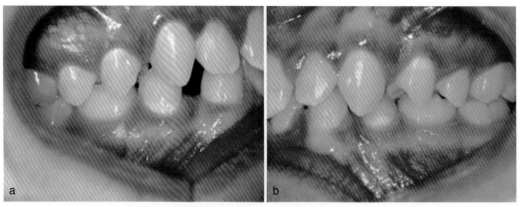

图 10.25　矫治前的侧视图

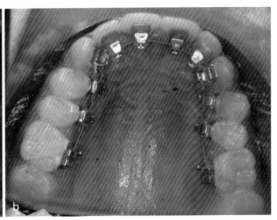

图 10.26 舌侧矫治器粘接于上牙弓内

    侧面口内照显示，双侧磨牙维持 I 类咬合。牙龈线和咬合平面几乎平行（图 10.27）。

    为了闭合下颌所有剩余间隙，使用唇侧个性化的美学托槽（0.022 英寸系统）和镍钛螺旋推簧以近移下颌尖牙（图 10.28）。

    治疗期间口内照显示，双侧下颌尖牙近移均已完成，实现尖牙 I 类咬合（图 10.29）。

    在上颌第一前磨牙之间粘接一根舌侧固定丝，同时近移左侧第一前磨牙，以关闭侧切牙缺失造成的间隙（图 10.30）。

    主动正畸治疗结束时获得了一个放松的微笑照（图 10.31）。

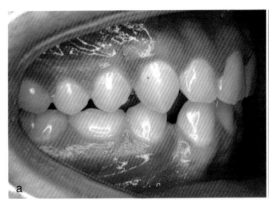
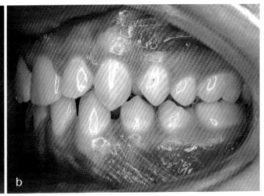

图 10.27 使用舌侧托槽 2 个月后的侧视图

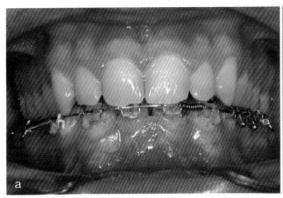
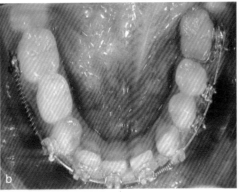

图 10.28 使用带有镍钛螺旋推簧的陶瓷托槽以近移下尖牙

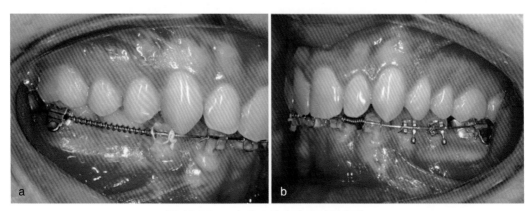

图 10.29　4 个月后的左右牙列侧视图

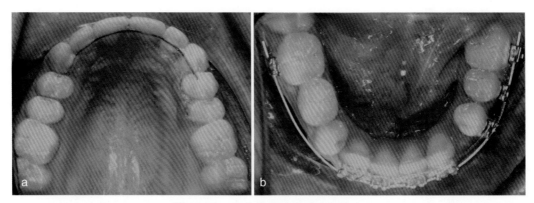

图 10.30　治疗阶段的上下咬合照片

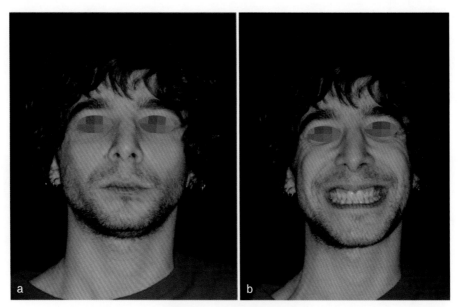

图 10.31　最终颜面照

治疗结束时的照片，侧面照保持不变（图 10.32）。

在治疗结束时，所有空间都被关闭，尽管中线没有完全居中。建议长期使用舌侧固定丝保持（图 10.33）。

3 年后的随访证实结果稳定，保持良好的口腔卫生（图 10.34）。

随访 3 年后的口内照显示，双侧磨牙及左

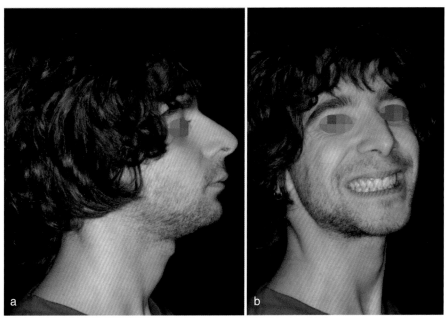

图 10.32　最终侧面照

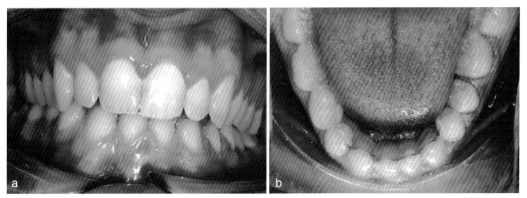

图 10.33　治疗结束时的正面咬合和下牙列

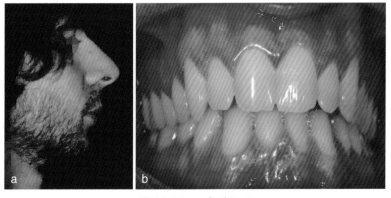

图 10.34　3 年随访后

侧尖牙均为Ⅰ类咬合均得到保持。右侧尖牙出现一些复发（图10.35）。

考虑到当存在一个或两个下切牙缺失时，长期固位是最佳选择，将舌侧固定丝粘接在上下牙弓上（图10.36）。

全口曲面体层片显示上下固定钢丝的存在以及缺隙区完全闭合（图10.37）。

在比较治疗前后下颌口内照，可见下切牙缺失导致的下颌前间隙完全闭合。下颌无须种植恢复（图10.38）。

治疗前后正面照片的对比可见改善明显。覆𬌗、覆盖基本正常（图10.39）。

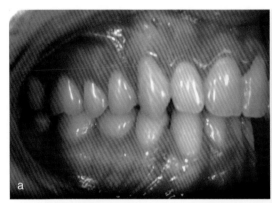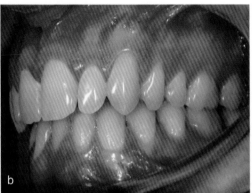

图 10.35　左右侧咬合照

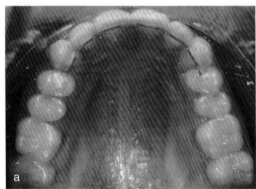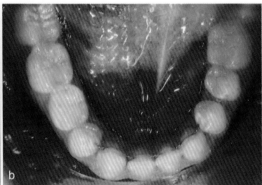

图 10.36　（a和b）上下牙列用舌侧保持丝固定保持

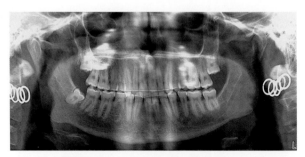

图 10.37　保持阶段全口曲面体层片

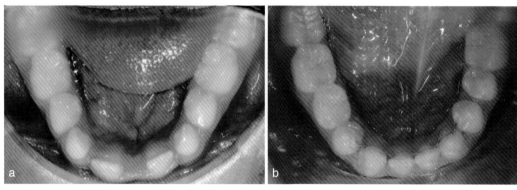

图 10.38　治疗前（a）与治疗后（b）对比

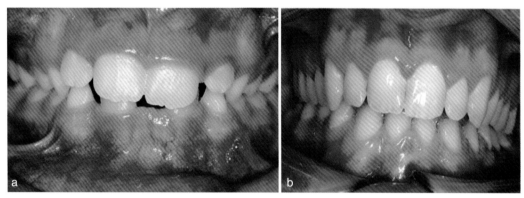

图 10.39　治疗前（a）与治疗后（b）对比

10.1　小结

下切牙先天缺失的患者数量很少。虽然先天缺失的确切病因尚不清楚，但遗传、感染或内分泌改变等多种因素都是可能的原因（Endo et al，2007）。

关于替牙期中下切牙发育不全的研究很少。

在某些情况下，牙缺失会影响下颌前部生长，尤其是在联合区。

根据缺牙数量、面型和牙龈生物型以及剩余生长量，必须为每位患者制定个性化治疗计划。尽管在过去的十年中种植技术有所改进，但直到现在，在混牙期或早期恒牙列期间关闭间隙仍然是最佳选择。同时，建议使用舌侧固定保持丝作为长期有效的保持方案。

参考文献

请登录 www.wpcxa.com 下载中心查询或下载，或扫码阅读。

第 11 章

阻生中切牙的不同治疗方法

Julia Harfin

据研究，阻生中切牙的发病率小于 1%（Machado）。一旦中切牙发生阻生，对患者而言，美观和功能的困扰将非常大。一般情况，上中切牙在 6~10 岁时萌出，然而，当侧切牙萌出早于中切牙时，通常就存在中切牙的阻生问题（Kurol）。

导致牙齿阻生的病因有很多。比如多生牙、异位的牙胚、牙瘤、囊肿及局部肿瘤、瘢痕组织的压迫、乳牙缺乏空间、乳切牙外伤、间隙不足或乳牙牙根吸收延迟等。

乳牙列创伤，尤其是中切牙的嵌入性创伤，可能会导致发育中的牙冠或者牙根弯曲（Uematsu）（图 11.1）。受伤时牙根发育的阶段决定了创伤后牙齿的冠、根发育状态。一般来说，这种情况下，牙髓是有活力的，但在个别病例里，也可能会出现牙髓神经坏死的问题。

创伤性牙内陷是包含上前牙在内的牙损伤，并且它常常与牙槽骨骨折或牙槽骨粉碎性骨折相伴出现（Turley）。一些儿童早期的意外事件也可能会导致靠近恒牙的乳牙牙根受创。对于临床医生、家长尤其是患者而言，早期诊断非常重要。如果侧切牙早萌 6~8 个月，那就必须

J. Harfn (✉)
Department of Orthodontics, Maimonides University,
Buenos Aires, Argentina

Health Sciences Maimonides University,
Buenos Aires, Argentina

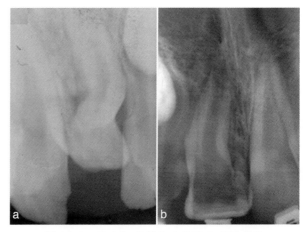

图 11.1 乳中切牙创伤后牙冠及牙根弯曲

要拍摄全口曲面体层片进行观察。一些患者还需要补拍根尖片、咬合片及 CBCT 来精确判断中切牙位置及其与邻牙牙根的相互关系。

只有通过制订详细的治疗计划才能获得一个理想的结果。冠根角度的考量非常重要。一般来说，主要的治疗目的是恢复切牙间隙，解决萌出通道上的干扰因素。

通常而言，影响预后的因素有：美观、颌骨条件、牙根长度和形状以及根冠的弯曲度。治疗时间的把控也相当关键，需要结合不同的正畸治疗技术来完成，在一些病例中，当萌出间隙恢复后可以观察到牙齿自行萌出（Becker）的现象，但在另一些患者中，则需要正畸手段的介入。

有 28%~60% 的病例，多生牙以及牙源性的肿瘤会引起切牙阻生（Suri.Batra），在导萌之

前,这些都需要去除。如果阻生切牙与囊肿相关,则应当选择保守治疗防止切牙脱落。当年轻患者的病变独立存在时,可以采用开窗减压的治疗方法来保存牙齿。当阻生比较严重时,也可能会发生牙齿的骨粘连现象,此时正畸导萌是无效的,这种导萌通常会导致邻牙出现不可控的移动。

治疗进程的难易程度取决于各类条件,比如剩余萌出动力、阻生牙位置、骨密度,手术操作的科学性,牙根弯曲度及时机选择等。位置越高的阻生牙,正畸治疗的时间越长(Tanaka)。

治疗过程包括三个阶段:术前正畸、暴露阻生牙并粘接相关附件,术后正畸。

在手术过程中,开窗助萌术需要暴露出一半或者三分之二的牙冠。当术区位于正常的附着龈位置时,最保守的治疗手段也需要切除部分牙龈,而当累及生物学宽度时,还需要根向复位瓣术配合(Vermette)。

然而,另一些患者治疗时选择翻瓣导萌术则更好。导萌时,翻开附着龈,在阻生切牙处粘接舌纽或者托槽,最后将牙龈完全缝合至初始位置。研究表明,这种方式损伤最少,骨支持最好,牙周条件最佳(Becker)。

患者在正畸 – 手术治疗期间可能会遇到一些问题,比如根管闭合、牙髓失活、骨粘连(Chaushu)。虽然目前尚没有单一或特定托槽用于治疗这类患者,还是强烈建议使用可控的轻力,来激活牙齿、骨骼和牙龈 – 牙周组织改建。此外,保持口腔卫生也非常重要。

下面就是一些切牙阻生的典型病例。这名 9 岁患者的父母希望解决孩子右上中切牙的阻生问题,他的家庭医生告知他们必须等到患者 12 岁后再进行治疗,但是患者家长担心时间过长。

患者的左侧中切牙在 20 个月之前正常萌出,目前牙冠出现了近中向倾斜,且右上中切牙萌出间隙不足(图 11.2)。咬合照可以看到右上切牙萌出间隙不足,颊腭侧宽度较窄。

侧位咬合照显示患者尖磨牙 I 类咬合关系,萌出方向正常,左上中切牙明显近中倾斜,左中切牙区深覆𬌗,患者口腔卫生良好(图 11.3)。

根据 Becker 和 Chaushu 的研究,治疗初始阶段应该先为阻生的切牙开辟足够的间隙。在左侧中切牙及双端侧切牙上粘接 0.022 英寸的陶瓷托槽,为了获得更好的固位效果,使用 0.014 英寸的 NiTi 丝,乳尖牙被纳入治疗(图 11.4a)。

根尖片可见右侧中切牙的位置及倾斜角,以及用于推开右侧切牙间隙的推簧(图 11.4b)。

治疗 5 个月之后,中线对正,间隙扩开,X 线片可见已经换至 0.016 英寸 × 0.016 英寸的美观弓丝(图 11.5)。

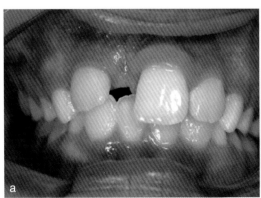
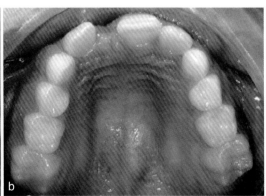

图 11.2　乳中切牙创伤引起的上颌右侧中切牙阻生

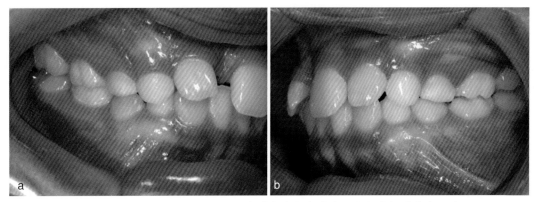

图 11.3 治疗前侧面咬合照，可以观察到磨牙 I 类关系，右上中切牙萌出间隙不足

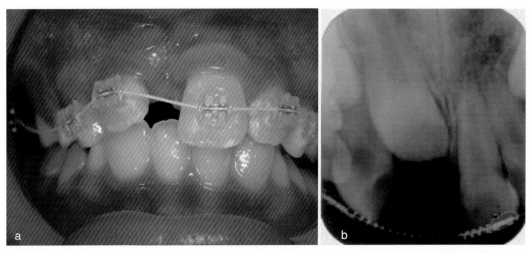

图 11.4 上颌前牙粘接陶瓷托槽（a）。X 线可见阻生的右上中切牙，以及正在开辟间隙的推簧装置（b）

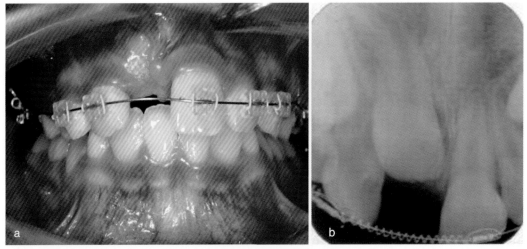

图 11.5 治疗 5 个月后正面照及根尖片

因阻生的切牙未自行萌出，患者转诊进入外科进行翻瓣导萌同时粘接牵引附件。外科医生选择进行开窗导萌术。3 周后患者返回，在中切牙唇侧粘接陶瓷托槽，使用辅弓连接于主弓丝上。咬合照可见推开的间隙以及生物力学连接方式（图 11.6）。

考虑到牙龈牙周组织健康的问题，采用轻力矫治原则，在上颌尖牙间使用 0.012NiTi 辅弓排齐 8 周（Frank）（图 11.7）。

4 个月后，切牙缓慢萌出排齐，正面咬合照可见左侧"8"字结扎纠正中线。此外，为了排齐效果更好，右上中切牙的托槽需重新定位（图 11.8）。

为了排齐整平效果更好，在使用 0.018 英寸的不锈钢丝前不纳入前磨牙（图 11.9）。此时仔细观察右侧可见右侧中切牙龈缘仍有轻微的差异。只有顺利关闭切牙间间隙后才能形成完整的切牙乳头。

治疗 23 个月的结果如下：治疗目标已完成，右上中切牙阻生问题及中线问题均已解决（图 11.10）。未见严重的牙根吸收，右上中切牙牙髓活力正常，由于牙龈高度差异不大，不建议进一步进行膜龈修整术。建议进行长期固定维持，夜间配合压模保持器保持。

双侧尖磨牙达到 I 类咬合关系，覆𬌗、覆盖正常。牙龈牙周组织基本正常（图 11.11）。

患者于 30 个月后进行保持器复查。虽然舌侧丝 1 年前脱落，但矫治效果依然维持较好。牙龈形态正常，右上中切牙轻度复发（图 11.12）。

治疗前后 X 线片对比证实矫治目标完成。未见明显的牙根吸收现象（图 11.13）。

必须密切监控迟萌，避免引起切牙阻生或者直接影响咬合发育等更严重的问题。

接下来的病例比较常见。一名 10 岁的女孩因右上切牙缺失就医。患儿身体健康，无多生牙、

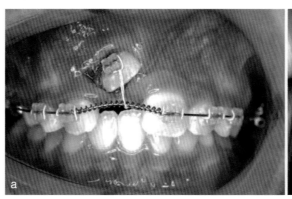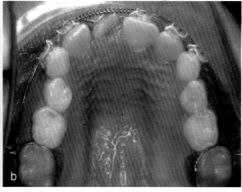

图 11.6　手术暴露切牙 1 月后的正面照及𬌗面照

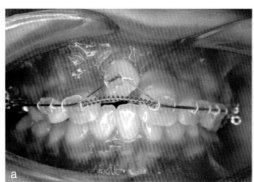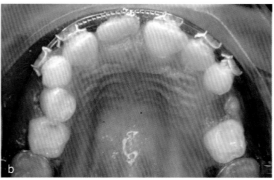

图 11.7　放置辅弓轻力（0.012NiTi）排齐

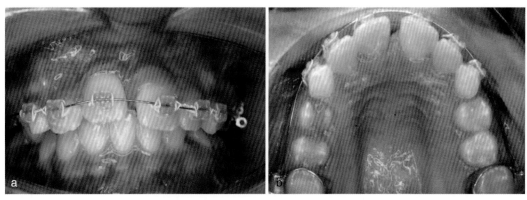

图 11.8　术后 4 个月正面及咬合照

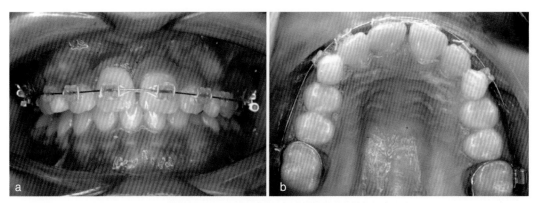

图 11.9　Ⅰ期治疗结束正面及咬合照

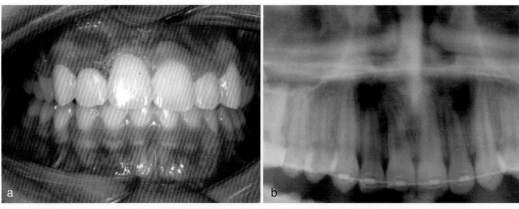

图 11.10　治疗 23 个月之后的结果。上下颌中线基本对正且未见明显的根吸收现象

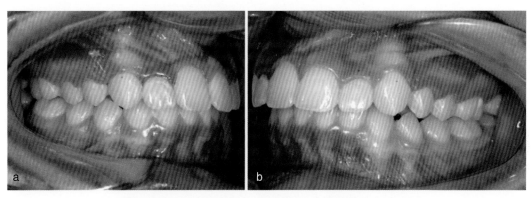

图 11.11　治疗结束侧面咬合照显示磨牙维持Ⅰ类关系

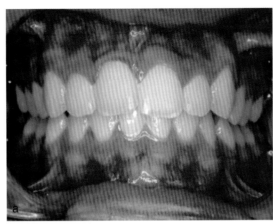
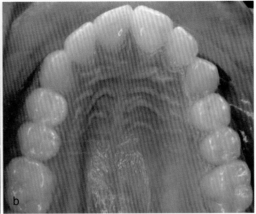

图 11.12　1 年后，矫治效果维持良好

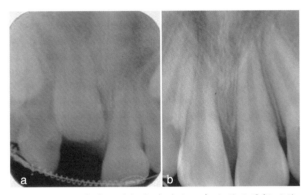

图 11.13　治疗前后的根尖片对比，未见明显牙根吸收

畸形牙、牙瘤病史。虽然患者 4 岁时有外伤史，5 岁始有不良咬甲习惯，但切牙阻生的主要病因还是创伤。根尖片显示切牙阻生，根短且圆钝（图 11.14）。

侧位片分析可见患者骨性 I 类均角。虽然年纪接近 11 岁，但尖牙及前磨牙均已萌出。口内检查可见磨牙 I 类关系，覆𬌯 2mm，覆盖 1.5mm。左右侧切牙远中可见少量散隙（图 11.15）。

外科医生考虑开窗助萌术，术后 2 周粘接托槽。理想状态下，粘接与手术必须同步进行。若如果无法实现同步，则必须大面积暴露并放置手术敷料防止伤口闭合，最重要的是要避免损伤牙釉质及牙骨质。使用推簧开辟空间，同时使用结扎丝结扎，缓慢进行导萌牵引，保护圆钝的牙根建立正常的牙龈牙周组织。由于牙齿的位置较高，这种情况下，患者很难保持术区良好的口腔卫生（图 11.16）。

7 个月后，切牙萌出但扭转。因此使用 0.016 英寸 ×0.016 英寸的 TMA 丝结合正畸曲纠正右侧切牙位置。根尖片未见牙根吸收（图 11.17）。以下照片可见正畸治疗后的结果。右上中切牙龈缘轻微退缩。治疗完成，中线对正（图 11.18）。

治疗前后照片对比显示，治疗结果较好。所有的治疗目标均已达成，阻生的右上中切牙导萌成功，覆𬌯、覆盖良好，𬌯平面与牙龈平面一致。（图 11.19）。有趣的是，中切牙龈乳头形态、颜色恢复良好。正畸治疗后切牙牙周状态正常、牙龈外形正常。无须膜龈手术介入。

下一个病例是一名 12 岁的患者，最大的问题依然是切牙阻生。患者对于自己的微笑美观不满意。右上乳中切牙 6 个月前脱落，恒中切牙未萌出。全口曲面体层片显示牙冠远中倾斜且萌出间隙不足。下颌牙弓轻度拥挤（图 11.20）。

上颌粘接托槽使用 0.016 英寸铜镍钛方圆形弓丝初始排齐并开辟阻生切牙间隙。外科医生计划进行开窗助萌，右上中切牙粘接托槽与手术同期进行。为了保护右侧侧切牙，该牙不粘接托槽。在右中切牙及左侧尖牙间进行结扎纠正切牙位置。建议每 3 周加一次力牵引切牙向近中（图 11.21）。

这是治疗后 6 个月和 9 个月的结果。用

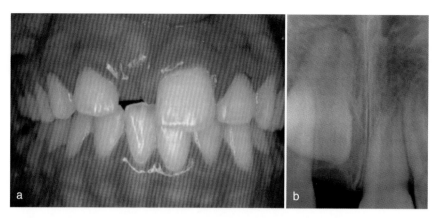

图 11.14 正面咬合照及 X 线片显示右上中切牙阻生且牙根较短、较圆钝

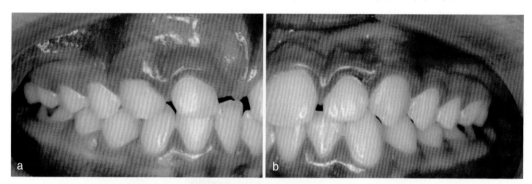

图 11.15 治疗前侧面咬合照可见尖、磨牙关系 I 类

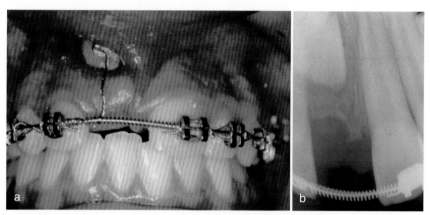

图 11.16 开窗助萌 2 周后正面咬合照及 X 线片

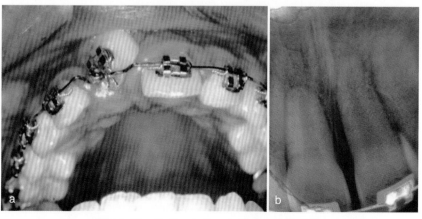

图 11.17 治疗 7 个月，未见明显牙根吸收

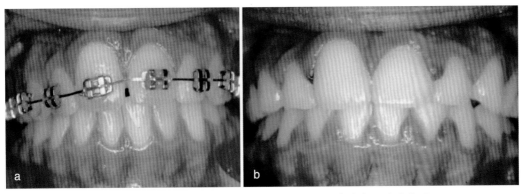

图 11.18　最后一根弓丝上的正面咬合照及治疗结束正面咬合照

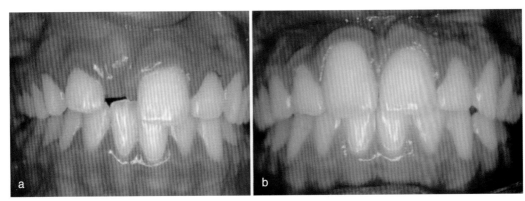

图 11.19　治疗前（a）与治疗后（b）对比，龈曲线基本正常

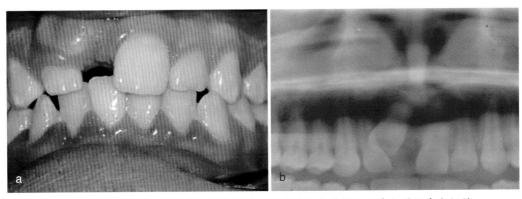

图 11.20　治疗前正面咬合照及全口曲面体层片。阻生的右上中切牙远中向倾斜

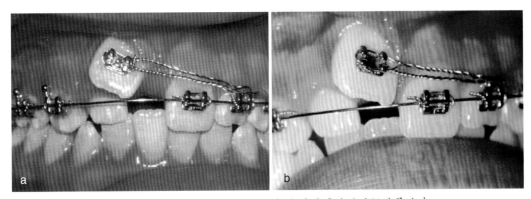

图 11.21　手术后 2 周及 6 周，轻力移动牙的同时促进骨改建

0.014英寸的镍钛丝，轻力排齐刺激骨改建（图11.22a）。3个月后可见明显的疗效（图11.22b）。

当右上中切牙接近咬合平面时，在右上侧切牙上粘接托槽并安置推簧，开辟中切牙及侧切牙间隙（图11.23a）。使用0.016英寸的弓丝进行上牙弓的排齐整平工作。同时，在下牙上粘接托槽解决下颌前牙的轻度拥挤问题（图11.23b）。

6个月之后，下颌前牙的轻度拥挤解除，中线对正（图11.24a）。由于患者出国，在尖牙间粘接固定舌侧丝维持（图11.24b）。口腔卫生状态有待改善。

将治疗前后的全口曲面体层片进行对比可看到右侧中切牙的牙根未见明显吸收，但是右上侧切牙根尖可见轻度的近中向倾斜（图11.25）。

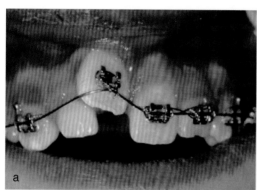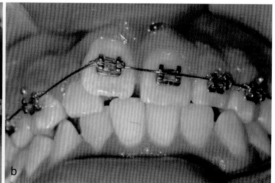

图11.22 使用0.014NiTi轻力伸长切牙并促进骨改建

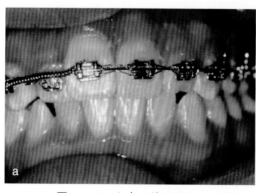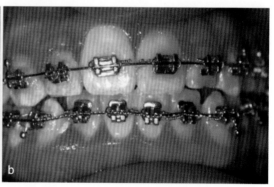

图11.23 当有足够的间隙时粘接右上侧切牙托槽并粘接下颌托槽解决轻度拥挤

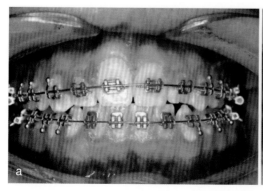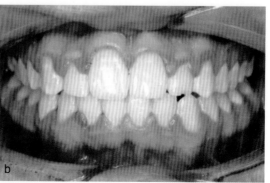

图11.24 粘接前后正面咬合照，口腔卫生有待改善

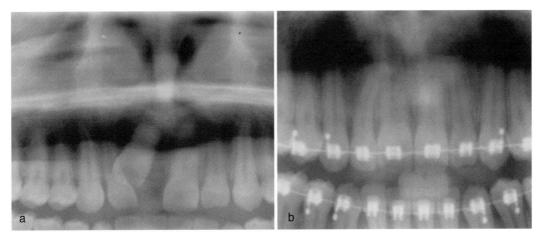

图 11.25　治疗前（a）与治疗后（b）全口曲面体层片对比，未见明显牙根吸收

11.1　小结

早期诊断是治疗成功的关键。每个临床病例都需要个体化的治疗方案以期达到最佳功能及美观状态。推荐使用轻力牵拉，使牙齿逐步进入咬合平面，必须进行细致的软组织监控，以期成功实现长期的美学目标。保持良好的口腔卫生对于形成正常的切牙间附着龈及牙间乳头至关重要。

在外科手术及正畸治疗过程中，也必须密切关注保持牙髓活力的问题。由于病因不同及阻生切牙的倾斜度有差异，手术的时机也不相同。

不幸的是，现阶段并没有特定的托槽或者弓丝专门用于治疗这类患者。但最重要的是，整个治疗期间需要维持持续轻力。强烈建议术后维持期间，最少保持 6 个月。对于所有的这类病例，推荐进行长期固定维持。

第 12 章

牙移动过程中牙周风险的规避

Julia Harfin

正畸医生进行牙齿矫正的黄金标准是在获得洁白牙齿、迷人微笑的同时能够拥有正常的牙龈牙周组织健康。为了实现这一目标，全面了解牙周组织的组织学和生理学知识至关重要。尤其是对于年轻患者，甚至有必要了解牙周组织的病理学知识。

牙周组织是一个复杂的体系，它包括牙龈组织和附着在牙根表面的牙骨质组织以及牙周韧带、牙槽骨。在儿童生长期间，这些组织处于一个不断变化的状态，在矫正前、中、后期维护它们的健康至关重要。

临床研究表明，牙齿舌侧的角化龈及附着龈相较于面颊部分布更宽。唇向移位的下颌中切牙萌出过程中更容易形成与不均衡的牙龈弧度一致的局部牙龈萎缩及牙周附着丧失。

对每位患者而言，完整而详细的诊断是最基础的。众所周知，牙龈炎是一种未发生牙龈结缔组织附着丧失的疾病。虽然这个过程可逆，但他可能会诱发牙周病，引起根尖上皮细胞的迁徙、结缔组织和牙槽骨的丢失。龈炎的存在和下前牙区的局部牙龈退缩是一个具有挑战性的个体条件。通常而言，老年患者比青少年患者更常见，下颌切牙比上颌切牙更常见。

它与牙槽骨骨开裂也密切相关。大约 80% 的男性患者下颌切牙牙龈萎缩发生在唇侧（Andlin-Sobocki）。牙龈炎症的存在会对微笑美观产生负面影响，并且可能会导致受侵牙的疼痛或者敏感。在 7~12 岁的儿童中，牙龈退缩的患病率为 4%~8%（Seehra）。龈炎的病因较多，萌出的异位牙可能会在该区域的局限性龈炎中发挥重要的作用。牙周生物型较薄的患者比牙周生物型厚的患者更容易出现这个问题。龈炎好发于下颌中切牙区，而侧切牙更容易舌向萌出（Vasconcelos）。

最重要的是如何辨别真性牙龈退缩和假性牙龈退缩。真性牙龈退缩是牙骨质的暴露，并伴有结合上皮顶端向根方迁徙（Song）。诱发因素包括下颌切牙唇向异位、附着龈宽度过小、牙龈外伤、不良的口腔卫生等等。与之相反，舌向异位的切牙角化龈宽度较厚，临床牙冠较短。拥挤同时伴有咬合创伤也会导致严重的牙龈退缩（图 12.1）。两相循环，这种牙龈退缩无法自行改善，且随着时间推移逐渐恶化，并有可能最终导致牙齿脱落。

良好的口腔卫生在治疗结果方面扮演着重要的角色。必须通过分发宣传资料或者口头叮嘱的形式向患者进行口腔卫生宣教，不断加强患者的口腔卫生保健观念。为了减少和控制下颌切牙牙龈退缩，正畸医生与牙周医生两者之间建立密切联系相当重要。研究结果表明，

J. Harfn (✉)
Department of Orthodontics, Maimonides University, Buenos Aires, Argentina

Health Sciences Maimonides University, Buenos Aires, Argentina

正常的上下颌切牙位置可以改善牙龈牙周组织高度位置，或者让牙龈牙周组织位置趋向正常（Seehra）。

必要时，在正畸治疗后，待下颌切牙位置恢复正常后，选择游离龈移植来治疗牙龈退缩。在一些成年患者和某些情况下，建议预先进行游离龈移植；但在年轻患者中不建议这么做。因为随着牙齿位置的纠正，牙龈可以逐步恢复正常，长上皮结合是最常出现的结果。诱发因素有下切牙的唇向倾斜和较小的牙龈附着宽度。在这些患者中，由于切牙位置不正确导致的菌斑附着所诱发的龈炎以及局部下颌前部牙龈退缩结合起着决定性因素（Parft，Mjör）。

牙齿的卫生状况对于维护和改善牙龈牙周状况至关重要。对于这种情况的早期矫正的长期观察表明前牙反𬌗纠正需要长期维持。一些患者甚至还需要进行二期矫治，但不是所有人都需要进行二期矫治。毫无疑问，这种情况应当尽早处理避免产生更严重的后果。

以下是两例典型病例。第一位患者是一个 8 岁的男孩，患有严重的局部牙龈萎缩及切牙区反𬌗（图 12.2）。患者母亲的主诉是上颌中切牙的位置不正。没有相应的牙科治疗史。患者上下牙弓拥挤度 5mm，牙龈曲线不协调。

侧位片显示下切牙唇向移位，牙周附着明显丧失，右侧第一乳磨牙缺失。患者口腔卫生状态良好（图 12.3）。双侧磨牙Ⅰ类关系，但是右侧磨牙反𬌗。

分析模型及 X 线片及照片后制订一期治疗计划。

1. 排齐整平牙弓。
2. 维持Ⅰ类磨牙关系。
3. 获得尖牙Ⅰ类关系。

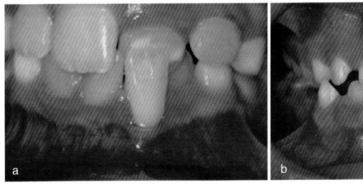
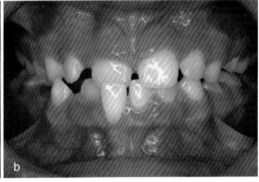

图 12.1 早期混合牙列唇向异位的下颌切牙牙龈退缩及附着龈宽度减小的病例

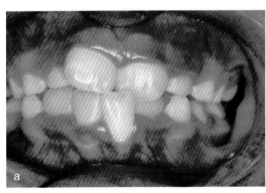
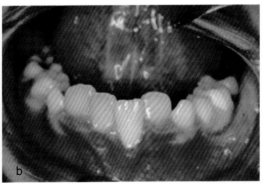

图 12.2 一个 8 岁的患者下颌前牙牙龈退缩明显，伴有上下颌轻度拥挤

4. 改善下颌前牙区牙周条件。

5. 获得良好的覆𬌗覆盖。

6. 长期稳定保持。

为了达到这些目标，粘接 0.022 英寸体系的托槽，使用 0.016 英寸 ×0.016 英寸的隐形压低辅弓进行治疗。此阶段，下牙没有粘接托槽（图 12.4）。

7 个月后，上颌中切牙及侧切牙位置恢复正常。为了改善牙龈条件，尤其是下颌前牙区，建议进行严格的菌斑控制。在菌斑控制达标前，下颌不粘托槽（图 12.5）。

侧位片可见真实的状态。下颌第一磨牙粘接带环，使用 0.036 英寸的不锈钢丝在磨牙近中弯制阻挡曲维持牙齿的前后向位置，避免右

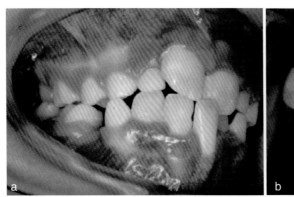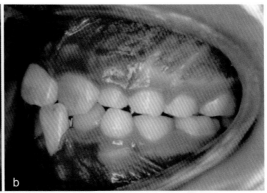

图 12.3　治疗前侧面照。右侧中切牙前部牙周附着丧失

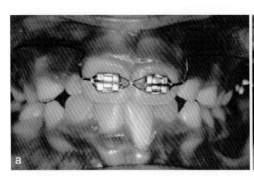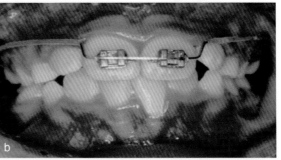

图 12.4　在上颌切牙区粘接结扎托槽（0.016 英寸 ×0.016 英寸合金丝）纠正覆𬌗、覆盖

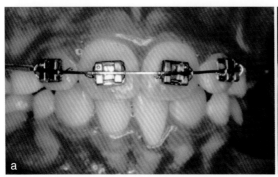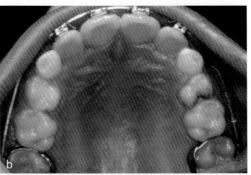

图 12.5　治疗后 7 个月，使用 0.016 英寸的不锈钢丝后上颌切牙位置逐渐正常

侧第一磨牙近倾。上颌使用 0.016 英寸 ×0.022 英寸的不锈钢丝控制上颌切牙的倾斜度及转矩（图 12.6）。

由于患者父母工作原因，全家移居国外 2 年，萌出后的尖牙及前磨牙不粘接托槽。

拆除 2 年后，上下切牙位置及倾斜度基本正常。中线对正，殆平面与牙龈曲线协调一致。

覆殆、覆盖正常。下颌中切牙区牙龈恢复良好，无须进行牙龈移植手术（图 12.7）。

侧位片显示尖牙、磨牙关系均为Ⅰ类，前后牙覆殆、覆盖均正常（图 12.8）。

口内咬合照可见治疗后疗效。下颌即使没有在每颗牙上粘接托槽进行矫治，也需要在下颌每颗牙上使用舌侧丝固定维持。建议每 6 个

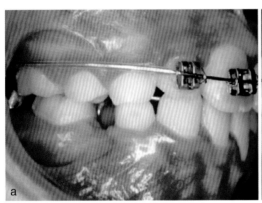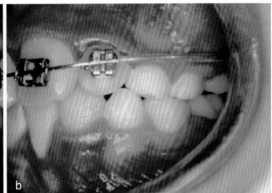

图 12.6 侧面咬合照。为了保持下颌前后向位置下颌磨牙较低且舌倾

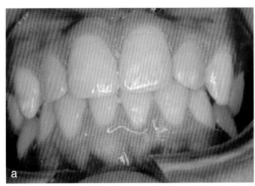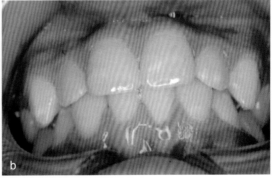

图 12.7 治疗结束后 2 年，效果保持良好甚至有所改善。中线对正，覆殆、覆盖正常

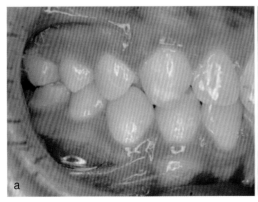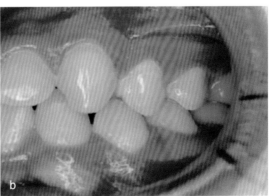

图 12.8 侧面咬合照显示治疗结束的结果。尖牙、磨牙达到Ⅰ类的咬合关系

月进行一次复诊随访（图12.9）。

4年零9个月后患者来复查保持器，可见矫正效果维持较好，甚至出现了更好的改善现象，龈缘形态正常（图12.10）。

侧位片可见尖牙、磨牙维持Ⅰ类关系，覆𬌗、覆盖正常（图12.11）。

治疗前后的正面咬合照对比可见无论是下颌切牙牙龈状态还是咬合平面均可见明显的变化。下颌中切牙位的牙槽骨萎缩得以纠正。治疗后无须进一步的牙周治疗。上下颌切牙区牙龈状况恢复正常（图12.12）。

下面是另一个能够说明早期治疗重要性的病例。患者是一个9岁8个月的女孩，她的母亲对开始矫正腭侧异位的右上中切牙的最佳时机的不同建议感到困惑，儿牙医生希望她再次来了解一下这个问题。有的医生建

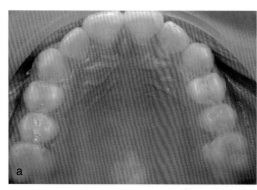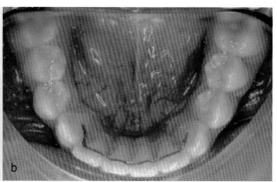

图12.9 治疗结束后2年的上下颌

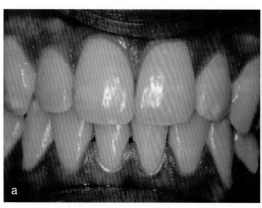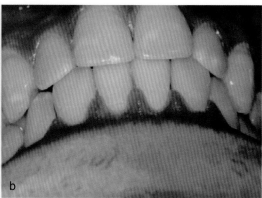

图12.10 4年零9个月的随访结果，矫治效果维持，牙龈组织恢复正常

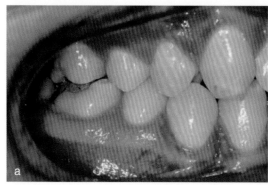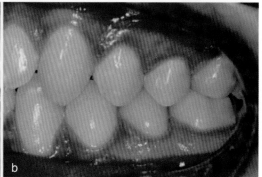

图12.11 治疗结束4年零9个月的侧面咬合照

议现在就拔除左下中切牙改善咬合，另一些医生则表示可以等到第二磨牙萌出后再进行，还有医生建议使用微螺钉支抗来解决（图12.13）。

为了降低母亲的焦虑感，笔者向母女解释了不同治疗选择下类似病例的情况。家长了解早期矫正中切牙位置对预防将来发生更多的牙齿牙周疾患是非常有必要的。

患者及家长必须完全了解良好的口腔卫生是形成或者维持正常牙龈－牙周组织健康的重要条件。需要强调的是，患者由于龈缘线不均衡导致切牙间间隙未完全关闭（图12.13）。

侧面咬合照可见尖牙、磨牙Ⅰ类关系同时伴有下颌左侧中切牙过度唇展的问题。虽然患者年龄较小，依然可见口内该区域出现了牙周附着丧失。上颌左侧中切牙腭向受压移位（图12.14）。

咬合照显示上牙弓 2.5mm 散隙，下牙弓2mm 散隙（图12.15）。口腔卫生健康良好，未见明显龋坏。

通过分析模型资料、X 线片资料及照片，一期治疗目标如下。

1. 纠正上、下颌右侧中切牙位置关系。

2. 排齐整平牙列。

3. 保持尖牙、磨牙Ⅰ类关系。

4. 改善牙龈牙周条件。

5. 长期稳定保持。

为了达到以上治疗目标，使用0.022英寸的陶瓷托槽，在上颌切牙上粘接托槽，第一磨牙粘接带环，0.014 英寸的不锈钢丝入槽（图12.16）。

治疗 5 个月后的侧面咬合照可以看到矫治效果。双侧乳磨牙维持在正常位置（图12.17）。定期进行口腔卫生检查。

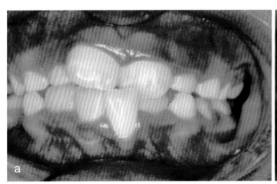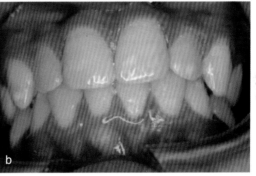

图 12.12　治疗前（a）与治疗后（b）对比，中线对正，牙龈组织形态完全恢复正常

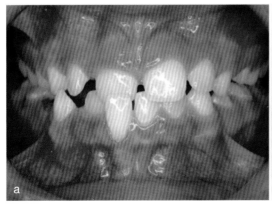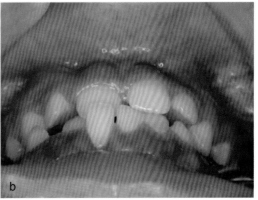

图 12.13　治疗前正面咬合照。下颌左侧中切牙唇向异位

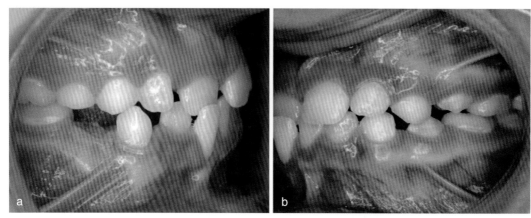

图 12.14　磨牙Ⅰ类关系，下颌左侧中切牙唇向移位

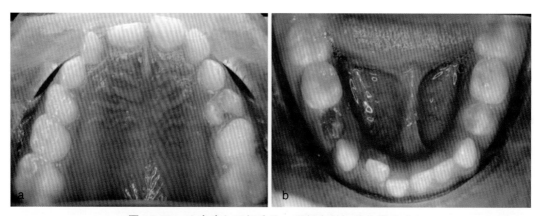

图 12.15　治疗前上下颌牙弓。下颌左侧切牙位置不正

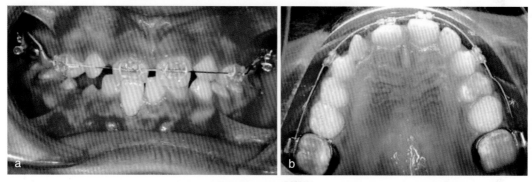

图 12.16　治疗开始粘接陶瓷托槽，使用 0.016 英寸的不锈钢丝

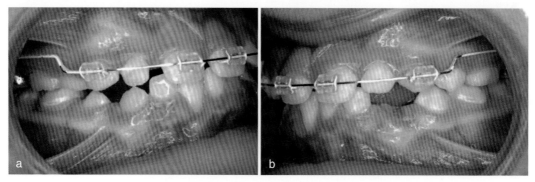

图 12.17　使用 0.016 英寸的不锈钢丝侧位咬合照

中切牙间放置"8"字结扎关闭切牙间隙。覆殆覆盖基本正常，前磨牙正常萌出（图 12.18）。

当所有的前磨牙及右侧尖牙萌出后，使用 0.018 英寸的不锈钢丝完全排齐整平上颌牙列，在左侧尖牙区放置推簧维持萌出间隙。同时使用 0.014 英寸的 NiTi 丝作为辅弓。辅弓法排齐

左上尖牙避免破坏邻牙位置关系（图 12.19）。

下颌粘接 0.022 英寸的陶瓷托槽，使用 0.016 英寸的不锈钢丝来纠正拥挤的下前牙及扭转的前磨牙（图 12.20）。

以下是正畸治疗结束的状态：中线对正、龈曲线与殆平面一致。覆殆、覆盖正常（图 12.21）。

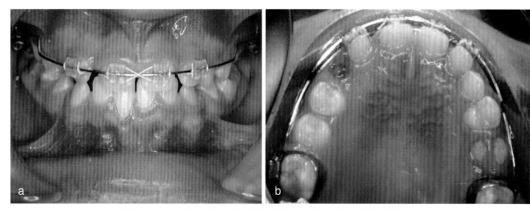

图 12.18　为了关闭切牙间隙使用"8"字结扎牵拉切牙

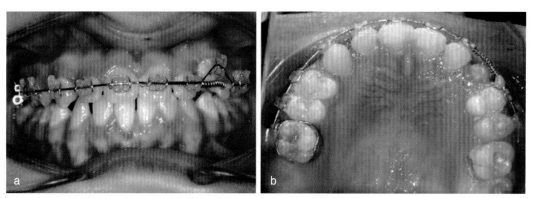

图 12.19　使用推簧维持间隙并使用 0.014NiTi 双弓丝排齐的正面照及殆面照

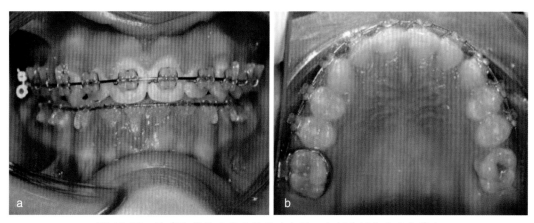

图 12.20　治疗阶段的正面及殆面咬合照。上颌左侧尖牙完全萌出

18 个月后的随访显示保持稳定。上下颌切牙区覆𬌗、覆盖正常。口腔卫生保持更佳（图 12.22）。

侧面咬合照显示尖牙、磨牙关系维持Ⅰ类。切牙位置及左侧下颌切牙区域牙龈退缩问题均得到改善（图 12.23）。

显然，上下颌切牙位置和倾斜度改善明显。

建议下牙弓长期固定保持（图 12.24）。

治疗前后正面咬合显示前牙区咬合更紧密。所有的治疗均达到目标，牙龈 – 牙周组织恢复正常（图 12.25）。

这名 9 岁的患者与之前患者类似。在没有任何外科手术的介入下，使用相同的治疗方案后，治疗前和治疗后 5 年的正面咬合照能很好

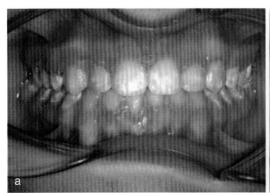
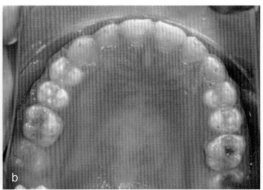

图 12.21 正畸治疗结束。治疗目标已经达成

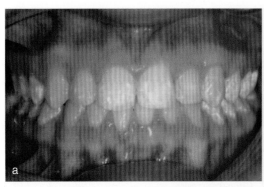
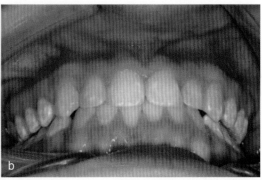

图 12.22 18 个月后的随访。结果显示保持稳定，下颌牙龈持续恢复正常

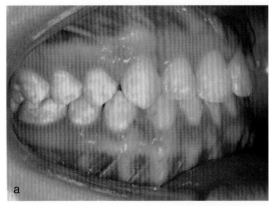
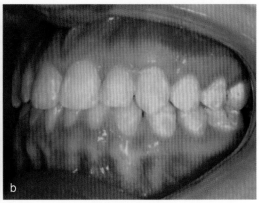

图 12.23 治疗结束 18 个月后双侧咬合照。尖牙、磨牙维持Ⅰ类关系

地说明矫治效果。错位的前牙恢复正常位置，牙龈乳头恢复良好。咬合明显改善，在只进行了正畸治疗后即达到了牙周健康的黄金标准。5

年的随访结果显示没有明显的复发并且患者的牙龈牙周组织完全恢复正常（图 12.26）。

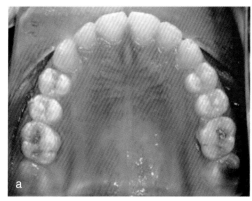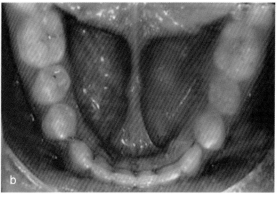

图 12.24　建议进行长期固定维持

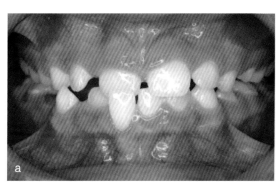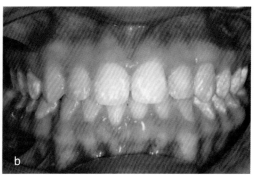

图 12.25　治疗前（b）与治疗后（b）正面咬合照对比。中切牙位置改善牙龈组织完全恢复正常

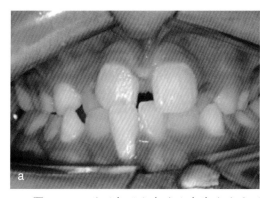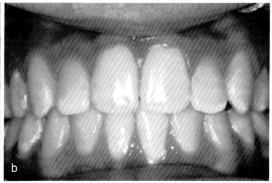

图 12.26　使用相同方案的治疗前（a）与治疗 5 年后（b）正面咬合照对比。牙龈组织正常

12.1　小结

　　人们普遍认为，倾斜的切牙更容易出现唇侧牙龈的退缩。结果表明，当牙齿发生颊、舌

侧位置变化时，角化龈和附着龈宽度确实会发生显著改变（Binstein）。

　　本章所述的临床病例表明，早期使用固定矫治器矫治可以达到良好的效果，并且这种干预会逆转牙龈退缩的进程。可以清晰地观察到牙龈组织完全恢复，因此在正畸治疗前不需要进行牙龈修整手术。最理性的做法是尽快纠正唇倾的下颌切牙，这将有助于恢复正常的牙龈组织。

多学科联合治疗是获得最佳治疗效果的唯一途径。毫无疑问，正畸治疗前后的金标准是维持牙龈组织的健康。最重要的是避免牙周附着不可逆丧失，因此严格的菌斑控制对于改善和维持已取得的效果至关重要。应该特别留意的是唇倾的下颌切牙与其周围附着的牙龈之间的关系，因为它可能是该区域牙龈持续退缩的病因。毫无疑问这种治疗方式非常有效（结果与治疗时间），长期追踪的结果也证实了这一观念。

第 13 章

唇腭裂患者的早期正畸治疗
Somchai Satravaha

唇腭裂（CLP）病例是正畸医生公认的比较特殊又极具挑战性的正畸病例（图 13.1~图 13.6）。

唇腭裂患者的正畸治疗可能因为多种因素变得复杂，相比非唇腭裂患者，唇腭裂患者往往需要使用多种方法，治疗的疗程也相对更长。唇腭裂患者的治疗目标与其他病例的正畸治疗一样，即实现良好的功能、美观和稳定性。

唇腭裂病例的问题有很多（图 13.7）：①部分上颌骨塌陷；②上颌骨突出；③鼻部畸形；④咬合错乱；⑤美观问题；⑥语音障碍；⑦耳部疾患；⑧其他相关问题，如心理问题。这些问题应该由多个学科的医疗团队来参与解决，其中必须包括正畸医生。

大多数唇腭裂病例同时表现出骨骼和牙齿问题（图 13.8~图 13.12）。上颌骨和下颌骨之间的矢状向差异是所有三维问题中最突出的（图 13.13）。

唇腭裂病例的治疗目标与其他正畸治疗的目标相同，即达到良好的功能、美观和稳定性。医生需要以合理的治疗设计为导向，根据预期结果进行矫治的设计。因此，医生必须进行全面的分析，明确诊断和制订治疗计划，选择合适的矫治器进行矫治，保持治疗结果，以获得

S. Satravaha (✉)
Faculty of Dentistry, Orthodontic Department, Mahidol University, Bangkok, Thailand

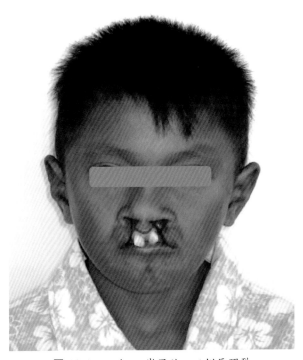

图 13.1　一名 12 岁男孩，双侧唇腭裂

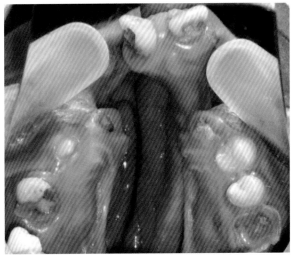

图 13.2　该患者的牙槽突和上腭处存在很大的裂隙

稳定性。

如前所述，上颌骨和下颌骨之间的矢状向差异是所有三维问题中最突出的问题，因此应借助早期面部生长型可以被改变的有利条件，首先纠正矢状向骨骼差异。为了改善唇腭裂患者的矢状向骨骼差异，推荐使用 Thomas Rakosi 的 Ⅲ 类肌激动器（图 13.14、图 13.15）治疗早期 Ⅲ 类错𬌗畸形（详见第 6 章）（Rakosi, 1985; Graber et al, 1997; Rakosi, Graber, 2010; Satravaha, 1993; Satravaha, Taweesedt, 1996a, 1996b, 1999）。

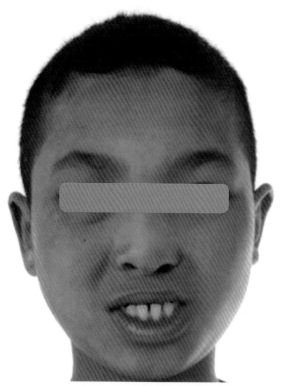

图 13.3　一名 9 岁男孩，单侧唇腭裂

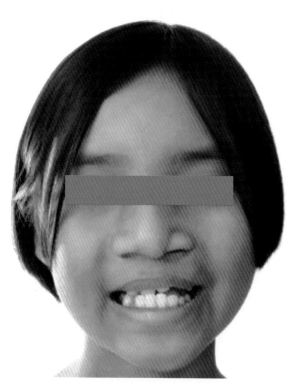

图 13.5　一名 10 岁女孩，单侧唇腭裂

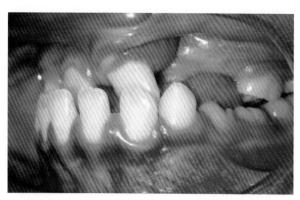

图 13.4　前牙反𬌗，在图中可以看到裂隙的部位

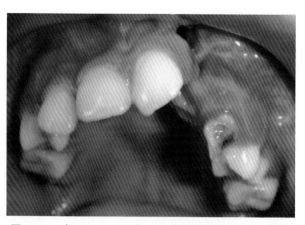

图 13.6　在她的口内照中可以看到裂隙部位和 63 龋坏

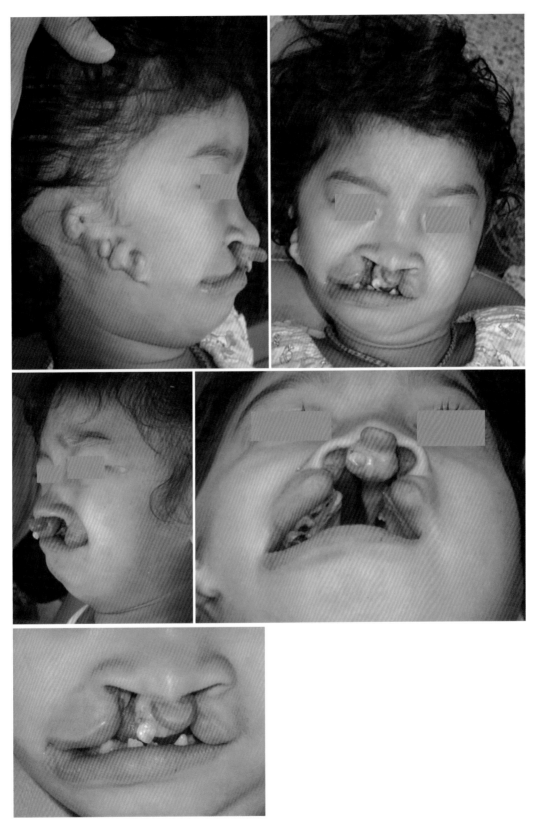

图 13.7　与唇腭裂相关联的多个问题

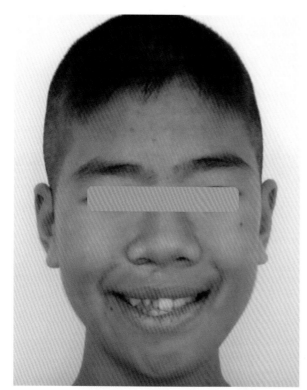

图 13.8 一名 9 岁的男孩伴随单侧唇腭裂

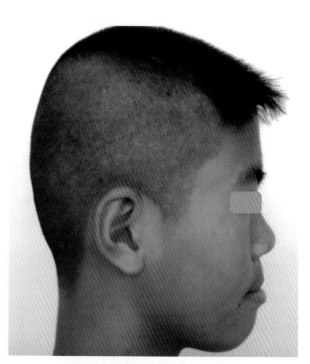

图 13.9 他的面部轮廓呈凹面型

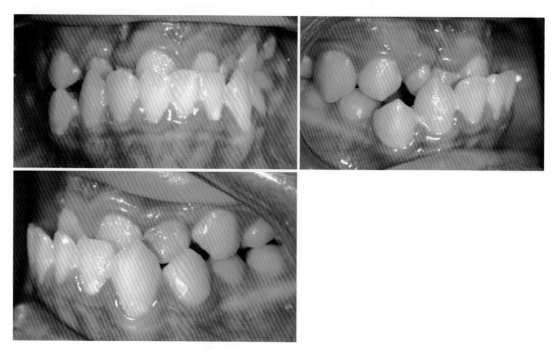

图 13.10 该患者前牙反𬌗

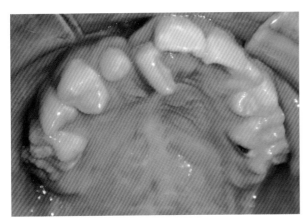

图 13.11　上牙列拥挤且排列不齐

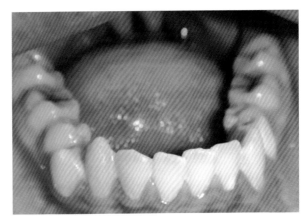

图 13.12　下牙列拥挤和悬雍垂裂

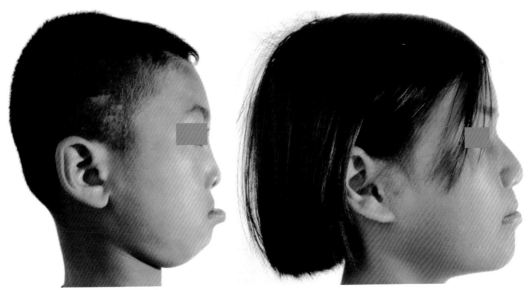

图 13.13　伴有唇腭裂的 9 岁男孩和 10 岁女孩，均因上颌骨和下颌骨矢状向差异而出现凹面型

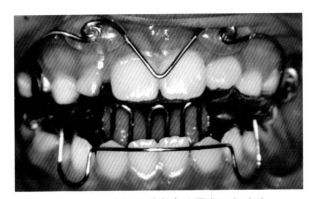

图 13.14　非唇腭裂患者的Ⅲ类肌激动器

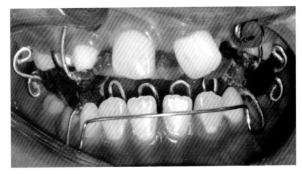

图 13.15　唇腭裂患者的Ⅲ类肌激动器

13.1 唇腭裂治疗病例

病例 1（图 13.16~13.21）

　　3 种类型的微笑。

1. 儿童式微笑，露牙龈（图 13.22）。

2. 青少年式微笑，露上牙（图 13.23）。

3. 老年式微笑，露下牙（图 13.24）。

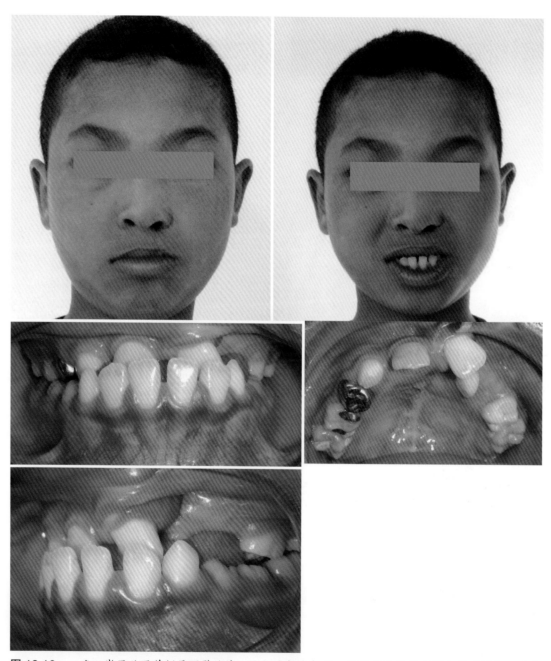

图 13.16　一名 9 岁男孩因单侧唇腭裂就诊，已行唇部修复术。该患者目前处于混合牙列早期，伴有前牙反𬌗，通过口内照可以看到裂隙部位

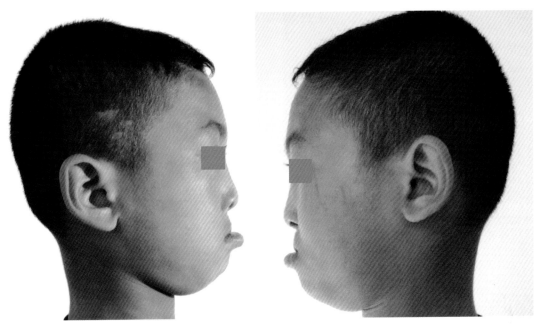

图 13.17 他的下唇明显突出，不美观

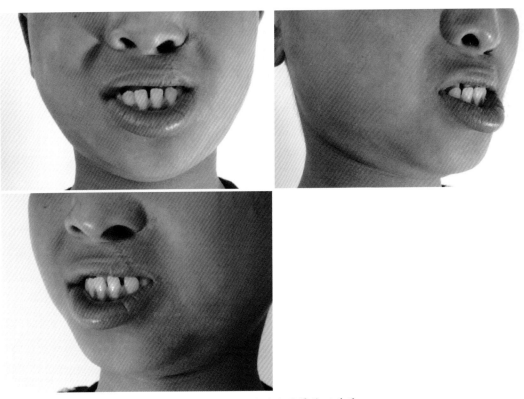

图 13.18 微笑时主要暴露下前牙

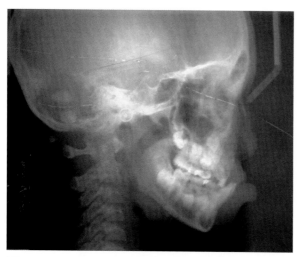

图 13.19 头颅侧位片显示反覆盖、反覆殆，上下唇形成台阶（下唇突出）

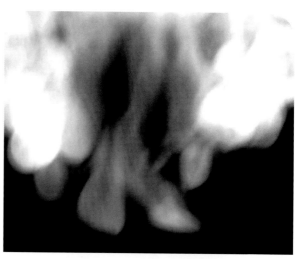

图 13.21 图示为裂隙部位

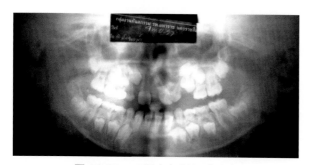

图 13.20 双侧上颌侧切牙缺失

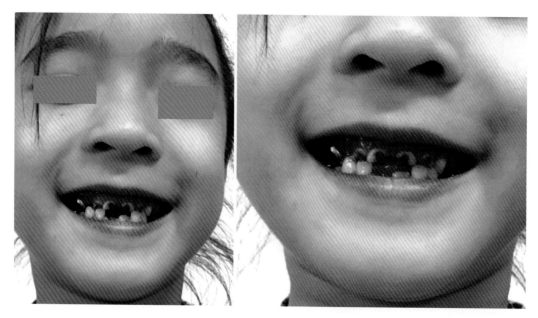

图 13.22 儿童式微笑

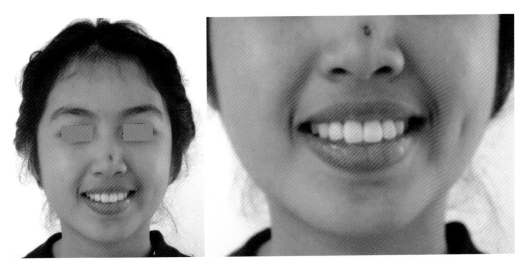

图 13.23　青少年式微笑

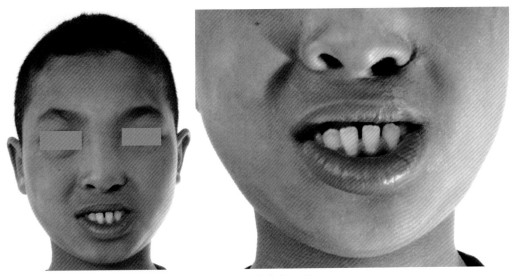

图 13.24　老年式微笑

Ⅲ类肌激动器用于减小上颌骨和下颌骨之间的矢状向差异（图 13.25）。

Ⅲ类肌激动器常与其他正畸矫治器联合使用，以实现正常的覆𬌗、覆盖（图 13.26~ 图 13.37）。

如果医生选择下颌拔牙，会更容易实现正常覆𬌗、覆盖。但该患者配合不佳，不遵医嘱，几乎每次就诊都出现托槽松动。因此方案调整为不拔牙矫治，避免无法关闭拔牙间隙。

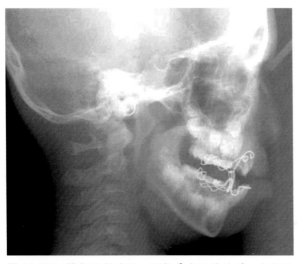

图 13.25　Ⅲ类肌激动器。下颌骨向后移动到一个新的位置。可以清楚地看到患者下唇突度减小

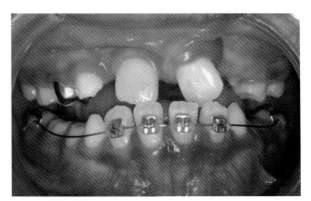

图 13.27　另外使用 2×4 固定矫治器关闭下前牙区间隙

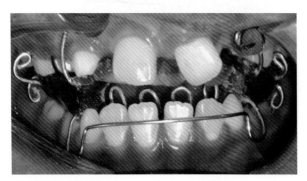

图 13.26　在本病例中，采用Ⅲ类肌激动器来纠正矢状向差异

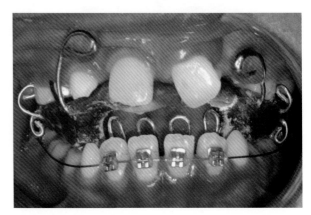

图 13.28　Ⅲ类肌激动器和 2×4 固定矫治器的联合使用

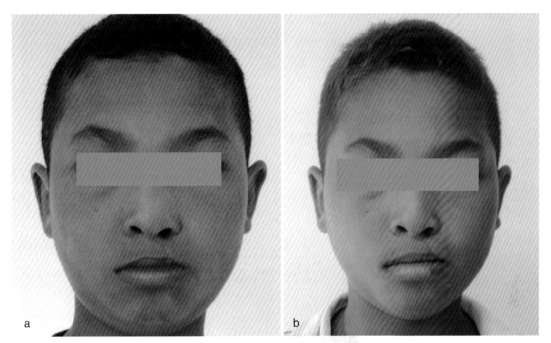

图 13.29　使用Ⅲ类肌激动器后的面部变化

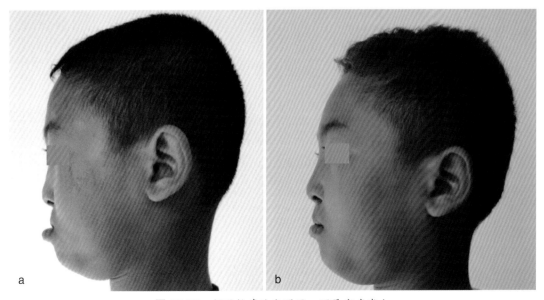

图 13.30　侧面轮廓改变明显，下唇突度减小

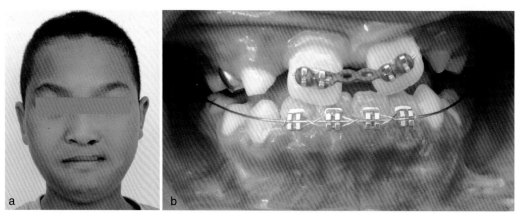

图 13.31　在达到正常覆𬌗、覆盖后，在 11 和 21 上放置托槽，皮链关闭间隙，为 13 和 23 牙萌出提供空间

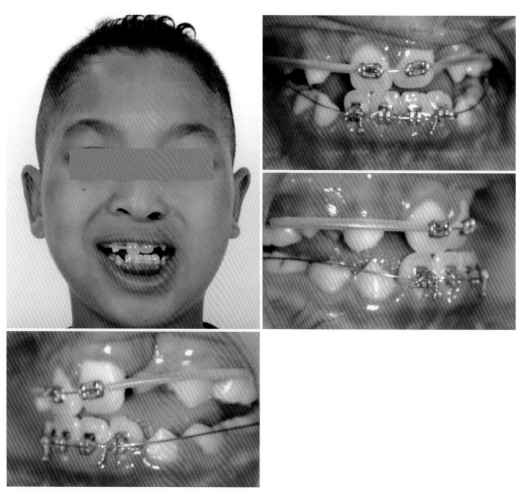

图 13.32　治疗开始后 1 年零 9 个月，由于舌体较大，舌肌推下前牙向前，难以维持正常覆𬌗、覆盖。此时上颌裂隙仍然存在

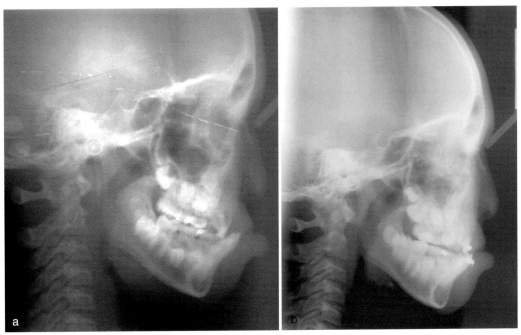

图 13.33　比较治疗开始时（a）和 Ⅲ 类肌激动器治疗后的头颅侧位片，治疗后下颌骨处于矢状向更后的位置（b）

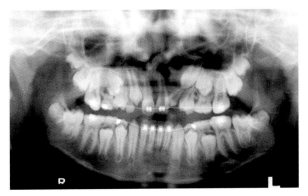

图 13.34　11 岁 2 个月时，曲面体层片显示 12 和 22 缺失；53 和 63 存在。13 即将萌出，23 出现在 63 的根尖附近

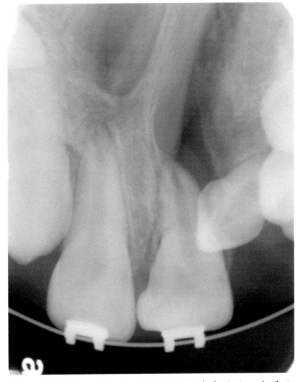

图 13.35　在 11 岁 2 个月时进行牙槽骨移植，在骨小梁形成前拔除 63

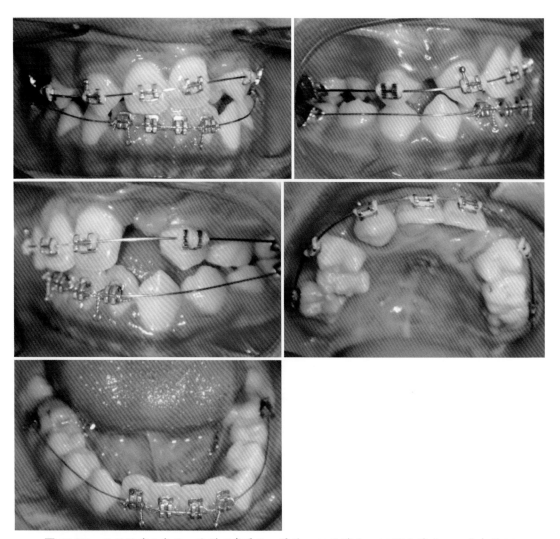

图 13.36 开始治疗 3 年后，达到正常覆𬌗、覆盖。13 已萌出，15 腭向萌出，口内未见 23

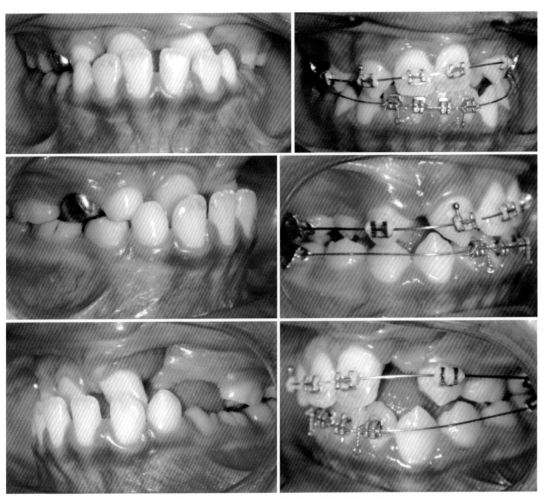

图 13.37　比较治疗开始时和 3 年后的口内照片，达到正常的覆𬌗、覆盖

下前牙和下尖牙间邻面去釉（IPR）是协调上下牙齿大小差异的绝佳方法（图13.38~图13.61）。

已告知患者23和33的开𬌗可能导致复发和治疗结果不稳定。由于患者没有保持良好的口腔卫生，并且计划去另一个城市上学，患者要求拆除托槽（图13.62~图13.74）。

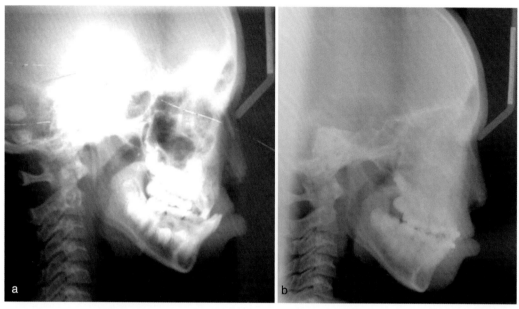

图13.38 治疗开始（a）和3年后（b）的头颅侧位片比较

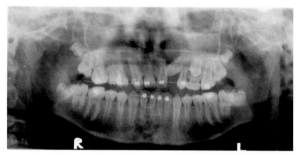

图13.39 治疗开始3年后，全口曲面体层片显示13已萌出，23萌出受阻

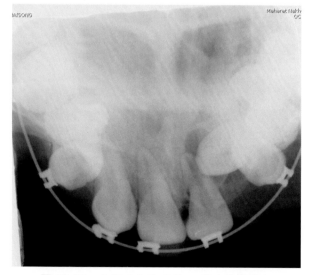

图13.40 上颌咬合片可见23萌出路径受阻

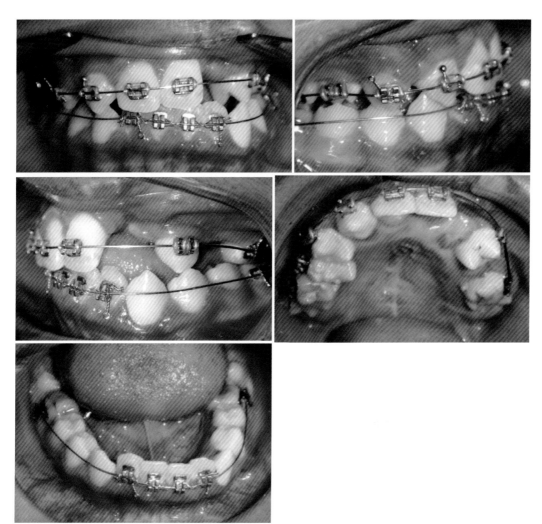

图 13.41　治疗开始后 3 年 5 个月口内照；23 未萌出

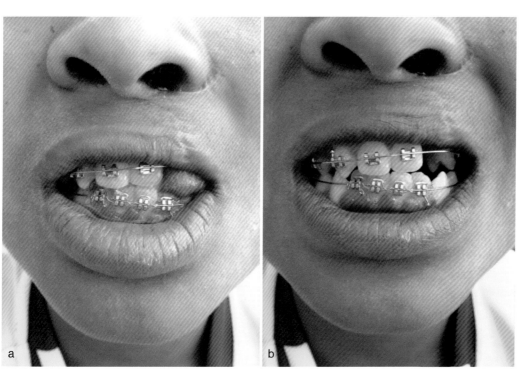

图 13.42　舌体大并且患者有口腔不良习惯，可能是导致 23 未能萌出的原因，需要指导患者进行肌功能训练（Graber, 1963；Garliner, 1981；Satravaha, 1990）

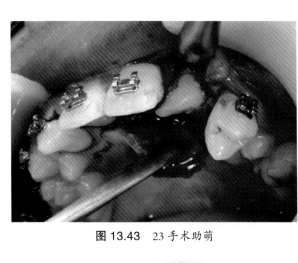
图 13.43   23 手术助萌

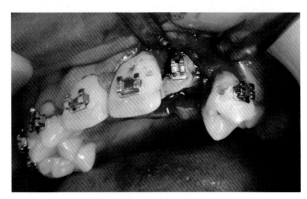
图 13.44   在 23 上粘接托槽

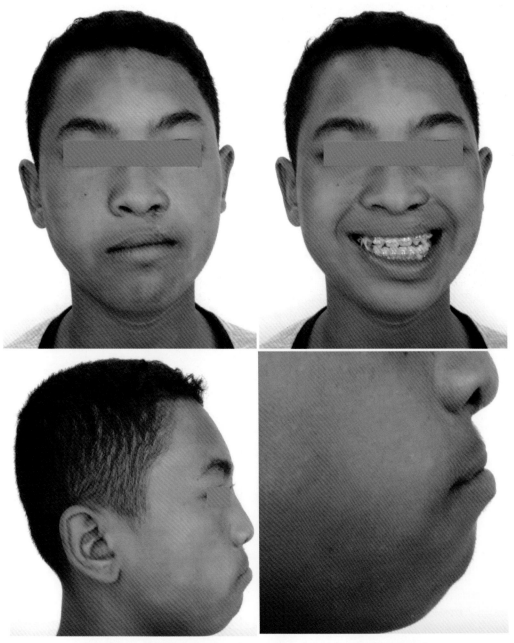
图 13.45   治疗开始后 4 年 5 个月，23 助萌后 1 年拍摄的口外照片

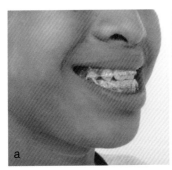
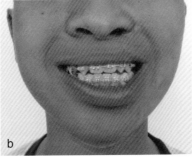
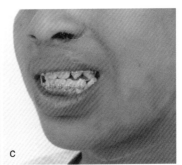

图 13.46　微笑时，同时暴露上下前牙

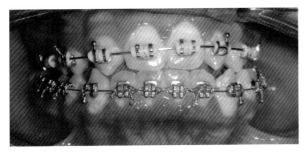

图 13.47　助萌 1 年后，23 萌出到口内

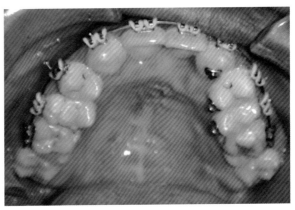

图 13.49　在 23、24 和 25 上放置舌钮，调整后牙咬合

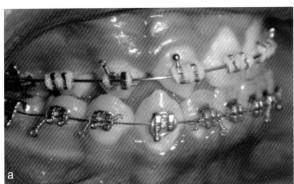
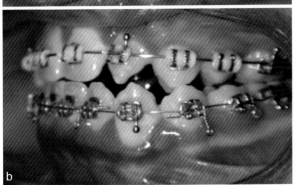

图 13.48　当患者不注意其舌体位置时，双侧后牙咬合时可清楚地看到患者舌体（a），而在他意识到这一点后，后牙咬合时看不到舌体（b）

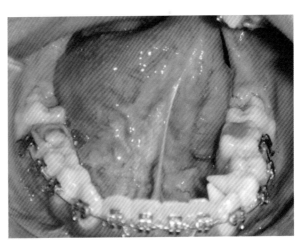

图 13.50　在 33 和 34 上放置舌刺，纠正吐舌习惯

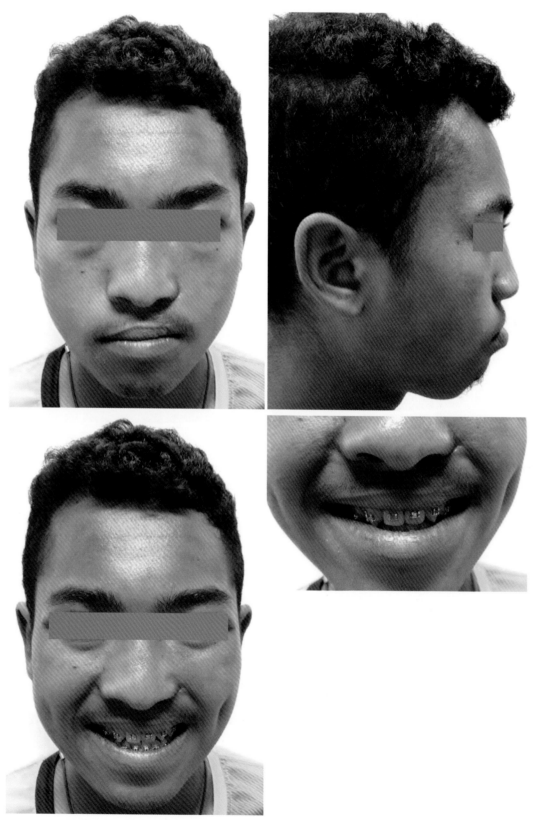

图 13.51　正畸治疗 6 年后，患者 15 岁时颜面照，可见额、侧面部轮廓均有改善。经过正畸治疗和微笑训练，微笑时可以暴露大部分上牙

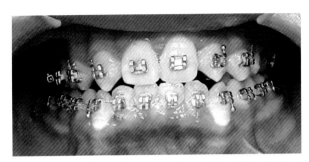

图 13.52　15 岁时口内照；13 和 23 没有改形。由于 12 和 22 缺失，覆𬌗、覆盖较小

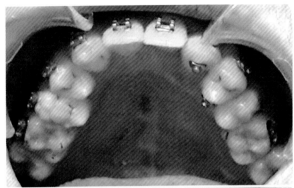

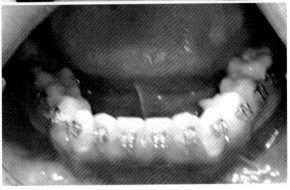

图 13.55　患者 15 岁时口内照片，12、22 缺失后由 13、23 代替，下颌未拔牙

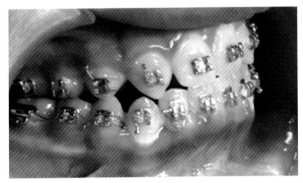

图 13.53　右后侧牙列出现反𬌗。13 与 43 有开𬌗倾向

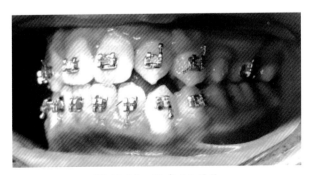

图 13.54　23 与 33 开𬌗

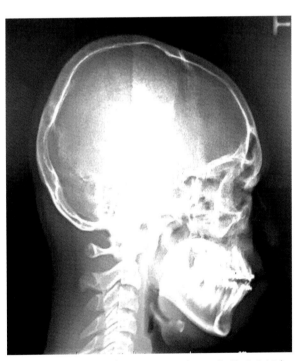

图 13.56　患者 15 岁时头颅侧位片显示轻微开𬌗倾向

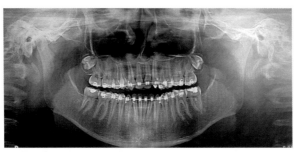

图 13.57 全口曲面体层片显示，除了 12、22、38、48，其余牙齿均正常存在。38 和 48 已拔除

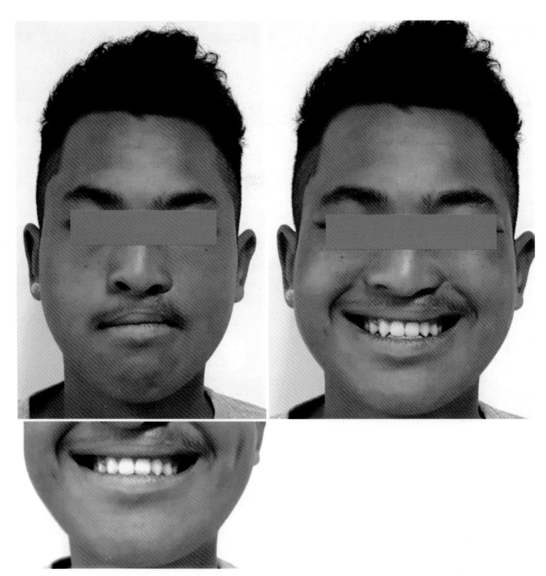

图 13.58 患者 17 岁时，去除托槽后休息状态和微笑状态的颜面照

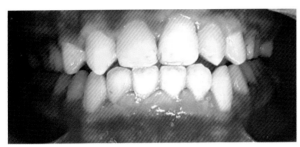

图 13.59 患者 17 岁时，去除上下颌的托槽后，13、23 代替缺失的 12、22。在 23 和 33 之间有轻微的开𬌗

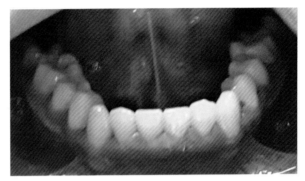

图 13.63 去除托槽后下颌照片

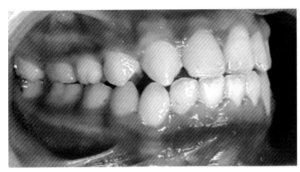

图 13.60 13 和 43 无开𬌗，右侧后牙反𬌗已纠正

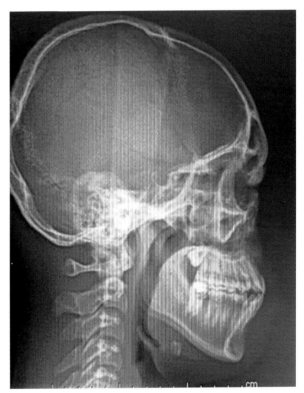

图 13.64 治疗结束时的头颅侧位片

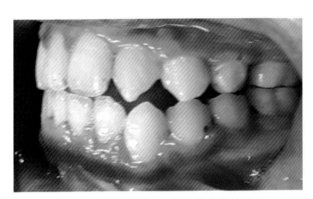

图 13.61 在 23 和 33 处可见明显的开𬌗

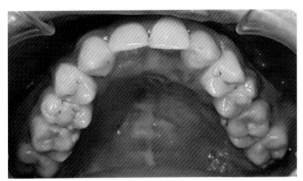

图 13.62 去除托槽后上颌照片，可见 15、25 畸形

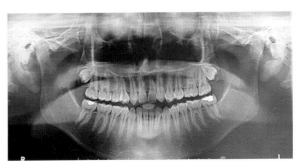

图 13.65 治疗结束时的全口曲面体层片

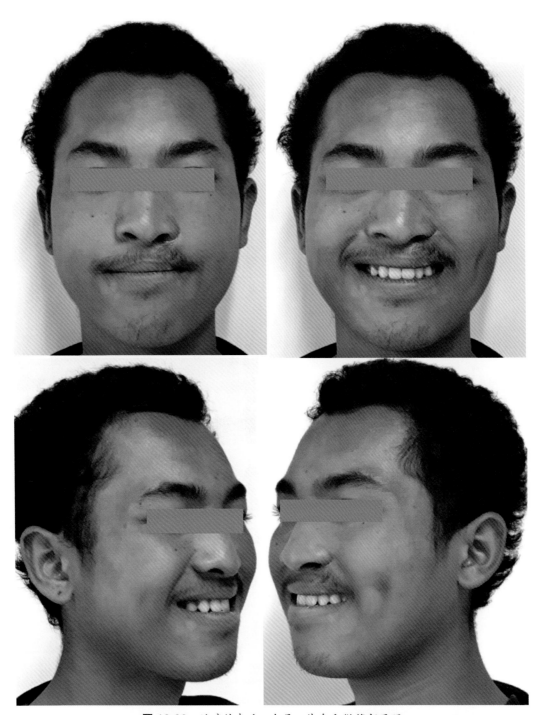

图 13.66　治疗结束后 8 个月，休息和微笑颜面照

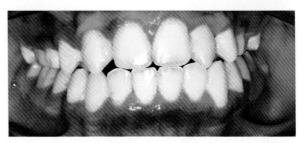

图 13.67　治疗结束后 8 个月复诊时的口内照。治疗结果稳定，23、33 的开殆情况有所改善

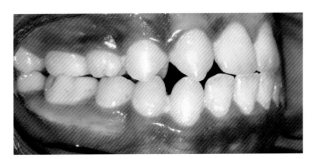

图 13.68 结果稳定

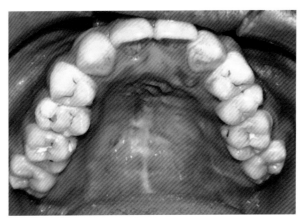

图 13.70 上颌结果稳定

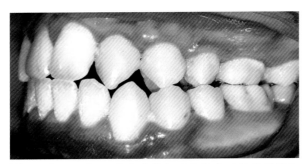

图 13.69 23 和 33 开𬌗改善归功于患者对伸舌习惯和肌功能训练的认识有所提高

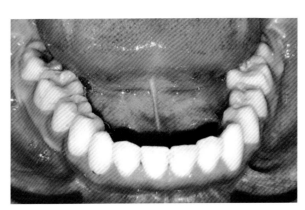

图 13.71 下颌结果稳定，拍照时患者不知情，要注意舌部位置

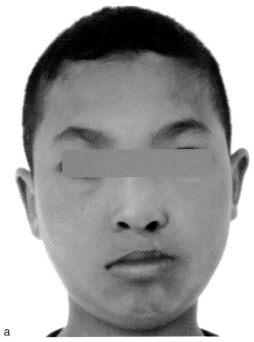

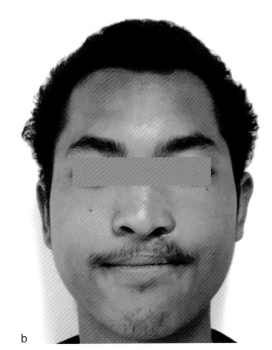

a   b

图 13.72 在治疗开始前（a）和复诊时（b）拍摄的颜面照

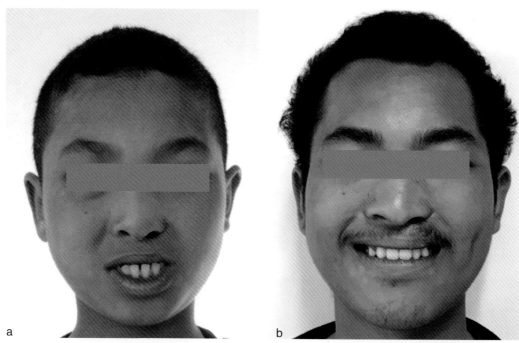

图 13.73　微笑时：治疗前，微笑时只暴露下前牙，不美观（a）；而在治疗后复诊时只暴露上前牙，相对更美观（b）

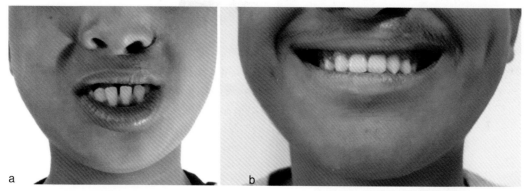

图 13.74　近距离展示治疗前（a）和治疗后复诊时（b）的微笑

病例 2（图 13.75~13.129）

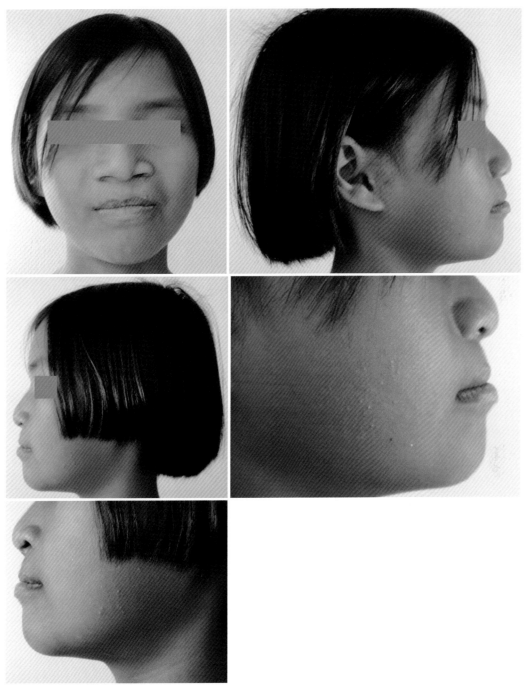

图 13.75 一名 10 岁女孩前来唇腭裂中心就诊。单侧唇腭裂，嘴唇已修复，面部呈凹面型

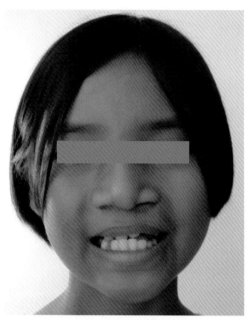

图 13.76　微笑时，下前牙暴露

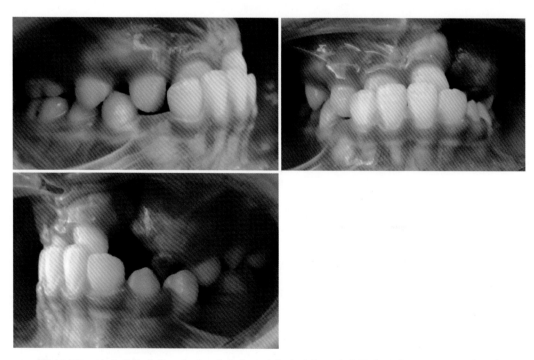

图 13.77　治疗开始时的口内照，患者处于混合牙列期。前牙Ⅲ度反覆殆。可见牙槽突裂

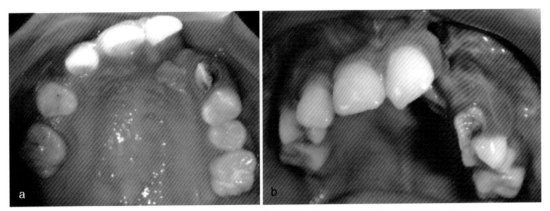

图 13.78　治疗开始时的上牙弓；部分乳牙早脱，63 龋齿。裂隙部位可见

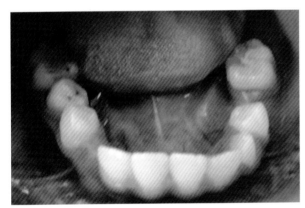

图 13.79　治疗开始时的下牙弓

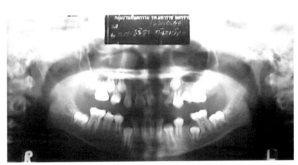

图 13.81　所有牙齿均存在。裂隙部位清晰可见

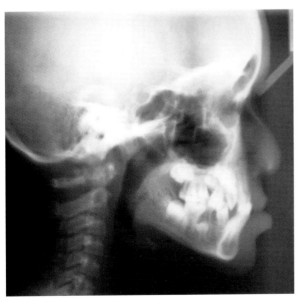

图 13.80　治疗开始时的头颅侧位片显示前牙反𬌗，下唇突出

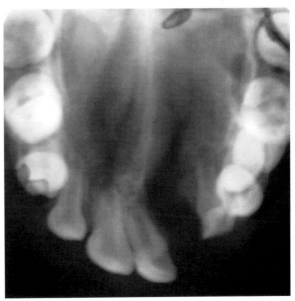

图 13.82　上颌咬合片可见裂隙部位

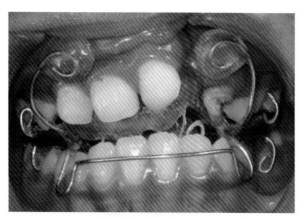

图 13.83　使用Ⅲ类肌激动器纠正矢状向差异

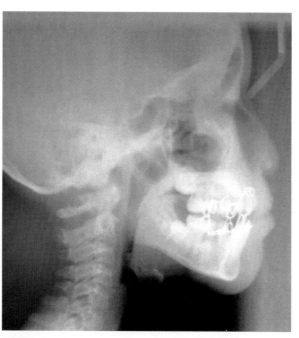

图 13.84　Ⅲ类肌激动器将下颌骨向后推至新位置，下唇突度减小

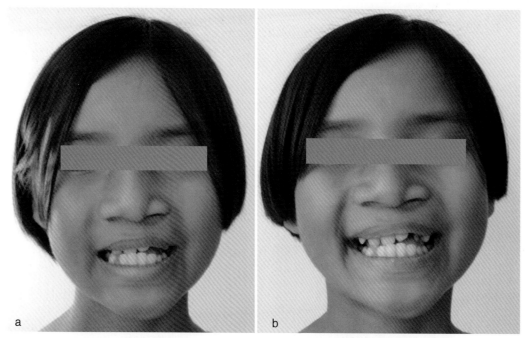

图 13.85　Ⅲ类肌激动器治疗开始时（a）和治疗后 1 个月（b）的微笑照对比，Ⅲ类肌激动器治疗 1 个月后，患者微笑时暴露出更多的上牙

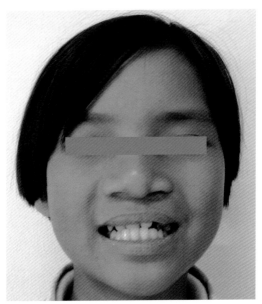

图 13.86　微笑照，Ⅲ 类肌激动器治疗 9 个月后，患者的上前牙暴露量增加

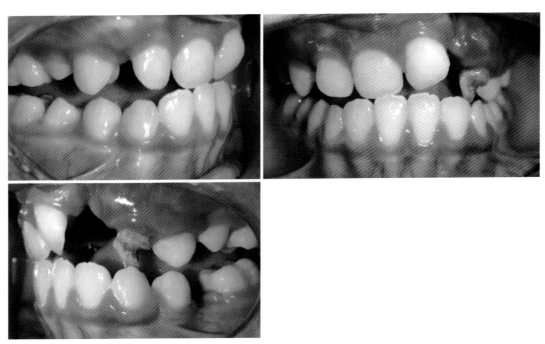

图 13.87　上下颌对刃𬌗；11、12 和 21 舌向倾斜

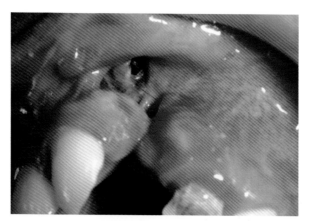

图 13.88　裂隙部位清晰可见

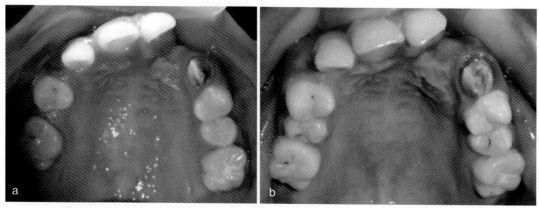

图 13.89　治疗开始时（a）和Ⅲ类肌激动器治疗 9 个月后（b）的上牙弓的比较

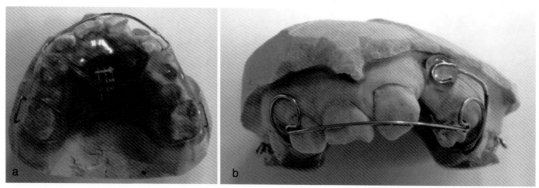

图 13.90　用上颌𬌗垫打开咬合，配合螺旋扩弓器唇倾上前牙（a）。上唇垫在裂隙部位产生骨膜拉力，刺激骨形成（b）

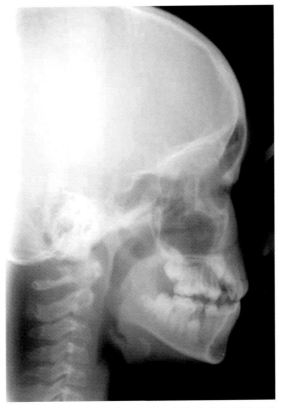

图 13.91　Ⅲ类肌激动器治疗 9 个月后的头颅侧位片

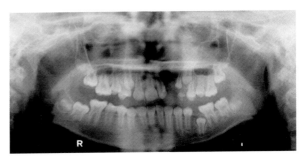

图 13.92　牙槽骨移植前的全口曲面体层片，包括 63 在内的所有牙齿均存在，22 仍然位于牙槽骨裂隙部位的高位

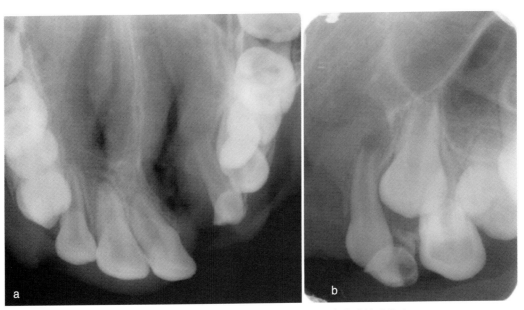

图 13.93　图中可见裂隙部位及 22、63，牙槽骨移植时拔除 63

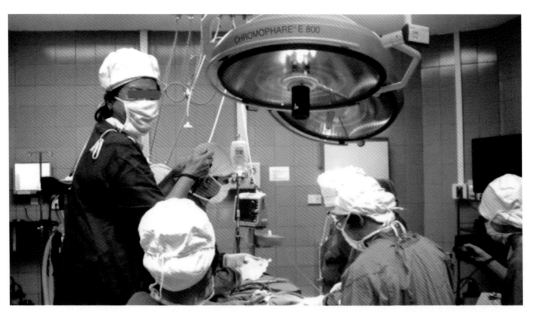

图 13.94 在手术室进行牙槽骨移植

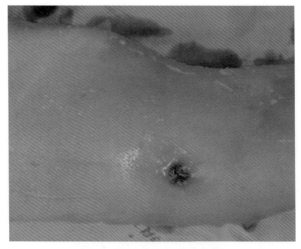

图 13.95 供体部位的准备

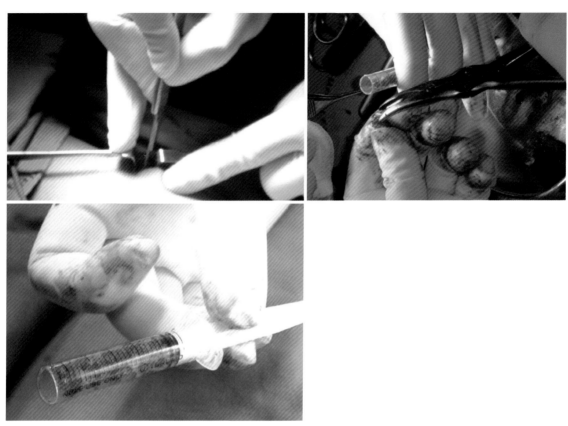

图 13.96　自体髂骨取骨

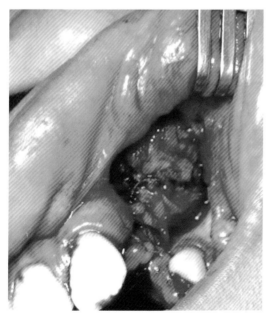

图 13.97　裂隙部位填充髂骨

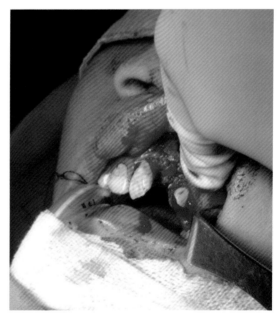

图 13.98　牙槽骨移植，准备缝合

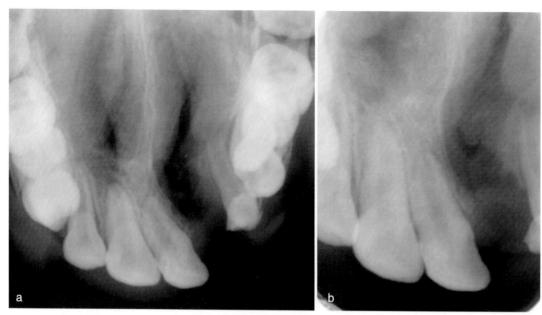

图 13.99　骨移植前（a）和骨移植后比较。裂隙部位可见新骨形成（b）

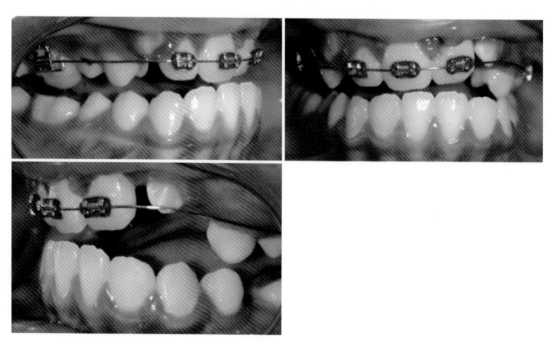

图 13.100　上颌采用固定矫治器唇向倾斜上前牙，22 在裂隙部位萌出

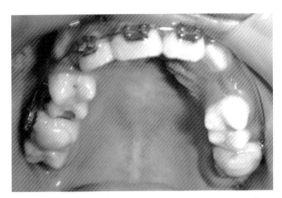

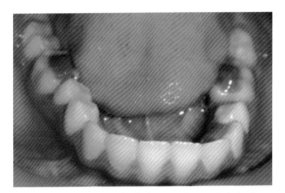

图 13.101　22 在裂隙处萌出，13 即将萌出。所有上颌前磨牙均存在且腭向倾斜

图 13.102　35 尚未萌出，36 和 46 咬合加高

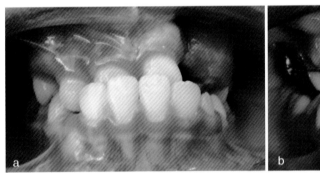

图 13.103　治疗开始前（a）和治疗 2 年 9 个月（b）的口内情况比较

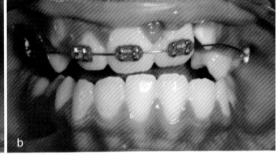

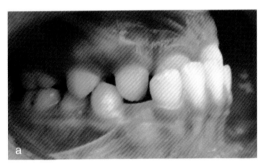

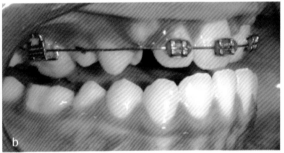

图 13.104　治疗开始前（a）。治疗期间，通过固定矫治器及抬高咬合来最大程度获得正常覆𬌗、覆盖（b）

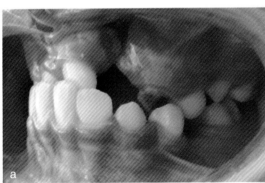

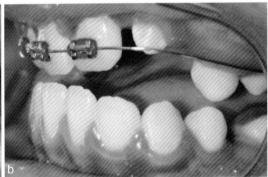

图 13.105　治疗开始时裂隙清晰可见（a）。牙槽骨移植后，22 从裂隙部位萌出（b）

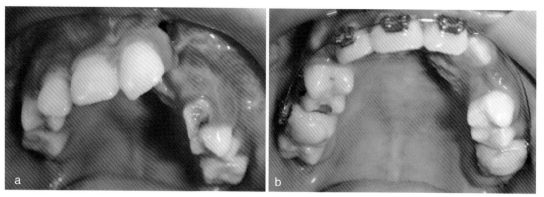

图 13.106　治疗开始时裂隙清晰可见（a）。治疗期间裂隙闭合，22 从裂隙部位萌出，13 正在萌出，上颌前磨牙几乎都已萌出（b）

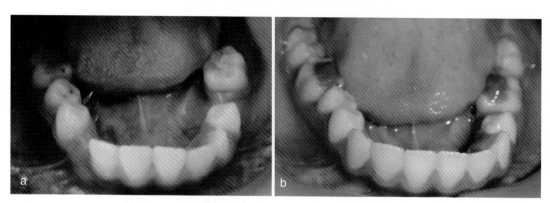

图 13.107　治疗开始时和治疗 2 年 9 个月后下牙弓的比较

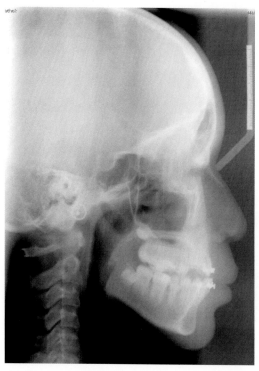

图 13.108　治疗开始后 2 年 9 个月的头颅侧位片

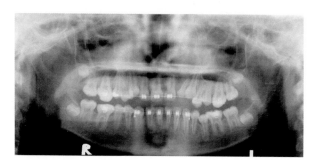

图 13.109　治疗开始后 2 年 9 个月的全口曲面体层片

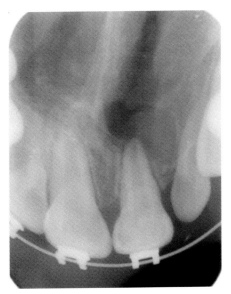

图 13.110　22 牙在裂隙部位萌出

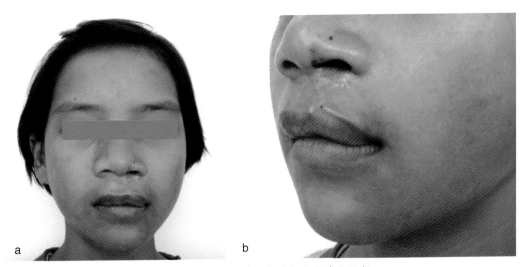

图 13.111　皮肤科医生进行上唇填充注射

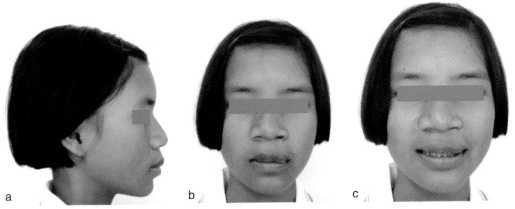

图 13.112　上唇填充注射后 7 个月，上唇变厚，微笑时可见下前牙

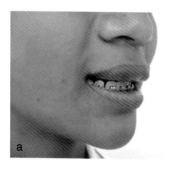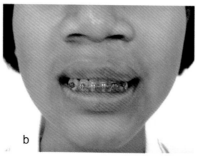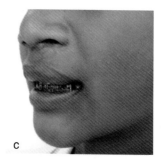

图 13.113 填充注射导致上唇增厚

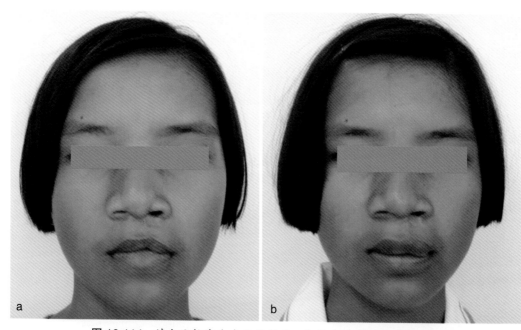

图 13.114 填充注射前（a）和注射后 7 个月（b）鼻和上唇的变化

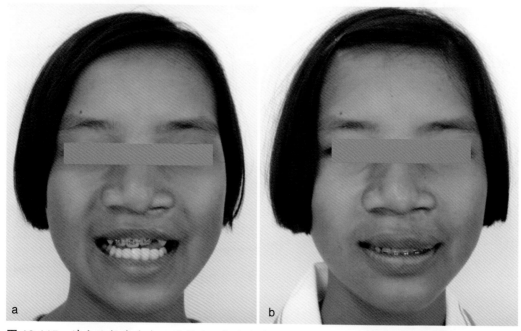

图 13.115 填充注射前（a）、注射后 7 个月（b）微笑变化。上唇注射前微笑时暴露上下前牙；填充注射后微笑时只能暴露下前牙

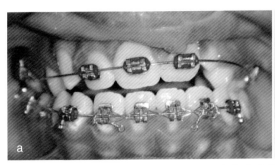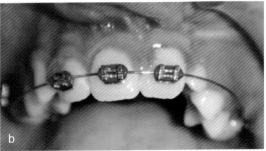

图 13.116　22 口内萌出更多，所有上颌前磨牙舌向错位

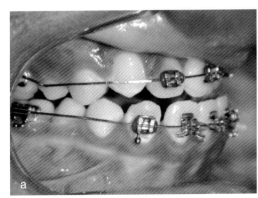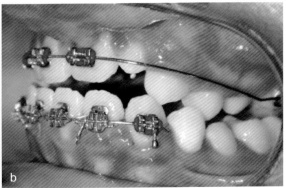

图 13.117　22 在裂隙处萌出，双侧后牙反𬌗，由于后牙咬合有高点导致前牙开𬌗

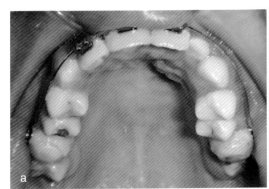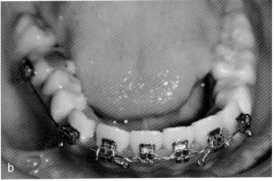

图 13.118　22 在裂隙处萌出，所有上颌前磨牙舌向错位，36 上的咬合抬高树脂脱落

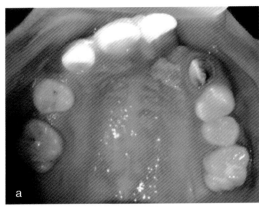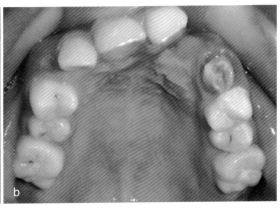

图 13.119　不同时间上牙弓形态的比较：治疗开始时（a）；Ⅲ类肌激动器治疗后 9 个月（b）；治疗开始后 2 年 9 个月，牙槽骨移植后 22 在裂隙部位萌出（c）

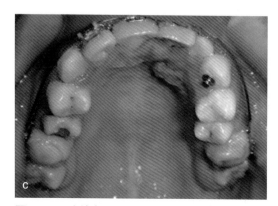

图 13.119（续）

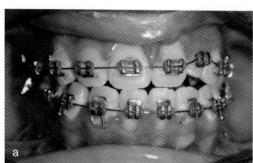
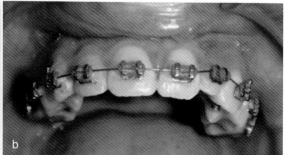

图 13.120 22 弓丝入槽，将其排入牙弓

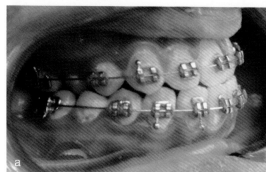
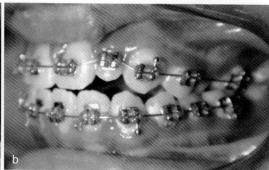

图 13.121 22 弓丝入槽，双侧后牙反𬌗

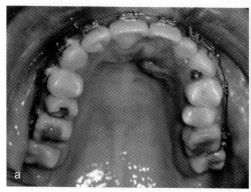
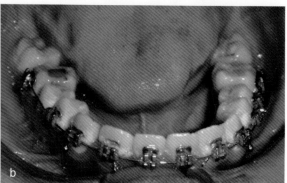

图 13.122 15 和 25 尚未粘接托槽；咀嚼导致 36 上垫高的树脂脱落

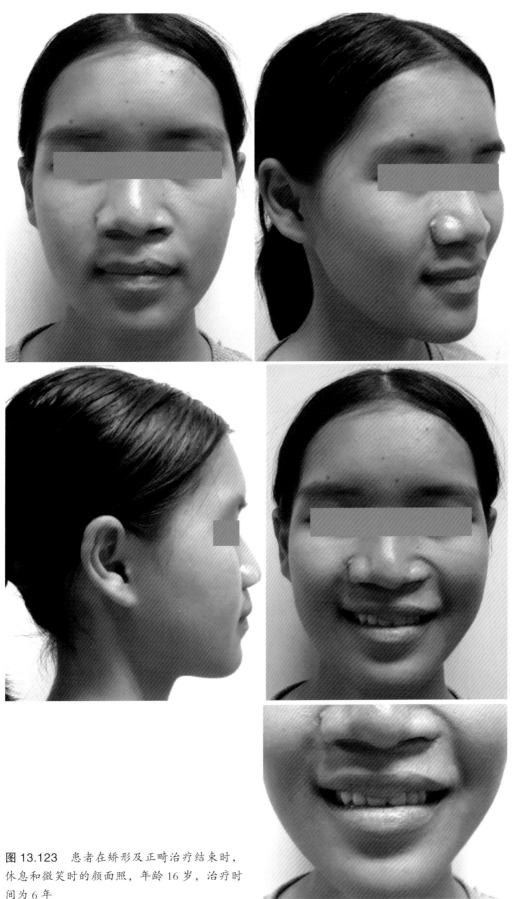

图 13.123 患者在矫形及正畸治疗结束时，休息和微笑时的颜面照，年龄 16 岁，治疗时间为 6 年

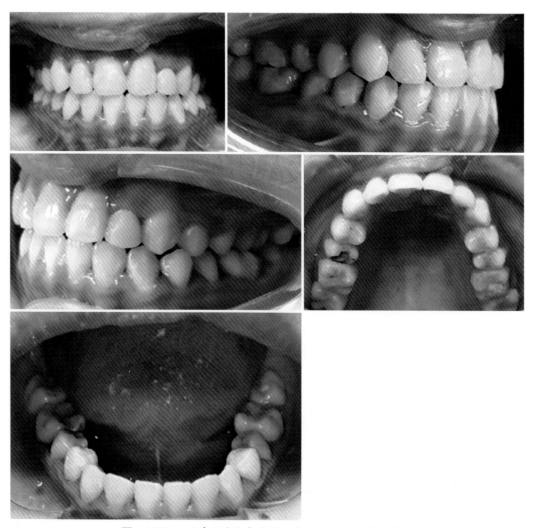

图 13.124　正畸治疗结束时的口内照，治疗结果可接受

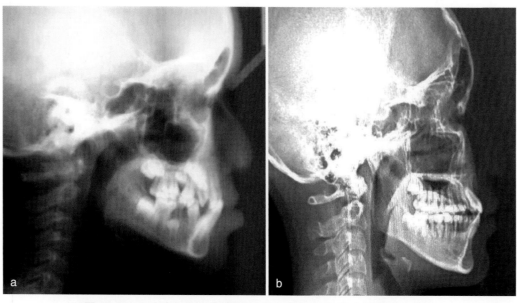

图 13.125　治疗开始时（a）和治疗结束时（b）的头颅侧位片比较

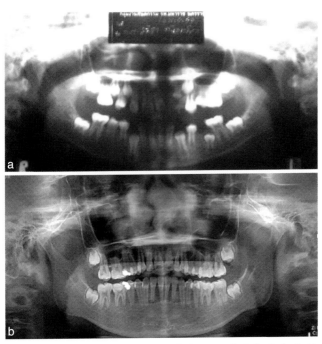

图 13.126　患者在治疗开始时（a）和治疗结束时（b）的全口曲面体层片比较

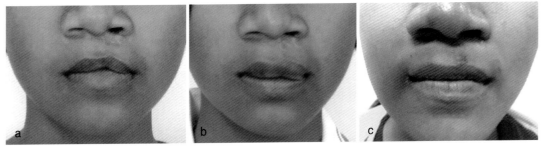

图 13.127　休息时上唇和鼻部的状态比较。治疗开始时（a）、治疗结束时（b）和上唇术后（c）的比较

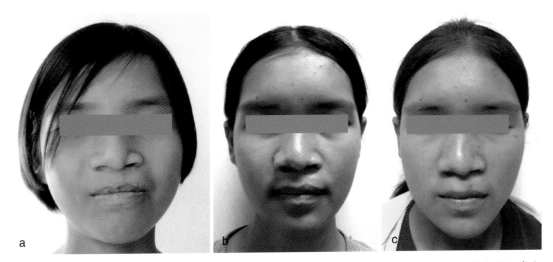

图 13.128　正面照。治疗开始时（a）、治疗结束时（b）和上唇术后（c）的比较。注意上唇和鼻部的美观改善

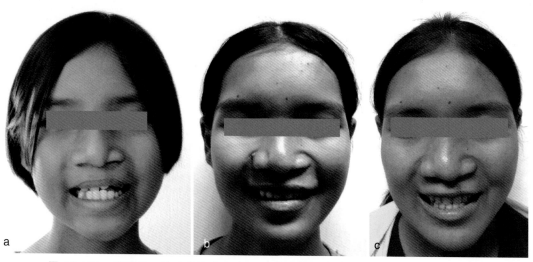

图 13.129　微笑照。治疗开始时（a）、治疗结束时（b）及上唇术后（c）的比较

13.2　小结

　　唇腭裂是由多因素引起的。每个病例都是独一无二的，多涉及骨骼和牙齿在三维方向上的异常。因此，这些患者的治疗比非唇腭裂病例更为复杂。由妇科医生、儿科医生、护士、全科口腔医生、正畸医生、口腔颌面外科医生、整形外科医生、耳鼻喉科医生、语音治疗师、听力学家、精神病学医生组成的跨学科团队，以及社会工作者和患者家属在唇腭裂患者的护理和治疗中发挥了重要作用。临床实践指南（CPG）将阐述团队如何进行工作。

　　正畸医生可以在唇腭裂患者快速生长期进行颌面部的矫形治疗和常规正畸治疗。早期治疗成功将是很有利的，可能避免如正颌手术和骨牵张等大手术。这些大手术不仅会给患者带来很多痛苦，并且花费很多。笔者建议在治疗的初始阶段使用 Thomas Rakosi 的 III 类肌激动器，并在后期阶段结合使用可摘或固定矫治器进行矫治。

参考文献

　　请登录 www.wpcxa.com 下载中心查询或下载，或扫码阅读。

第 14 章

糖尿病患者的正畸治疗

Olga Ramos

14.1 概述

糖尿病（Diabetes mellitus, DM）是一组以高血糖为特征的代谢性疾病，由胰岛素分泌缺陷、胰岛素在组织中的作用缺陷或两者兼而有之引起。糖尿病是最常见的内分泌疾病，也是儿童最常见的慢性疾病之一。糖尿病分为 1 型糖尿病（T1DM）、2 型糖尿病（T2DM）、其他类型的糖尿病及妊娠糖尿病。1 型糖尿病是儿童和青少年中最常见的糖尿病形式，发病年龄从出生的第一年开始，在青春期发病率增加。

1 型糖尿病是一种自身免疫性疾病，即使在临床发病前期也有多种诊断免疫标志物，同时伴有胰岛 B 细胞部分或全部破坏和胰岛素分泌不足。此外，不同的遗传标志物（HLA）会影响本人及亲属的患病风险。其他潜在诱因还有环境因素，如先天性风疹、肠道病毒感染、酪蛋白和饮食谷物等。确诊 1 型糖尿病后首选的治疗方案是应用胰岛素（2018 年美国糖尿病协会）。

2 型糖尿病正在日益困扰着儿童和青少年，其病理生理学和治疗学方面存在很大的知识空白。2 型糖尿病患者有胰岛素抵抗和非自身免

疫性 B 细胞衰竭。家族性 2 型糖尿病、肥胖和缺乏运动是主要的危险因素。

还有其他多种类型的糖尿病如新生儿糖尿病、内分泌和遗传性糖尿病等。

妊娠期糖尿病的特点是妊娠期间出现高血糖，应立即给予治疗（Mayer-Davis et al, 2018）

14.2 1 型糖尿病：诊断

1 型糖尿病的特点是免疫介导的胰岛 B 细胞慢性破坏，导致部分或绝对胰岛素缺乏。破坏以不同的速率进展，约 90% 的胰岛 B 细胞破坏时会出现临床症状。1 型糖尿病会以不同的速度进展为三个阶段：

·第一阶段：血糖正常且无临床症状的自身免疫阶段。

·第二阶段：血糖异常，但无临床症状阶段。

·第三阶段：出现临床症状阶段（Insel et al, 2015）。

青少年 1 型糖尿病常表现为多尿、多饮、夜尿、遗尿、体重减轻伴多食、视物模糊等。确诊需要通过葡萄糖氧化酶测定的血浆血糖水平（BGL），不能通过毛细血管血糖监测仪确诊。如果未明确发现高血糖，需要通过口服葡萄糖耐量试验（OGTT）、糖尿病相关自身抗体谷氨酸脱羧酶 65（GAD）、酪氨酸磷酸酶样胰岛素

O. Ramos (✉)
Medicine Faculty, Buenos Aires University Argentina,
Buenos Aires, Argentina

瘤抗原 2 （IA2）、胰岛素自身抗体（IAA）和 B 细胞特异性锌转运蛋白 8 （ZnT8）重复检测来确诊。存在其中一种或多种抗体可确诊 1 型糖尿病（Watkins et al, 2014）。糖尿病严重时发展为酮症酸中毒并导致昏迷，如未及时治疗将导致死亡。

14.3 糖尿病的诊断标准

14.3.1 血糖诊断标准值（OGTT）

	空腹血糖水平（mg/dL）	餐后 2h 血糖水平（mg/dL）	糖化血红蛋白水平（HbA1c）正常
糖尿病前期	≤ 100	<140	<5.6%
空腹血糖受损（IFG）和（或）糖耐量异常（IGT）	100~126	140~200	5.7%~6.4%
糖尿病	≥ 126	≥ 200 且多尿、多饮、体重减轻	HbA1c ≥ 6.5% 随机血糖 ≥ 200 mg/dL

信息来源: Diabetes Care, 2018（2018 年美国糖尿病学会）
IFG：空腹血糖受损；IGT：糖耐量异常；OGTT 试验：使用 1.75 g/kg 的葡萄糖负荷，最高为 75 g

14.3.2 糖耐量异常（IGT）和空腹血糖受损（IFG）水平（2018 年美国糖尿病学会）

糖耐量异常和空腹血糖受损是正常葡萄糖稳态和糖尿病之间的中间阶段。患有糖耐量异常和（或）空腹血糖受损的患者称为"糖尿病前期"，此时发展为糖尿病的风险相对较高：

· 空腹血糖水平 < 100 mg/dL：正常空腹血糖。

· 空腹血糖水平 100~125 mg/dL：空腹血糖受损。

· 空腹血糖水平 > 126 mg/dL（糖尿病的初步诊断）。

· 餐后 2h 血糖水平：140 mg/dL，正常糖耐量。

· 餐后 2h 血糖水平：140~200 mg/dL，糖耐量异常。

· 餐后 2h 血糖水平：> 200 mg/dL，糖尿病。

14.3.3 1 型糖尿病流行病学

全世界每年约有 96000 名 15 岁以下儿童罹患 1 型糖尿病。不同国家之间、国家内部以及不同种族人群之间的发病率有所不同，发病率较高的国家和地区有芬兰（50/10 万）、欧洲（10~20/10 万）、北欧（30/10 万）和加拿大（45/10 万）。在亚洲，日本（2/10 万）和中国（1/10 万）的发病率非常低（Harjutsalo et al, 2013; Karvonen et al, 2000 ）

14.4 儿童和青少年糖尿病患者的治疗

14.4.1 治疗包括胰岛素、营养、教育、运动和社会心理支持

14.4.1.1 胰岛素

1 型糖尿病儿童和青少年患者的生存依赖于胰岛素，应至少应用足量的常规胰岛素（短效）和中效胰岛素（NPH 胰岛素）。

人胰岛素。由于猪或牛胰岛素的免疫原性较低，目前儿童使用人胰岛素代替。

常规胰岛素（短效）。通常与人胰岛素相同，用于餐前注射，餐前 20~30min 与中效胰岛素一起给药，每天 2 次（Danne et al, 2002 ）。

14.4.1.2 胰岛素类似物：基础胰岛素和短效胰岛素

基础胰岛素类似物包括甘精胰岛素和地

特胰岛素。与中效胰岛素相比，基础胰岛素效果更可预测且效果的变化较小，但价格更贵（50%~100%）。一般可以每天使用一次或两次。

短效胰岛素类似物包括天冬氨酸、谷赖氨酸和赖脯氨酸。它们比普通胰岛素起效快且持续时间短。

短效胰岛素可在餐前或餐后立即使用，由于作用时间短，夜间低血糖的副作用也可减少。

常规和短效胰岛素可皮下或静脉给药，但中效胰岛素和基础胰岛素类似物只能皮下给药。

注射部位。通常的注射部位是手臂外侧、臀部、大腿外侧和腹部。腹部吸收较快，但易出现脂肪增生（脂肪堆积）。

胰岛素的储存。未使用的胰岛素应储存在冰箱（4℃~8℃）中，不能冷冻、接受阳光直射或加热。

胰岛素给药装置。可使用一次性胰岛素注射器和笔式注射器，内含小尺寸（5~6mm）的预充式墨盒胰岛素。

使用外泵可以持续皮下输注胰岛素（DCCT，1994）。这种方式更符合生理性的胰岛素替代疗法。因此可能是该疗法成功的重要因素（Danne et al, 2018）。

每日的胰岛素剂量取决于以下几个因素：年龄、体重、青春期、血糖和糖化血红蛋白水平的监测、营养摄入和分布、运动、并发症等。

最初，胰岛素的日总剂量通常是0.5 U/(kg·d)，青春期前的儿童需要 0.6~1 U/（kg·d），而在青春期，需要超过 1~2 U/（kg·d）。根据儿童发育表，胰岛素的"最佳"剂量是达到最佳的血糖控制（70~180 mg/dL）且不发生低血糖，避免影响生长、体重和身高。

根据胰岛素的类型，生活方式（饮食、运动、学校、工作、花费等）和残余胰岛素分泌，治疗时有不同的胰岛素剂量分配方案。

最常用的治疗方案如下：在每顿主餐（早餐、午餐和晚餐）前注射 1 次或 2 次人胰岛素（如中效胰岛素或长效胰岛素类似物、甘精胰岛素或地特胰岛素），以及人常规或类似的速效胰岛素（如赖脯和天冬氨酸）。

血糖和糖化血红蛋白达到目标值过程中应进行胰岛素剂量调整（Neu et al, 2015）。

6 岁以下儿童的低血糖可导致严重的认知功能障碍，应加以避免。对于持续血糖控制不佳（HbA1c > 9%）的儿童，应由专门的儿科糖尿病团队进行评估以控制血糖，并考虑加强慢性代谢控制不良及预防急性和慢性并发症（加拿大糖尿病学会临床实践指南专家委员会）（Delahanty, Halford, 1993）。

14.4.1.3　营　养

营养管理是糖尿病护理和教育的基础之一。1 型糖尿病患儿应遵循健康饮食，包括几类食物（谷物制品、蔬菜、水果、牛奶及其替代品、肉类及其替代品）。胰岛素与碳水化合物含量的适当匹配可以更加灵活地控制血糖（Cameron et al, 2013）。

营养疗法应根据患儿的营养需求、饮食习惯和生活方式进行个体化治疗，确保儿童正常生长发育，同时不影响患儿血糖控制。

出现饮食失调和乳糜泻等临床特征，则应系统研究谨慎对待。

有证据表明，通过营养管理和个体化教育方法，可以改善糖尿病预后（Martin et al, 2012）。

14.4.1.4　教　育

新发的 1 型糖尿病患儿及家属需要接受糖尿病相关教育。教育内容须包括胰岛素的作用和使用、血糖和酮体检测、剂量调整、糖尿病酮症酸中毒的预防、低血糖的预防治疗、营养治疗和运动。

卫生保健人员应与儿童及其家人就学校、

职业选择、心理问题等展开对话。

提供教育的跨学科团队至少应包括小儿内科医生、糖尿病科医生、糖尿病专科护士、营养师和心理学家（Komatsu et al, 2005）。

14.4.1.5　运　动

体育运动是治疗的重要组成部分。游戏和运动对所有年龄组的1型糖尿病患者都有益处。不幸的是，运动会增加低血糖的风险。运动期间和运动后的低血糖的管理增加了治疗的复杂性（Braatvedt et al, 1997）。

低血糖治疗的主要目的是预防，包括减少胰岛素剂量或摄入更多碳水化合物。在轻度或中度低血糖时，一些含糖的果汁或液体足以使血糖水平恢复到 100 mg/dL。

糖尿病不应限制患者进行相应的运动项目。许多著名运动员的事例已经证明：为糖尿病儿童提供营养咨询，并针对糖尿病儿童运动进行胰岛素调整，可以改善血糖控制（Hilliard et al, 2013）。

14.4.1.6　社会心理支持

确诊糖尿病后，医生必须向患者定期提供社会心理支持。只有在患者和家属能够实施的情况下，治疗才会有效。心理社会因素会影响治疗计划，因此医院需要与个人及家庭合作。对于促进青少年的成长发展和获得独立的自理能力而言，合作更为重要，而且有利于克服障碍或重新制定适当的目标（Reynolds, Helgeson, 2011）。

与健康的同龄人相比，患糖尿病的年轻人发生抑郁、焦虑、心理困扰和饮食失调的概率更高（Young et al, 2013; Winkley et al, 2006）。

精神卫生专业人员不仅需要在门诊时与患者及家人交流并对患者进行筛查和进行更完整的心理社会功能评估，而且还应辅助糖尿病团队识别和管理患者的精神健康和行为问题（Cryer, 2008）。

14.5　并发症

14.5.1　急性并发症

14.5.1.1　低血糖

低血糖是1型糖尿病最常见的急性并发症。低血糖是实现最佳血糖控制的主要生理和心理障碍（Rewers et al, 2014）。低血糖的定义是血糖低于 65 mg/dL。然而由于血糖有进一步下降的可能，因此一般将血糖 70 mg/dL 作为开始治疗的阈值（Jones, 2018）。

低血糖分为有症状和无症状，也可分为轻度、中度或重度。相关症状多由肾上腺素激活（颤抖、心跳加速和出汗）、神经性低血糖症（头痛、嗜睡和注意力不集中）和行为变化（易怒、躁动、镇静和发脾气）引起。儿童重度低血糖定义为与癫痫发作或意识丧失相关的事件（Karges et al, 2017）。低血糖的常见临床诱因包括胰岛素剂量过多、未进食、青少年运动和饮酒。危险因素包括年龄过小、既往严重低血糖和低血糖导致的意识受损。较低的糖化血红蛋白水平是危险因素，但目前针对其疗法已不常见（Clarke et al, 2008）。严重低血糖需要医院急诊，静脉输注葡萄糖（10% 葡萄糖，2~3 mL/ kg）。在家中，应给予肌内注射或皮下注射胰高血糖素注射液（小于 12 岁，0.5 mg；大于 12 岁，1mg）。如果血糖水平接近 70 mg/dL，可通过服用葡萄糖片或含糖液体来控制血糖。在 10~15 min 内，应再次检测血糖水平，如果无变化，应再次治疗。较轻微的低血糖应通过口服葡萄糖（10~15 g）或 100 mL 甜饮料或果汁进行治疗，之后追加碳水化合物（面包、饼干）（Willi et al, 2003）。连续血糖监测（CGM）和胰岛素泵治疗等新技术有可能减少低血糖对患者的负面影响（Bui et al, 2010）。

14.5.1.2 酮症酸中毒（DKA）

糖尿病酮症酸中毒是儿童 1 型糖尿病（T1DM）发病和死亡的主要原因。在不同类型糖尿病中，青少年 1 型糖尿病患病率（30.2%）随时间变化不明显。0~4 岁组总体患病率最高，15~19 岁组最低。许多国家的高患病率表明，需要提高对 1 型糖尿病体征和症状的认识，并进行更充分的预防保健（Neu et al, 2009）。

糖尿病酮症酸中毒的死亡主要与脑水肿的发生有关；只有少数糖尿病酮症酸中毒死亡可归因于其他。0.3%~1% 的脑水肿发作于糖尿病酮症酸中毒发作中整个过程，其病因、病理生理和理想治疗方法尚不清楚。

定义

糖尿病酮症酸中毒是一种以高血糖、酸中毒和酮症三联征为特征的代谢紊乱，在有效胰岛素作用水平极低的情况下发生，同时伴有胰高血糖素、儿茶酚胺、皮质醇和生长激素等反调节激素的升高（Roche et al, 2005）。糖尿病酮症酸中毒导致肝和肾产生的葡萄糖增加和外周葡萄糖利用受损，从而导致高血糖和高渗透压。脂解增加和酮体生成会导致酮血症、代谢性酸中毒以及电解质和水的丧失，可导致脱水、休克和死亡。

诊断

早期识别多饮、多尿和多食伴体重减轻的经典分诊模式至关重要；早期体征包括呕吐、胃痛、呼吸急促，以及循环障碍和意识水平下降。诊断糖尿病酮症酸中毒的生化标准包括高血糖 > 200 mg/dL，伴碳酸氢盐水平 < 15 mmol/L，和（或）pH < 7.30（静脉）。糖尿病酮症酸中毒通常根据酸中毒的严重程度进行分类，轻度包括 pH < 7.30 和碳酸氢盐水平 < 15mmol/L；中度包括 pH < 7.2；重度包括 pH < 7.1 和碳酸氢盐水平 < 5 mmol/L 并伴有糖尿症、酮尿症和酮血症（Savage et al, 2011）。

治疗

一般情况下，前 2 小时内需要使用生理盐水，但输注速度不同，从 10 mL/（kg·h）到 20 mL/（kg·h）。第一个 2 小时后，输液量不应超过 3 L/（m² · d）。输入的液体为 0.9% 或 0.45% 的氯化钠溶液，以及与血糖值对应的 5%~10% 葡萄糖溶液。补钾以 20~40 mEq/L 的不同速率进行。根据糖尿病酮症酸中毒 pH 严重程度在特殊情况下可辅助使用碳酸氢盐（Metzger，2010）。

常规或速效胰岛素类似物从第 2~3 小时开始使用自动注射器直接注入，主要根据糖尿病酮症酸中毒的严重程度进行输注。胰岛素输注速率为 0.05~0.1 U/（kg·h）以评估糖尿病酮症酸中毒严重程度和评估糖尿病酮症酸中毒管理随访需求。胰岛素也可以皮下给药（Control and Complications Trial Research Group, 1994）。

14.6 微血管和大血管并发症

在儿童期和青春期阶段，强化教育和治疗可以预防或延缓成年后期并发症的发生和进展（Mogensen et al, 1995）。此年龄段临床上明显的糖尿病相关血管并发症比较罕见。然而，早期功能和结构异常可能在发病数年后出现。高龄、青春期糖尿病病程长是并发症发生的危险因素。

糖尿病的远期并发症包括微血管和大血管并发症。微血管并发症包括肾病、视网膜病变和神经病变。

14.6.1 肾脏病变

持续尿蛋白 > 500mg/24h 或尿血蛋白 > 300mg/24h 可被定义为肾脏病变，通常伴有高血压和肾小球滤过率（GFR）下降。可能在多年后发生终末期肾衰竭，需要透析或肾移植。

糖尿病肾病的早期检测和血压的及时治疗对预防青少年和成人糖尿病患者终末期肾衰竭有关键作用（Schultz et al, 2000）。

当儿童患 1 型糖尿病 5 年以上，应考虑每年进行白蛋白尿筛查，随机抽取尿液样本测定白蛋白 / 肌酐比值（Hietala et al, 2010）。应首先估计肾小球滤过率，然后根据年龄、糖尿病病程和治疗进行评估。

14.6.2 治 疗

当尿白蛋白 / 肌酐持续升高时（＞ 30mg/g），应通过至少两到三份尿样评估尿白蛋白 / 肌酐比值，并应考虑使用 ACE 抑制剂治疗，同时调整剂量将血压维持在与年龄相适应的正常范围内。

14.6.3 视网膜病变

与成人相比，青少年发展为威胁视力的视网膜病变（重度非增殖性视网膜病变或增殖性视网膜病变）的风险较高（Bragge et al, 2011）。血糖控制不佳的患者病情进展可能更快。眼科医生通过散瞳进行的生物显微镜眼底裂隙检查以及散瞳的七视野立体视网膜照相和荧光素血管造影 OCT 会特异性显示黄斑水肿（Mohamed et al, 2007）。

当检测到威胁视力的视网膜病变，可使用激光疗法，治疗包括多个分散的视网膜外烧伤，贯穿中部和远外周区域，保留中央黄斑（Šimunović et al, 2018）。糖尿病性白内障已在 1 型糖尿病患者诊断之前有报道，可能需要

手术切除（Russell, Zilliox, 2014）

14.6.4 神经病变

神经病变是一种由周围神经纤维（运动神经纤维、感觉神经纤维和自主神经纤维）弥漫性损伤引起的多发性神经病。患者通常主诉麻木、刺痛、烧灼感和（或）手脚感觉异常（Guy et al, 2009）。

14.6.5 大血管疾病（CVD）

与非糖尿病人群相比，糖尿病患者 CVD 的死亡率和发病率显著增加。高血压对心血管疾病影响较大，血压控制在 <130/80 mmHg 可降低心血管疾病发病率。动脉粥样硬化始于儿童和青少年，与血糖控制不良密切相关。胆固醇在动脉粥样硬化的发生和发展中起着重要作用。低密度脂蛋白偏高定义为 > 100mg/L，高甘油三酯定义为 > 150mg/L。如果出现以上情况，应采取干预措施进行代谢控制，改变饮食并增加运动。如果上述干预措施不能将低密度脂蛋白降至 < 130 mg/dL，对 10 岁以上儿童应考虑使用他汀类药物。

14.6.6 正畸矫治过程

对于患有任何类型糖尿病的儿童或青少年来说，都可以实现牙齿位置及咬合功能改善。如前所述，糖尿病通常与牙龈炎和牙周炎相关。在糖尿病患者中，牙龈组织很难对通常存在于口腔中的病原体产生反应（图 14.1），因此，医生需要彻底控制口腔卫生以降低感染风险。

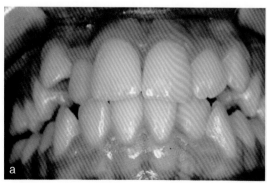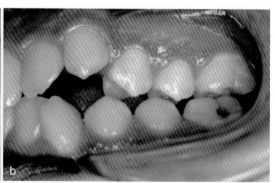

图 14.1 病例为一名 12 岁的患者，6 岁时被诊断为 1 型糖尿病

牙龈炎在糖尿病患者中很常见。这种特殊的情况更糟，因为缺乏适当的牙齿生长空间。

需要注意的是经过 18 个月的治疗，达到了正畸治疗目标。尽管父母努力，许多青少年患者抗拒正畸治疗和糖尿病治疗（图 14.2）。

从正畸角度来看，治疗开始时确定的目标已经完成：上下牙列中线对齐，上尖牙位置纠正，反𬌗纠正、覆盖和牙龈恢复正常。

为确保牙周组织健康，建议每月进行牙周检查（图 14.3）

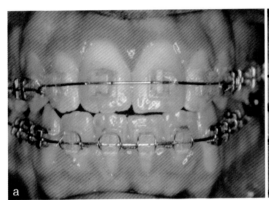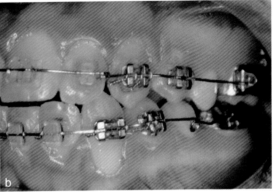

图 14.2　尽管一直进行控制，但牙周炎在整个治疗过程中仍存在

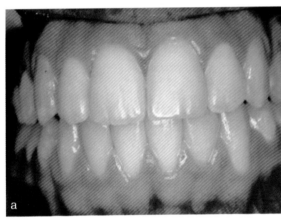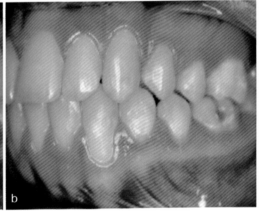

图 14.3　治疗后口内照，可见即使糖尿病患者也可以获得满意的治疗效果

参考文献

请登录 www.wpcxa.com 下载中心查询或下载，或扫码阅读。

第 15 章

血友病患者的正畸治疗

Eduardo Rey

15.1 概述

血友病是一种由 X 染色体突变引起的罕见出血性疾病，该突变导致因子Ⅷ或Ⅸ活性降低或缺乏。这些突变中约有三分之一是自发性的，缺乏家族史。根据发病部位不同，可引起不同程度的内出血或外出血。

男性儿童中，F Ⅷ缺乏（血友病 A）的发生率为每 5 000 至 10 000 例新生儿中有 1 例，而 F Ⅸ缺乏（血友病 B）的发生率约为每 30 000 至 50 000 例新生儿中有 1 例。

血友病的临床表现是身体不同部位出血：如关节、上下肢肌肉、消化系统和泌尿系统，其他部位发生率较低。在上述情况中，中枢神经系统出血是血友病患者最严重的出血形式，发病率和死亡率最高。

90% 的重度血友病 A 或 B 患者在很小的时候就存在出血史。最受影响的关节是踝关节、膝关节和肘关节。这会导致血友病性关节病，其特点是存在进行性关节病变，导致关节功能严重受限、关节疼痛和严重的致残性后遗症。由于血友病性关节病的高发生频率和慢性演变特点，目前它是发病率最高的并发症，因此，对其治疗的主要目标是防止其持续进展。

E. Rey (✉)
School of Dentistry, University of Buenos Aires,
Buenos Aires, Argentina

女性携带者可以基于谱系分析做早期检测进行初步诊断。基于 DNA 的诊断是最准确的，但仍不能提供关于患者治疗的全部信息。产前诊断可在妊娠 9~11 周进行绒毛活检，或在妊娠 15~20 周进行羊膜腔穿刺术，从胎儿细胞中提取 DNA 进行基因诊断。

产后血友病的诊断是基于从脐带血样本中采集的血浆 F Ⅷ /F Ⅸ 水平的测量，或者新生儿的外周静脉血样本。

在患者的缺陷因子达到足够水平之前，禁止进行动脉、颈静脉和股动脉穿刺和包皮环切。根据血浆 F Ⅷ或 F Ⅸ水平，血友病的分类如下。

严重血友病

　– 因子活性低于 1%。

　– 出血可自发。

　– 频繁出血。

　– 各关节受累。

中度血友病

　– 因子活性 1%~5%。

　– 可见轻微创伤出血。

　– 低频出血。可表现关节异常结合。

轻度血友病

　– 因子活性高于 5%。

　– 严重创伤、手术等会导致出血

　– 出血罕见。关节受累罕见。

血友病患者的治疗包括静脉给予 F Ⅷ或

FⅨ浓缩物，以提高这些因子的血浆水平（替代疗法）。治疗可以根据出血情况而定，也可以采取预防性治疗以防止出血。在轻度血友病A患者中，去氨加压素是一种替代治疗方案。血友病治疗的并发症在于血友病患者可能出现抑制物（一种阻断FⅧ或FⅨ凝血作用的抗体）。这类患者的血液学管理存在巨大挑战。可用所谓的旁路或桥接剂（重组活化的FⅦ和凝血酶原复合物浓缩液）治疗出血。

15.1.1 概述：普遍事实

在口腔医学中，出血可由多种操作引起。在正常情况下，各类操作可以在没有重大并发症的情况下进行。然而，血友病等遗传性出血性疾病患者术中和术后出血风险可能较高。血友病是一种相对少见的疾病，但诊断和治疗复杂。出血等疾病的首发临床体征通常表现在儿童早期的口腔颌面部创伤和常规牙科护理中。

15.1.2 正畸治疗是创伤吗

事实并非如此。本章旨在提供不同类型的正畸治疗建议，以实现患者最佳口腔健康。

本章论述的目的是尽可能减少牙科手术。然而正畸治疗有时必须拔牙。如第三磨牙拔除等情况须仔细评估适应证。

无法控制的牙齿出血会威胁患者生命。因此，已知血友病或其他出血性疾病患者是口腔和颌面部预防护理的优先人群。为了更好地进行这类患者的操作，需要慎重应用局部麻醉。

15.1.3 局部麻醉

在血友病患者中应用局部麻醉控制疼痛是对口腔医师的挑战。不同类型的麻醉药可以通过局部缓慢浸润进行。此外，为了减轻疼痛，局部麻醉药品应加温。可以使用的技术如下。

渗透技术

·末端：需要缓慢渗透，以避免擦伤。

·下颌神经麻醉：建议替换为其他方式，以避免瘀斑和（或）出血，进而造成呼吸困难。

牙龈乳头内麻醉：仅作为终末麻醉的辅助手段。

牙周韧带内麻醉：仅在短期麻醉中有效。

替换更安全的麻醉技术对于局部麻醉至关重要，通常应用下牙槽神经和舌神经的阻滞麻醉。一般情况，抗血友病因子浓缩物的应用在其他麻醉技术中不是必需。麻醉液必须缓慢给药以防止擦伤。无论使用何种麻醉方式，麻醉前 10min 均应使用浓缩剂，将FⅧ/FⅨ水平提高 50%。

在其他类型的麻醉中，血液科医生在与口腔医生协商后应用可以达到FⅧ/FⅨ≥30%的药物剂量。

15.1.3.1 手术治疗

血友病患者可能出现出血，其中口腔出血最为严重。当出现儿童软组织创伤，局部处理（缝合）必须非常小心，以免造成更大的创伤和出血。

通常需要FⅧ/FⅨ等替代治疗。

自发性口腔出血通常由乳牙松动引起，可能引发继承恒牙萌替问题。因此，有必要拔除乳牙。可使用腐蚀剂（30% 三氯乙酸）或水杨酸亚铋进行局部止血（Rey et al. n.d., 2000）。与血液科医师合作对于制定手术治疗计划以预防出血并发症至关重要。为最大限度地保护骨壁，应采用无创技术。

15.1.3.2 紧急情况

·上唇系带损伤。

·下唇系带损伤。

·舌系带损伤。

·舌背面部损伤。

·牙齿替换。

我们能做什么

应进行局部加压,在口外放置冰块,冷食,并请专业人员会诊。对于软组织创伤,如舌、唇或矫治器引起的损伤,应评估伤口尺寸以确定是否需要缝合。

局部止血药物

局部止血是血友病患者外科治疗的重要手段。从各方面来看,局部止血应使用最方便的方式,即低成本、器械简便易用、低感染风险等。在小型手术中,止血器械可用作唯一的预防措施,而在中型或大型手术中,需要与全身治疗结合使用。局部止血药是直接参与凝血机制的药物,它们止血的机制为产生人工血凝块或机械基质以直接作用于出血部位,促进血液凝固。必须强调,局部止血对于血友病患者外科治疗是极其有效的。

麻醉的好处在于避免了患者的疼痛和便于观察外科手术时出血位置。

局部止血剂的举例

生物组织黏合剂

生物组织黏合剂包括两种成分的商业制剂:一种由蛋白质浓缩物(凝固蛋白、纤维蛋白原、F XIII、纤溶酶原)和抑肽酶组成,另一种由凝血酶和氯化钙溶液组成。

两种成分混合后,纤维蛋白原在原位转化为纤维蛋白,纤维蛋白迅速转化为起泡的白色弹性凝固物,并牢牢地黏附在组织上。该过程模仿正常人类凝血的最后阶段,使产品具有止血、密封和黏附活性。在伤口愈合过程中,生物黏合剂会完全吸收。所述商业制剂具有速效凝血酶和慢效凝血酶。速效凝血酶用于止血,慢效凝血酶用于黏附组织。

水杨酸亚铋

水杨酸亚铋是一种化合物,在皮肤科、消化科和耳鼻喉科等已使用了数十年,如扁桃体切除术。

水杨酸亚铋是一种淡黄色无臭粉末,放射学研究(Rx)中为淡而不透明(这使其在放射学图像中显示至完全消除)。此外,水杨酸亚铋也是一种抗菌和止血剂。

体内外研究发现其止血机制是激活 Hageman 或 F XII 因子,加速凝血级联反应,以及局部收敛作用,即沉淀血管蛋白,使小口径玻璃光消失。

水杨酸亚铋经济实惠、易于在药店制备。在术中的准备方式也简单:将水杨酸亚铋与含血管收缩剂的麻药混合,直到产生黏稠血块,然后将该制剂在术中的出血部位压实。可用于保守牙拔除术。水杨酸亚铋可迅速消除,约 30d 后 X 线影像不可见。

富含血小板的血浆

目前,颌面外科领域发展迅速,尤其是修复与再生外科。通过特殊的血液离心技术获得此种血浆,血浆的体外凝固可通过应用预先确定浓度的氯化钙和凝血酶来改进。该技术应在专门的医疗中心进行,并在严格的生物安全和血液控制措施下进行。优点包括以下方面。

(1)为凝固物的稳定提供黏附和拉伸强度。

(2)由于使用自体血浆,因此安全性高。

(3)组织在生物学上可接受。

(4)含有血小板释放的重要愈合因子。

(5)促进血管生成。

(6)有高浓度的白细胞,减少感染的风险。

(7)富含纤维蛋白的网状物,具有骨传导作用。

微纤维胶原

微纤维胶原作为机械基质触发凝血的商业制剂,其功能是直接作用于出血部位吸引血小板触发聚集。

冻干猪皮

冻干猪皮是一种商业制剂,胶原含量高,模拟微纤维胶原的作用。

氧化纤维素

氧化纤维素允许基质形成，阻止纤维蛋白的沉积和血凝块的传播。

30% 三氯乙酸

局部用腐蚀剂，主要在黏膜毛细血管出血中应用。由于该物质是一种自限酸（当与一定量的底物结合时是失活的），不会作用于深部组织。

抗纤溶制剂

抗纤溶药通过占据纤溶酶原激活位点和纤维蛋白的纤溶酶受体以分子形式发挥作用。减缓凝块的溶解并改善其止血特性。最常见的药物是氨基己酸和氨甲环酸。

氨甲环酸：建议使用 10 mL 含 5% 氨甲环酸漱口水，每天 4 次，使用 7~10d；或每 6 小时口服 25 mg/kg，连续 5~10d，以预防治疗后出血。儿童应根据年龄和体重调整剂量。

E 氨基己酸（EACA）：可以每 6 小时口服 50~75 mg/kg 或每 6 小时口服 2 或 3 安瓿（Machado de Sousa et al, 1995; Martinez Lage et al, 1983; Marquez et al, 1982; Mulkey, 1977; Rey et al, 2002）。

术后缝合在止血和术后进展方面很重要，防止术后唇与伤口分离发生水肿。

门诊手术中，患者在手术完成后必须休息几分钟才能离开，以便确切检查止血情况并说明术后护理。与正常患者的处理方式不同，对此类患者护理的方式主要稳定血凝块。

应向患者说明摄入食物的温度须是自然温度或冷食，不能吃温热食物。这种饮食方式应持续 6~7d，由外科医生检查伤口。

保护伤口的纱布敷料应在 5~7h 内保持在原位（此时血块可能已稳定）。

禁止吮吸和吸烟，剩余牙齿碎片的卫生情况也有提示作用。应尽可能多地对这些患者进行术后控制，以跟踪其演变并预防止血情况异常。

15.2　血友病临床病例

本例患儿 9 岁，由临床医生送至正畸科会诊。

之前的正畸医生建议采用序列拔牙方案。但考虑到患者 5 岁时已被诊断为血友病，该方案并非最佳选择。

正畸治疗之前，患儿一直由同一名血液科医师治疗，到目前为止没有观察到严重的牙齿出血。

患儿母亲担心上下中切牙位置。下中切牙唇侧有明显的牙龈退缩，牙龈边缘不均（图 15.1）。

上颌牙列不齐 –4 mm（图 15.2）。

确定非拔牙方案，轻力排齐整平。

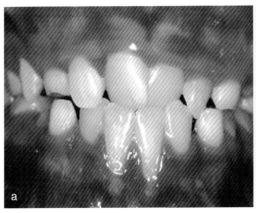
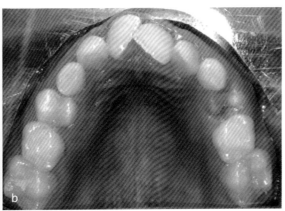

图 15.1　治疗前口内正面和上牙列咬合面照

在治疗血友病患者时，重要的是仔细保持口腔卫生，避免牙龈肿胀。在主动治疗过程中，建议使用圆托槽并控制钢丝加力，以避免牙龈损伤。

由于患者的身体状况，在整个治疗过程中建议使用轻力弓丝（图15.3~图15.8）。

与治疗前相比，治疗后患者的牙齿位置和倾斜度均有明显改善。

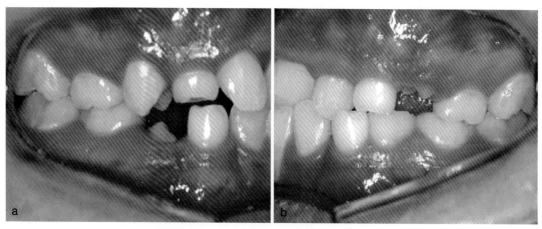

图 15.2　口内侧位照显示磨牙 I 类关系

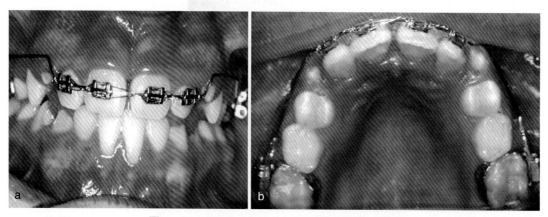

图 15.3　用 TMA 丝制作的多用途弓是最佳选择

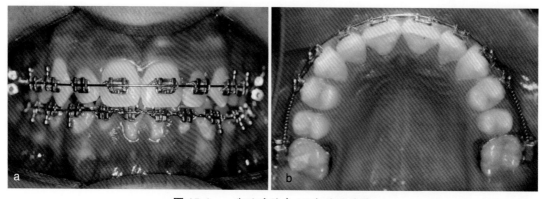

图 15.4　一期治疗结束 12 个月后结果

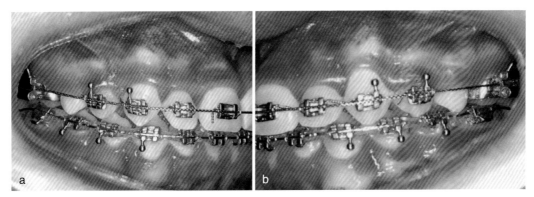

图 15.5　口内侧位照可见尖牙和磨牙已达到 I 类关系

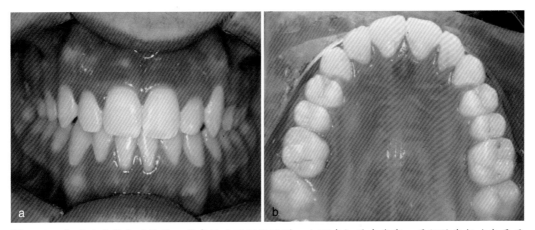

图 15.6　主动治疗结束时结果。所有治疗目标均达到：上下中切牙中线齐，牙龈弧线与咬合平面平行，正常覆𬌗、覆盖

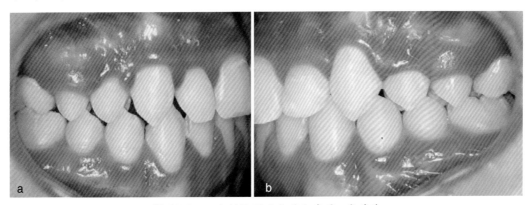

图 15.7　口内侧位照示尖牙和磨牙 I 类关系

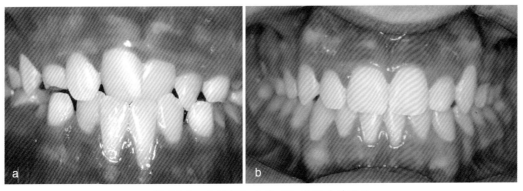

图 15.8　牙龈组织尤其下切牙区改善明显

在整个主动正畸治疗过程中，没有观察到明显出血。

科小手术。此外，需要根据疾病的严重程度调整有限的治疗目标。

15.3　小结

对各种类型错𬌗畸形的血友病患者采用控制的轻力矫治是可行的。须尽量避免拔牙和牙

参考文献

请登录 www.wpcxa.com 下载中心查询或下载，或扫码阅读。

第 16 章

如何避免开𬌗复发

Julia Harfin

开𬌗不仅是乳牙列或混合牙列，而且是恒牙列中最难治疗的错𬌗类型之一。真正的问题是如何避免复发。

呼吸、面部肌肉和舌体之间关系密切，会影响面部生长，牙齿位置和颞下颌关节功能。舌休息和呼吸时的正常位置在治疗和保持期间都起着重要作用。此外，舌是各类错𬌗畸形的复发的原因之一（图 16.1）。

由于这些异常无法自我纠正，而且是多因素作用的结果，因此早期矫治的优势不可否认。

乳牙列和混合牙列期间的环境因素在错𬌗发展中起重要作用（Cozza et al, 2005）。因此，这些因素越早得到控制，复发越少。

早期发现病因可防止问题持续及未来向更严重方向发展（图 16.2）。

儿童前牙开𬌗最常见的病因是伸舌、吸吮习惯和口呼吸（Hepper et al, 2005）。

正常情况下，开𬌗会伴随下颌骨顺旋，磨牙伸长，上下切牙压低（图 16.3）。

这些不良习惯都会对口周肌造成干扰，也会导致舌体位置异常。越早纠正，治疗越好（Castilho, Rocha, 2009）。

主要治疗策略是尽快消除异常（Ramirez

J. Harfn (✉)
Department of Orthodontics, Maimonides University,
Buenos Aires, Argentina

Health Sciences Maimonides University,
Buenos Aires, Argentina

Yañez, Paulo, 2008）。有时，孩子的心理状态在疾病发展过程中起重要的作用，他们在治疗时需要医生的帮助。可以使用不同的治疗方案（活动或固定矫治器），此时需要父母帮助患儿。

吮拇指和伸舌吞咽的频率和持续时间是乳牙列和早期混合牙列发育的决定因素。吮指是儿童不良口腔习惯之一，有时甚至在胎儿期间就出现（English, 2002）。因不良习惯会对口颌面肌肉和前牙施加了异常的力，持续至 2~3 岁的不良习惯会改变面部和咬合的正常发育（Torres et al, 2012）。

常见的特征性临床表现包括前牙开𬌗伴上切牙前突、下切牙后缩，此外还有面前部变长、打鼾、肿胀眼袋、嗜睡。

尽早消除这些不良习惯才能恢复正常生长。因此，父母在这一阶段的治疗中扮演重要角色，需在整个治疗过程中陪伴患儿。

有几种矫治器可以达到良好的效果，重要的是要应用适合患儿的矫治器，以增加患儿的配合（Huang, 2002）。正畸医生有矫治器选择的最终决定权。

下述病例展示了分步治疗过程。

这名 7 岁 6 个月大的患者因言语障碍就诊（图 16.4）。

患者 8 个月前进行了腺样体和扁桃体切除术，但从正面和侧面微笑照中可以看出，舌位置异常没有纠正。

患者在春季时经常患哮喘，应用皮质激素治疗。

牙列正面照显示明显的开𬌗，无牙齿中线偏移。舌前部位置清晰可见。存在反覆盖和反覆𬌗（图 16.5）。

侧位片观察到磨牙 I 类关系，后牙无反𬌗（图 16.6）。I 期治疗目标是恢复覆𬌗、覆盖关系，维持磨牙 I 类关系，恢复舌体位置，改善唇动度，改善侧貌（Torres et al, 2012）。

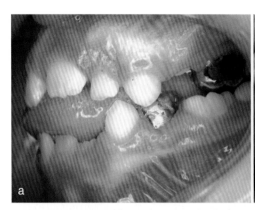
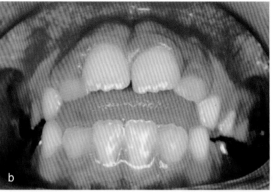

图 16.1　舌休息位

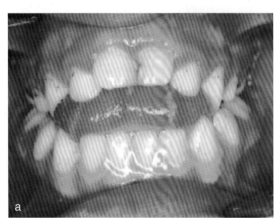
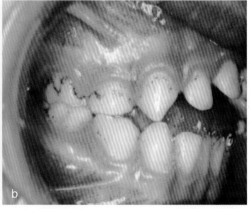

图 16.2　乳前牙开𬌗（3 岁）

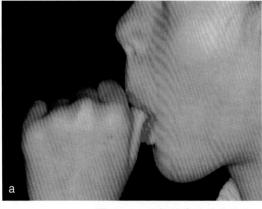
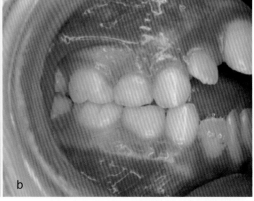

图 16.3　吮拇指导致严重开𬌗。可见上切牙前突和下切牙后缩

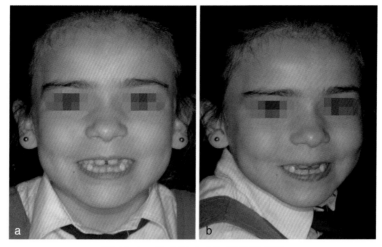

图 16.4　治疗前正面和侧面微笑照

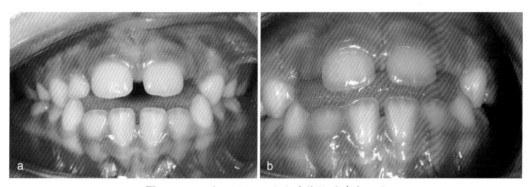

图 16.5　口内正面照，舌体前伸位置清晰可见

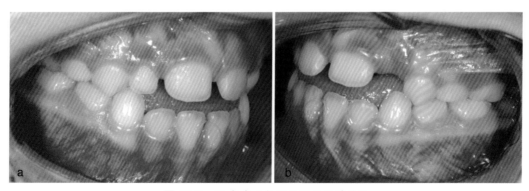

图 16.6　治疗前口内侧位照无后牙反殆

为实现治疗目标，决定使用功能矫治器。MRC（Myfunctional Research Co, Australia）是该患者的最佳选择。它由特殊类型的聚氨酯制成，有助于矫正肌肉和舌功能障碍（图 16.7）。由于材料柔软，患者较容易适应。

建议白天佩戴 2~3h，夜间整夜佩戴。

这是治疗 7 个月后的结果。检查前 4 个月

再无哮喘发作。

在吞咽和休息位时，语言问题明显改善，舌前伸位置也有改善。

微笑照也证实了这些结果（图 16.8）。

磨牙 Ⅰ 类关系和侧方殆维持。前牙开殆得到改善，中线齐（图 16.9）。

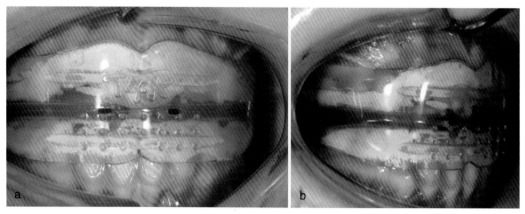

图 16.7　MRC 就位

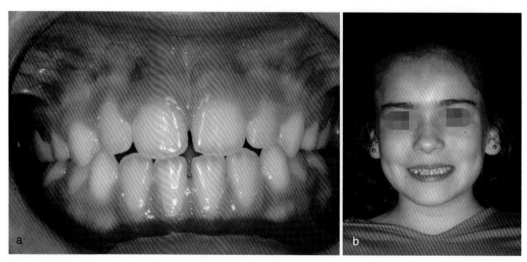

图 16.8　治疗 7 个月后

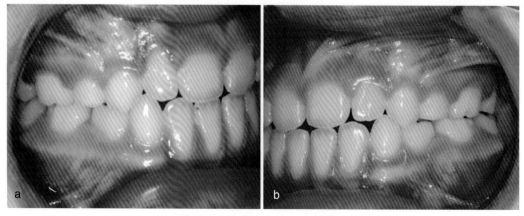

图 16.9　治疗 7 个月后的口内照

4个月后（治疗11个月），切牙间隙减少。覆𬌗覆盖改善，完全恢复鼻呼吸（图16.10）。

患者继续使用功能矫形器（Myobrace），白天佩戴2~3h，夜间整夜佩戴，并进行呼吸和舌肌训练。该矫治器非常适合儿童使用，结果可预测（图16.11）。磨牙Ⅰ类关系保持，在此治疗阶段不建议使用其他矫治器。治疗2年后的随访，患者闭口无唇紧张，微笑自然（图16.12）。

侧面照和侧面微笑照也证实这一结果，未

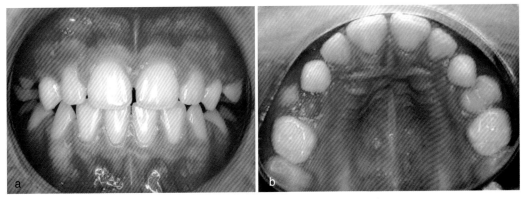

图16.10　治疗11个月后口内正面照和上牙列咬合面照

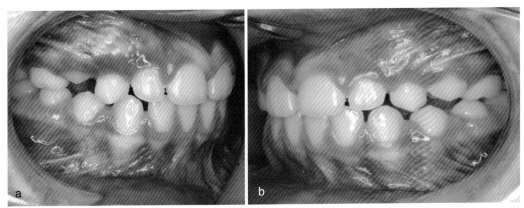

图16.11　此时口内侧位照

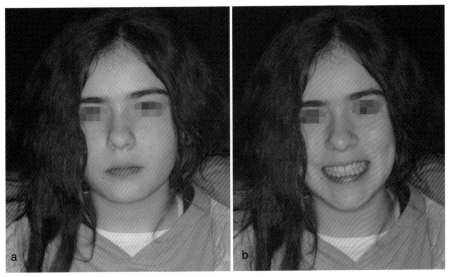

图16.12　治疗结束正面照

出现双下巴（图 16.13）。

所有治疗目标均实现：中线齐，微笑美丽，口腔卫生状况良好（图 16.14）。

牙龈线和咬合平面平行，无牙龈退缩（图 16.15）。在没有使用其他矫治器的情况下，治疗目标完全达到。

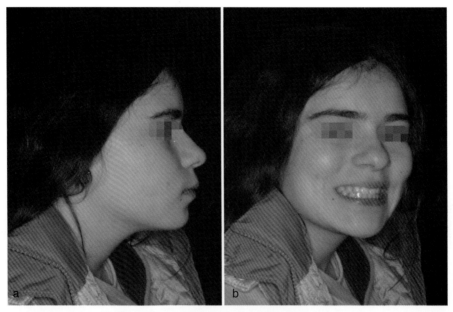

图 16.13 治疗 2 年后的侧面和侧面微笑照

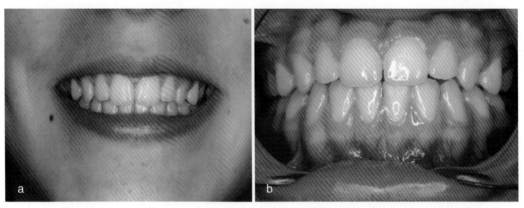

图 16.14 保持 2 年后的正面微笑和口内微笑照

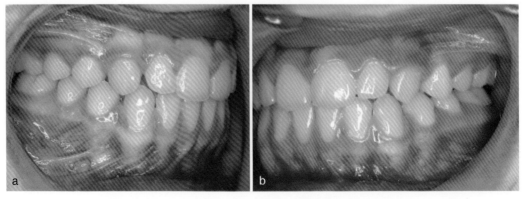

图 16.15 治疗结束时口内侧位照。牙龈线与咬合平面平行

治疗结束时（20个月），所有恒牙均在正常位置萌出。上下牙列咬合照可以看出牙弓为正常圆形，无龋齿发生（图 16.16）。

治疗前后的口内正面照的比较显示舌位置恢复正常，前牙开殆纠正（图 16.17）。

不需要其他矫治器来达到预期目标。在整个保持期间，建议使用类似的矫治器（Myobrace System）（图 16.18）（Ramirez Yañez, Paulo, 2008）。

治疗前与治疗后比较可以清楚表明，所有

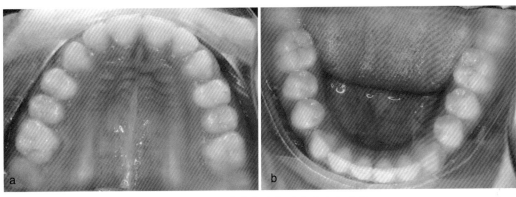

图 16.16 治疗结束时上下牙列咬合面照

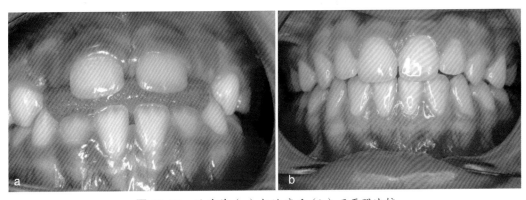

图 16.17 治疗前（a）与治疗后（b）正面照比较

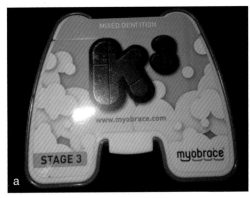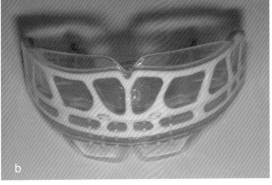

图 16.18 保持期应用 MRC

的治疗目标都达到。取得治疗的成功是基于舌位的位置监控，同时与神经肌肉功能的建立相一致（图16.19）。

治疗错𬌗重要的针对病因而不仅是症状，患者和父母必须了解问题的严重性，患者和父母的配合是获得稳定结果和控制不良习惯的关键因素。

在临床实践中，深覆𬌗是另一种常见的错𬌗类型。儿童严重深覆𬌗与TMD之间的关系是

全世界公认的。这种关系可能导致髁突后上方移位，从而导致功能障碍和头痛，并伴有肌肉和关节疼痛（Du, Hagg, 2003）。

下述是一个典型病例。7岁9个月大的男孩，由于疼痛和颞下颌关节弹响就诊。正面和侧面照可见，与面中部相比，面下三分之一缩小。面右侧比左侧宽。下颌可见后缩（图16.20）。

微笑照可见咬肌收缩，右侧更为明显。切

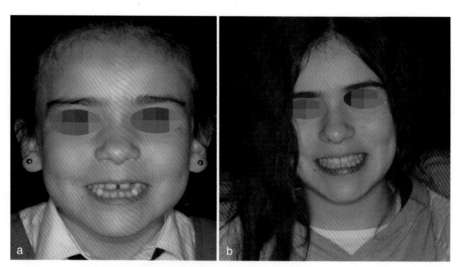

图 16.19 治疗前后颜面照比较

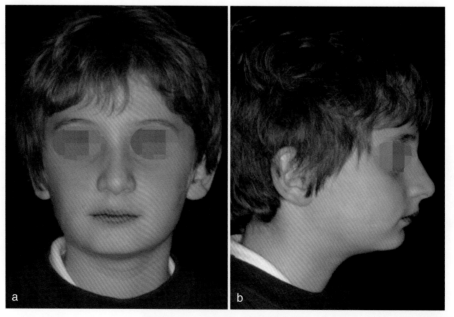

图 16.20 治疗前正面和侧面照

牙区域深覆𬌗几乎达到 100%，牙龈线不均匀（图 16.21）。

治疗前侧位片可见尖牙和磨牙 II 类关系。可见上中切牙内倾。牙龈线与咬合平面不平行（图 16.22）。

上下牙弓无拥挤，上牙弓存在牙齿扭转（图 16.23）。

治疗目标包括几个不同方面。重要的是不

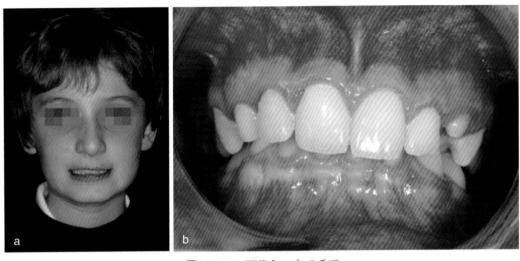

图 16.21　微笑和口内正面照

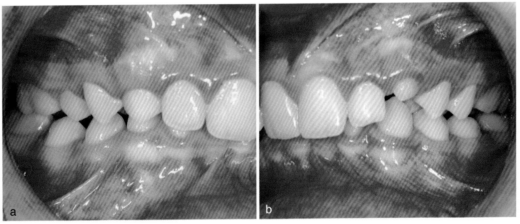

图 16.22　治疗前口内侧面照。上中切牙明显内倾

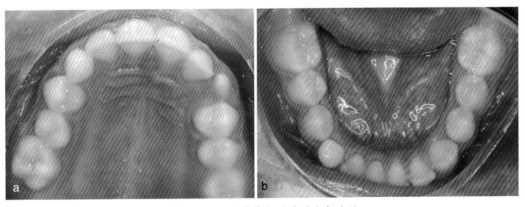

图 16.23　治疗前上下牙列咬合面照

仅要考虑牙齿的位置，还要考虑肌肉和牙龈以及咬合平面的不对称性。由于 TMD 病因复杂，须进行详尽的临床检查（Ramirez-Yañez et al, 2007）。

有时，咬合平面不对称是牙列和面部不对称的结果而非原因。

全口曲面体层片和侧位片证实了临床检查结果：患者有严重的颅面畸形，面下高度降低（35mm），磨牙和尖牙 II 类关系，深覆𬌗明显（7mm），没有缺牙或多生牙（图 16.24）。

为了达到治疗目标，建议采用肌功能训练。强烈建议使用 MRC，可对此类疾病对因治疗。

白天佩戴 2h，夜间整夜佩戴。此类矫治器非常适合儿童使用（图 16.25）。

治疗 4 个月后结果：不再出现疼痛或颞下颌关节紊乱。正位咬合改善清晰可见（图 16.26）。

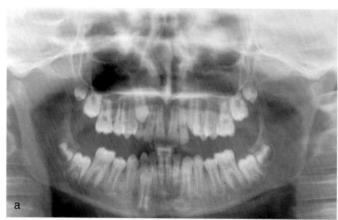
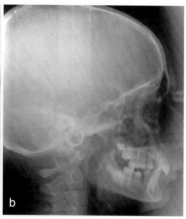

图 16.24 治疗前影像学检查

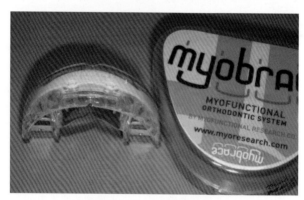

图 16.25 第一阶段 MRC

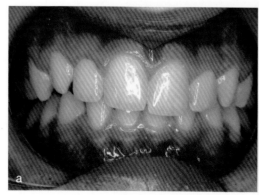
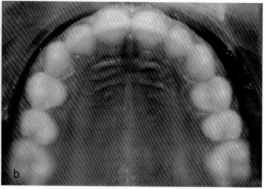

图 16.26 治疗 4 个月后的口内正面照和上牙列咬合面照

左右两侧牙列可以观察到磨牙和切牙区改变（图 16.27）。

正面和侧面照可见一些改善（图 16.28）。

为继续牙齿矫治并使覆𬌗、覆盖恢复正常，建议使用阶段 2 的训练器。佩戴时间与阶段 1 相似：白天佩戴 2~3h，夜间整夜佩戴（图 16.29）。

以下照片清楚说明矫治器使用方式。前庭盾有助于锻炼口颌面肌肉，并可提高生长潜力（图 16.30）。

图 16.31 显示治疗 12 个月后改善情况。临床增加垂直距离适当。

图 16.31 显示治疗 20 个月后改善情况：佩戴时间相同，白天佩戴 2~3 h，夜间整夜佩戴（包括阶段 Ⅰ 和阶段 Ⅱ）。覆𬌗、覆盖完全恢复正常。

由于患者搬家，患者于 3 年后复诊。几周前，患者丢失矫治器。可见轻度不对称，但没有出现颞下颌关节问题或严重的头痛（图 16.32）。覆𬌗、覆盖维持正常。为了保持治疗效果，建议使用一种新 MRC 矫治器（Bakke, Moller, 1991）。

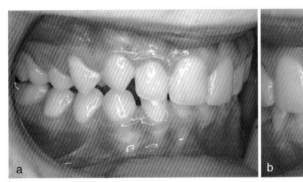
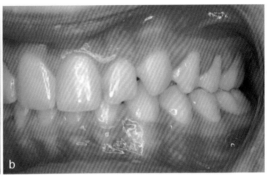

图 16.27　治疗 4 个月后的口内侧位照

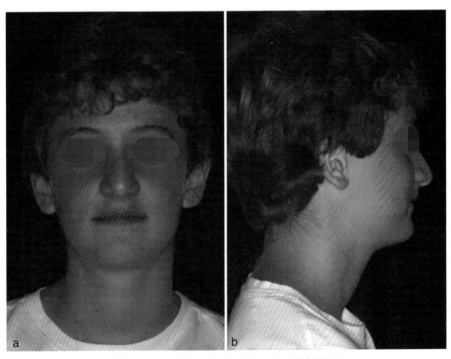

图 16.28　治疗 4 个月后的正面照和侧面照

侧面照显示患者微笑时上唇明显凹陷伴上唇紧张。面下三分之一基本正常（图16.33）。

此时，为了保持治疗效果并控制肌肉，建议使用新矫治器。咬合稳定（图16.34）。

侧位照证实尖牙和磨牙Ⅰ类关系和正常的覆𬌗、覆盖得到维持（图16.35）。

咬合面照显示正常的牙弓形态，无龋齿和牙周病（图16.36）。

比较治疗前和治疗后3年的正面照可见使用MRC矫治器后，牙龈线不均匀得到完全矫正，覆𬌗和中线纠正（图16.37）。

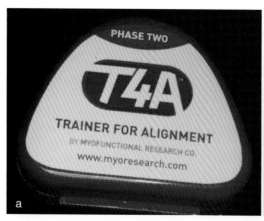
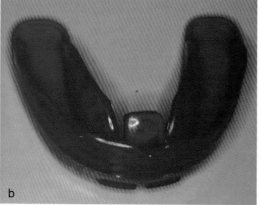

图16.29　训练器（myfunctional Research Co.）

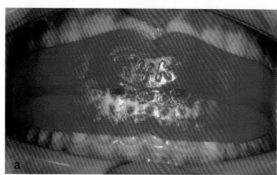
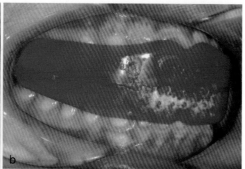

图16.30　佩戴T4A矫治器后的口内正面和侧面照

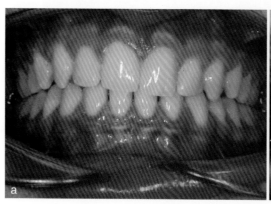
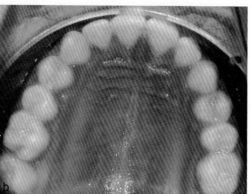

图16.31　治疗后的正面和上牙列咬合面照

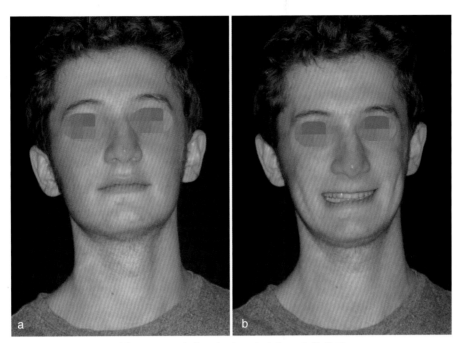

图 16.32　治疗 3 年后正面照和正面微笑照

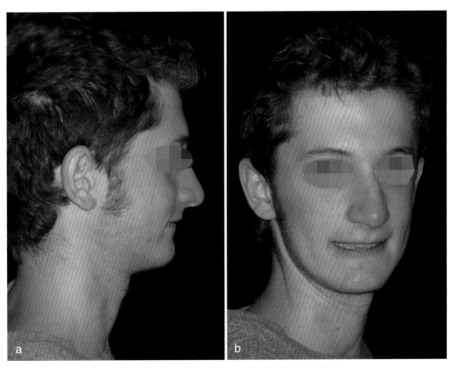

图 16.33　治疗 3 年后侧面照和侧面微笑照

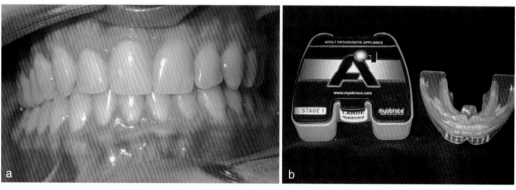

图 16.34　建议成人使用 MRC 阶段 1 以维持治疗效果

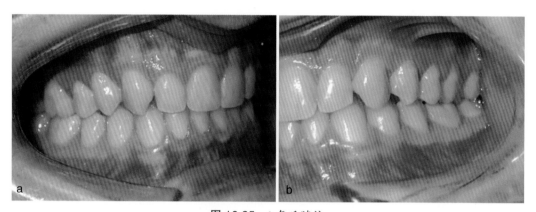

图 16.35　3 年后随访

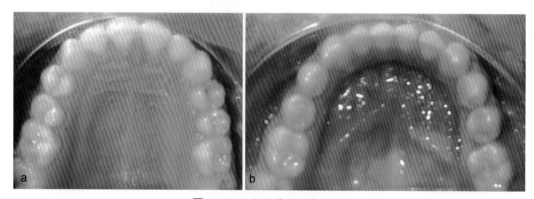

图 16.36　上下牙列咬合面照

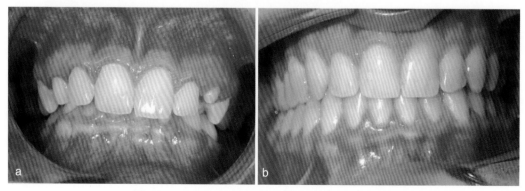

图 16.37　治疗前（a）和治疗后 3 年（b）口内照

16.1　小结

开𬌗应尽早治疗。需要注意的是，治疗设计必须包括整个治疗过程中的保持器使用（Graber, 1963）。

开𬌗患者也可伴有颞下颌关节问题、打鼾和睡眠呼吸暂停障碍。患儿夜间可停止呼吸数次（每小时 20~40 次）。因此，患儿白天会感到疲劳、困倦、头痛、性格改变、早上在学校注意力不集中等。

由于睡眠呼吸暂停是一种进行性疾病，因此早期矫治非常重要，以便进行多学科治疗并避免复发。毫无疑问，对各类口腔不良习惯进行早期干预可减少或预防未来出现重大问题。建议尽早治疗开𬌗，以恢复正常呼吸功能，减少复发的可能性（Urzal et al, 2013）。患儿和父母必须有足够认识并积极配合，才能取得好的治疗效果。深覆𬌗与 TMD 问题之间的关系尚无完整证据，但临床上一般有关联。

尽管使用的矫治器类型不同，但正畸医生要认识到颞下颌关节问题多病因的重要性，治疗时使其功能正常化以获得长期效果（Posen, 1972）。

有证据表明，开𬌗和深覆𬌗越早纠正，预后越好。必须破除口腔不良习惯以防止开𬌗和深覆𬌗复发（Ngan, Fields, 1997）。给患者制定个体化治疗方案很重要。长期干预是维持已取得治疗效果的基础（Ramirez Yañez, Paulo 2008）。

参考文献

请登录 www.wpcxa.com 下载中心查询或下载，或扫码阅读。

第 17 章

唇腭裂患者治疗的争议

Julia Harfin

唇腭裂的治疗存在着争议，争议主要集中在手术时机选择及个性化治疗方案的制订。

腭裂患者单侧或双侧侧切牙缺失的治疗可选择间隙关闭或开展间隙并用固定或可摘义齿修复侧切牙。然而，由于缺牙区常缺乏骨组织，在没有进行骨移植术的区域很难进行种植修复。因此，闭合牙槽骨缺损是修复牙弓、恢复正常咬合关系的必要步骤。

详尽的个体化诊疗方案会显著改善治疗效果，使预后更可预测。临床通常在上颌恒侧切牙或尖牙萌出前进行二期牙槽骨植骨，以实现牙槽骨连续和瘘管充分闭合的目的。成功率为35%~86%。并发症包括感染或移植物暴露，超过50%的患者需要再次手术（Meireles Borba et al, 2014; Feichtinger et al, 2007）。

这些新方案可以避免局部手术（如髂骨或其他类型的植骨）。该方案的理念与牙周医生通常在植入物放置前获得足够的骨高度和宽度相同（Zachrisson, 2003）。

优化步骤后还可以通过减少手术次数来提高治疗效率。考虑到闭合牙槽骨缺损是治疗目标之一，了解这些手术可能产生的所有后果，可以明确新方案的具体作用。好的治疗计划容

易管理各年龄段不同性别的患者，并且不需要进一步手术，或许就能达到预期的长期效果（Yen et al, 2005）。因此，首选个体化的诊疗方案，以避免或减少采用二次植骨术关闭严重腭裂时的各类手术并发症的发生。

个性化诊疗方案在以下病例中的应用：一名14岁的患者因严重腭裂而就诊，既往已进行5次手术：5个月、14个月、4岁、6岁、12岁，包括两次植骨手术。两个月前，进行了一次软腭组织手术，一些缝线仍在原位可见（图17.1a）。

图17.1a显示就诊时情况：上中线随着上中切牙和侧切牙缺失而完全向左侧移位。

侧位照可见右侧存在明显的裂隙（图17.1b）。

参 考 Allan Fontanelle 和 Bjorn Zachrisson 关于将牙齿移到无牙区的研究，设计了一个个性化诊疗方案。当使用较低力时，牙齿会随牙槽骨移动，当使用较大的力时，牙齿会穿破牙槽骨移动，考虑到右上尖牙近中存在一些牙槽骨，于是在TMA方丝（0.016英寸 × 0.022英寸）上放置一个镍钛螺旋弹簧，以非常低的加力激活来促进牙齿随骨移动（图17.2）。

建议每2个月使用非常轻的激活力。咬合面可见尖牙远中有新骨形成，新形成的软组织质地和颜色清晰可见。尽管尖牙近中移动不少，仍然存在明显腭裂。粘接下牙列托槽以匹配咬

J. Harfn (✉)
Department of Orthodontics, Maimonides University,
Buenos Aires, Argentina

Health Sciences Maimonides University,
Buenos Aires, Argentina

合平面（图 17.3）。

应用相同的生物力学设计，尖牙在治疗 10 个月后继续向近中移动。牙龈和牙周组织伴随尖牙近中运动，腭裂范围减少（图 17.4）。

经过 15 个月的治疗，尖牙靠近侧切牙，腭裂区域有明显减少（图 17.5）。

4 个月后，牙槽突裂基本关闭，新生骨被正常牙龈牙周组织包围（图 17.6）。

治疗前和此时腭部的对比清楚显示腭裂闭合。同时也显示右上尖牙近中移动，尖牙远中形成新骨。新骨的高度和宽度较理想，这也是未来种植或修复所必需。进行软组织手术以闭合剩余裂隙（图 17.7）。

需要注意的是，正畸牙齿移动是通过施加力来移动牙齿的过程，产生张力侧的骨沉积和压力侧的骨吸收。

比较治疗前和治疗后的全口曲面体层片也可见上述结果。可以关注左右上侧切牙根形状。实现了排齐整平和咬合平面匹配（图 17.8）。

在没有任何其他骨移植的情况下，以可预测的方式实现了右上尖牙远中正常的骨宽度和高度。X 线片也证实了这一结果（图 17.9）。

左右侧裂隙比较可明显看出所有的改善。右侧裂隙基本关闭。CBCT 可见尖牙远中骨量。

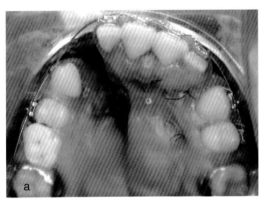
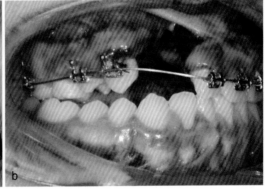

图 17.1　明显腭裂伴严重中线向左移位

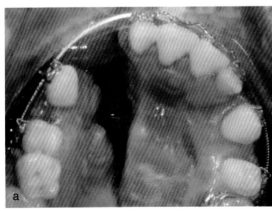
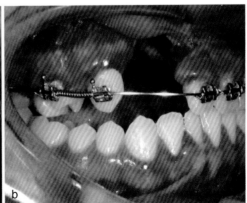

图 17.2　使用螺旋弹簧近中移动尖牙

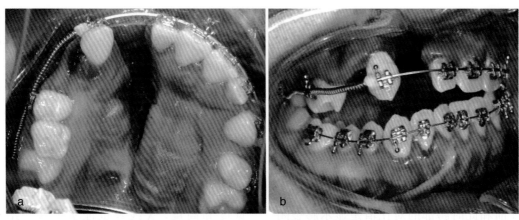

图 17.3　治疗 5 个月后的咬合面照和侧位照

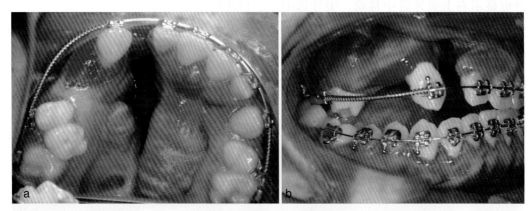

图 17.4　治疗 10 个月后

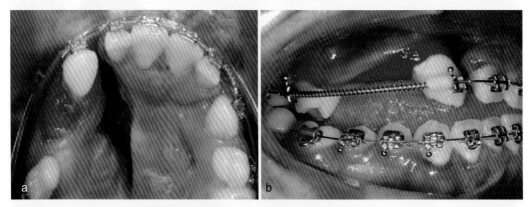

图 17.5　治疗 15 个月后的咬合面照和侧位照

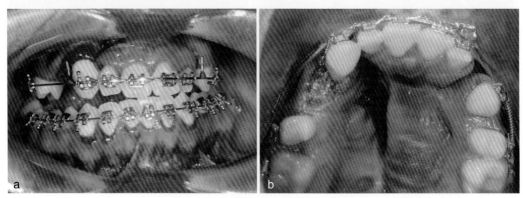

图 17.6　14 个月后，牙槽突裂闭合

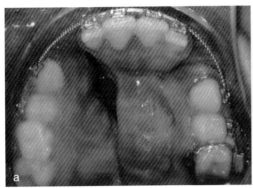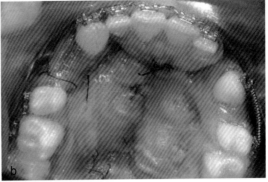

图 17.7 尖牙近中移动前和最后一次软组织手术后的咬合面照

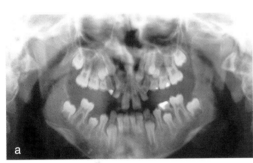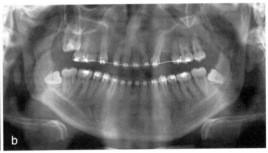

图 17.8 治疗前（a）与治疗后（b）全口曲面体层片。完成排齐和整平咬合平面

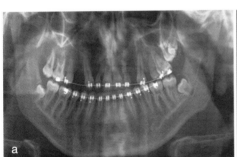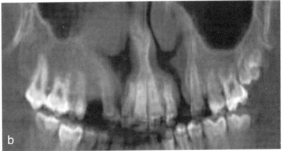

图 17.9 治疗后 X 线影像。证实了右上尖牙远中新骨生成和右侧裂隙关闭

17.1 小结

对于腭裂裂隙较大的腭裂畸形患者，该术式是有效的治疗方法，并发症少且获益多。没有与牙槽突裂相关并发症的出现，同时产生了健康的新骨。

唇腭裂患者的治疗需要多学科团队参与，时间从妊娠期开始持续至儿童和青春期。个性化诊疗方案为这类患者的治疗提供了新的方式，因为有可能在正常牙龈 – 牙周组织周围生成新骨，而这些组织以往是很难获得的。目前，该方案仍需长期随访以保持取得的治疗效果。

参考文献

请登录 www.wpcxa.com 下载中心查询或下载，或扫码阅读。

第 18 章

早期矫治的争议

Julia Harfin, Kurt Faltin Jr

百年来的全球性会议上，早期矫治的争议为什么一直是持续话题？这个争议会在未来 10 年内解决吗？我们要回答的第一个问题：早期矫治真的是一种高效的治疗方法吗？是的，这是基于完整诊断确定的生物优先顺序。然而每个患者都有独一无二的特征，因此这并不是唯一的治疗方案。错𬌗畸形是由于骨性、牙性、神经生理等方面的异常，导致生长方向和生长量的异常。个体化诊断决定了哪种类型的病例应该由临床医生治疗，并为每个需要治疗的患者提供最佳的个性化选择。由于相当多的生长量发生在替牙期，在此时开始骨性矫治有优势，特别是当颅面功能障碍存在时，可避免问题恶化。

需要强调，早期矫治并不能避免二期矫治，但能减少矫治时间和并发症。许多早期错𬌗畸形受到环境因素的影响，是可以预防的。口周肌肉组织与口面部结构之间的相互作用决定了未来的咬合。

在休息或功能状态下对口呼吸、吐舌吞咽、吮指等口腔不良习惯的控制很重要。在

确定治疗方案时，患者与家长以及言语治疗师之间的合作也是至关重要的。没有一种矫治器可以适用于所有患者。病因不同，要有不同的治疗方法。

早期矫治的风险、成本和收益是什么？此问题的答案是正确的诊断和对颅面和牙齿发育的深入了解。重要的是由于生物学、功能性和社会原因，一些错𬌗畸形最好进行早期矫治，恢复正常功能和生长方向是最好的选择。在混合牙列早期，最常见的争议之一是如何、何时以及为什么应该将患者分一期、二期、三期或更多期进行治疗。

正畸治疗的问题是如何使牙齿与面部协调移动，并在治疗后保持牙齿的稳定。从混合牙列到恒牙列的变化是正畸决策的重要时期（Horn）。因为在这一阶段有机会利用青春期前的快速生长，这是最重要的。

为了防止发展为更复杂的错𬌗畸形，前牙或后牙反𬌗的早期矫治毫无疑问。无论使用何种矫治器，切牙和磨牙位置和倾斜度是否正常均与上下颌骨的生长方向密切相关。许多文献证实了这一思路（Mandal, Sugawara），尽管也有其他学者建议等到生长高峰后治疗，才能在一个阶段解决所有问题，不过他们的方案往往是拔更多的牙或正颌手术。

在决定最终治疗方案之前，重要的是确定疾病病因、严重程度和性质同时要确定患儿口

J. Harfin (✉)
Department of Orthodontics, Maimonides University,
Buenos Aires, Argentina

Health Sciences Maimonides University,
Buenos Aires, Argentina

K. Faltin Jr
Department of Orthodontics and Face Orthopedics, University
Paulista (UNIP), Sao Paulo, Brazil
e-mail: kurt@faltin.odo.br; http://www.faltin.odo.br

腔不良习惯持续了多久，此习惯是什么时候发生（白天、晚上或一整天），以及患儿自己纠正不良习惯的意愿。下面的病例显示了尽早开始正畸治疗很重要，早期矫治可以减少远期问题，无论初始的Ⅱ类或Ⅲ类错𬌗的严重程度，早期矫治都可以在一定程度上避免拔牙和（或）正颌手术。

下文中的病例清楚地说明双期治疗的重要性。患者 8 岁 9 个月就诊，咨询开始矫正的最佳时机。患者反复感冒，伴有高热和哮喘发作。儿牙医师建议，正畸治疗的最佳时机是第二磨牙已萌出时，此方案只需要一个阶段。建议尽早与颌面外科医师会诊。

颜面照显示：患者侧面凸，上唇短，在休息位嘴唇无法闭合。下唇在上切牙后。鼻唇角呈锐角，下颌骨明显后缩。由于口呼吸和鼻塞在正畸患者中很常见，因此建议早期与耳鼻喉科医师会诊。呼吸功能异常会影响颌面生长，产生或加重原有的错𬌗畸形。为了减少前突的上颌切牙折断的风险，也应进行早期干预（图 18.1）。

上颌和下颌切牙已经完全萌出，上切牙间存在间隙。切牙间乳头缺如（图 18.2），口腔卫生状况良好。下颌侧切牙位于下颌牙弓的舌侧。

侧位照显示严重深覆盖（8 mm），这是在学校或家中发生上切牙牙折的重要风险因素（图 18.3）。同时存在明显深覆𬌗。下切牙咬至上切牙腭侧。

治疗前咬合面照显示上颌牙弓呈圆形，下颌牙弓轻度拥挤。无龋齿和牙周病（图 18.4）。

全口曲面体层片显示，恒牙的萌出顺序正常，与年龄匹配。无缺牙或多生牙（图 18.5a）。侧位片图像清晰显示上切牙明显前突，与上唇前突一致（图 18.5b）。

考虑到首先要恢复正常功能，设计了以下治疗方案。

在第二磨牙萌出前，使第一磨牙萌出位置正常；尽早改正口腔不良习惯，使牙齿在正常位置萌出，使下颌骨正常发育。需要尽早纠正习惯以恢复上下颌骨正常生长方向，同时减少二期矫正时间。在所有需要考虑的因素中，最重要的是确定最佳的治疗方案，改善侧貌，增加面部平衡和长期稳定性。

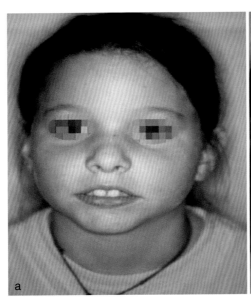
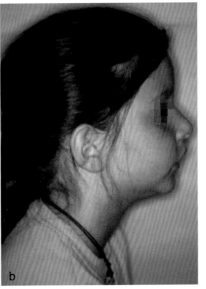

图 18.1　治疗前正面照（a）和侧面照（b）。侧面凸，上唇短，同时下唇在上切牙后

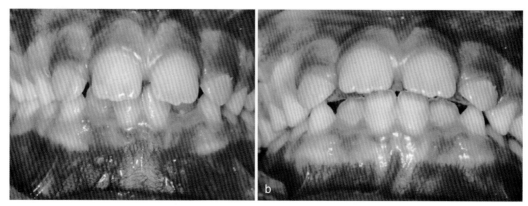

图 18.2　治疗开始时正面照。上切牙存在间隙

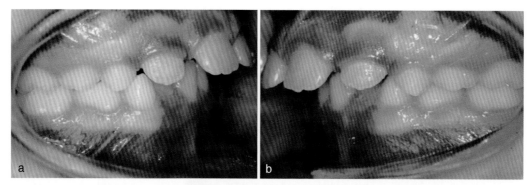

图 18.3　磨牙 I 类关系，明显深覆𬌗、深覆盖，下切牙位置靠后

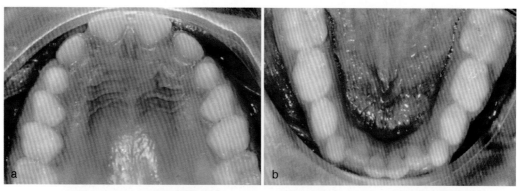

图 18.4　治疗前上下牙弓呈圆形

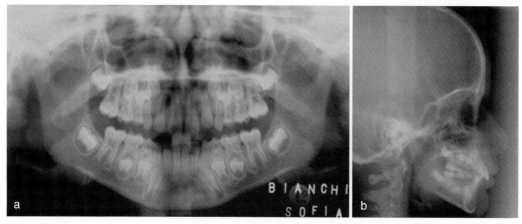

图 18.5　治疗前全口曲面体层片（a）和侧位片（b）。可见上切牙前突和明显深覆𬌗

众所周知，在第二磨牙萌出前，第一磨牙的位置比较容易恢复正常。为达到这一目标，使用钟摆式矫治器与中切牙美学托槽连接，以关闭切牙间隙，这一点也是患者父母关心的问题。建议加力周期为8周（图18.6）。

第二乳磨牙远移后，侧切牙上粘接托槽，使用0.016英寸SS丝恢复牙齿正常位置和轴倾（图18.7）。为了保持上颌第一磨牙矢状向位置，建议使用Nance弓。上下颌使用多用途弓（Elgiloy 0.016英寸 × 0.016英寸）以纠正深覆𬌗和深覆盖。上切牙间隙关闭，位置和轴倾改善（图18.8）。

前磨牙萌出后，在上中切牙腭侧粘接托槽，使用0.018英寸SS丝，并在上侧切牙远中弯制两个垂直曲，以改善治疗前牙深覆𬌗、深覆盖（图18.9）。

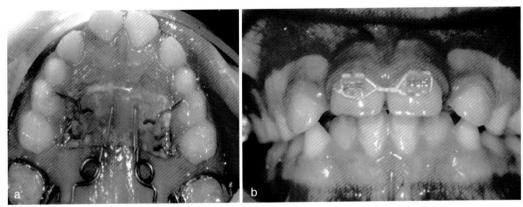

图18.6 钟摆式矫治器固定第一磨牙，连接中切牙美学托槽以关闭切牙间隙

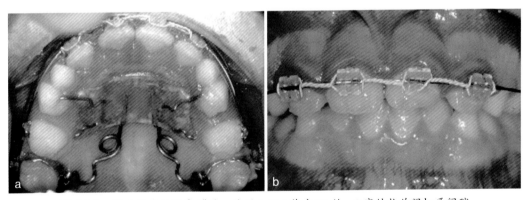

图18.7 第二乳磨牙远中移动，使用0.016英寸SS丝，8字结扎关闭切牙间隙

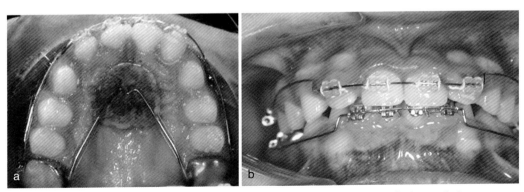

图18.8 应用Nance托保持双侧第一磨牙的新位置，以恢复正常覆𬌗、覆盖

侧位照可见尖磨牙Ⅰ类关系。为维持Ⅰ类关系，在尖牙和第一磨牙之间使用8字结扎（图18.10）。

经过主动正畸治疗，患者的覆𬌗、覆盖恢复正常。所有间隙均闭合，中线对齐。牙龈线和咬合平面平行（图18.11）。

尖牙和磨牙达到Ⅰ类关系，前磨牙形成正常咬合。在整个治疗过程中，患者保持了良好的口腔卫生（图18.12）。

治疗后2年拍摄的正面照和侧面照可见，患者嘴唇可闭合，无肌紧张。患者侧貌直，鼻唇角正常，鼻呼吸（图18.13）。

治疗前后正面照的比较清楚表明早期治疗的重要性，患者和家长的依从性好。面下1/3的改善显著（图18.14）。所有治疗目标均实现。

侧面照的比较也可见相同结果。由于颌面功能恢复正常，上唇的位置和长度变化明显（图18.15）。

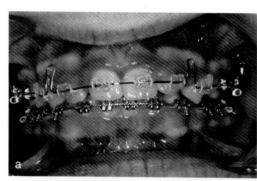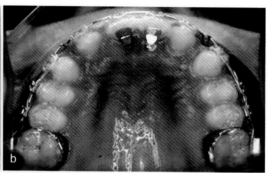

图18.9　前磨牙萌出后，使用0.018英寸SS丝和两个垂直曲，恢复正常覆𬌗、覆盖。同时，中切牙腭侧粘接两个舌侧托槽

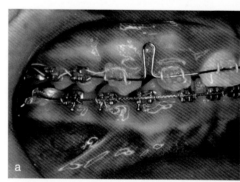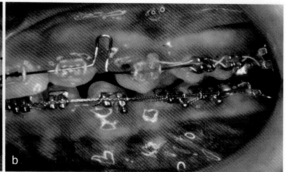

图18.10　双侧闭隙曲，尖磨牙Ⅰ类关系维持

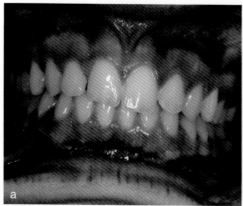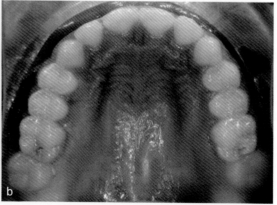

图18.11　治疗后正面照（a）和咬合面照（b）。所有治疗目标均达到，中线基本一致

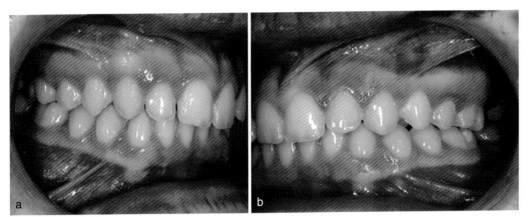

图 18.12　主动治疗结束时左右两侧尖磨牙 I 类关系

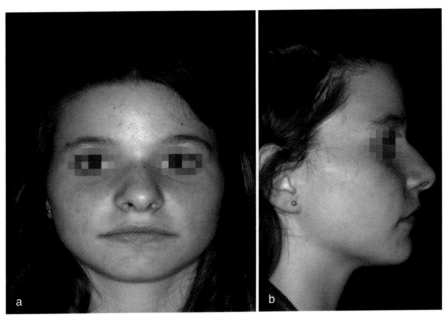

图 18.13　治疗后 2 年的正面照（a）和侧面照（b）。患者可自然闭唇

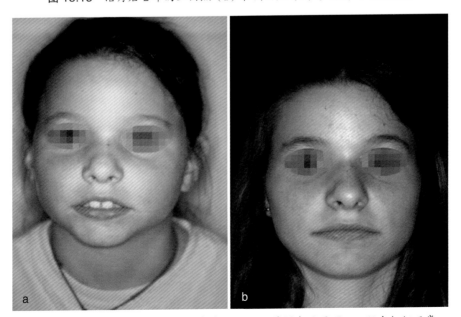

图 18.14　治疗前（a）与治疗后（b）正面照。唇闭合及面下 1/3 肌肉组织正常

治疗前和治疗后的侧位片证实，功能恢复正常时，软硬组织将向正常方向发育。由于 X 线片是在不同的场所拍摄，因此无法比较两张头影测量标记（图 18.16）。

深覆𬌗如果不治疗，不良后果包括下前牙拥挤、上颌牙龈暴露和伴发的牙周破坏，因此强烈建议早期矫治深覆𬌗（Franchi）。此患者的深覆𬌗和下前牙拥挤矫正效果明显（图 18.17）。

随访 2 年，上述治疗结果维持。患者侧面更加挺直，可以自然闭唇。功能和面部美学均有显著改善（图 18.18）。

治疗后 24 个月，正面和侧面可见所有治疗目标均实现：覆𬌗、覆盖、正面和侧面咬合均正常（图 18.19）。

口腔功能与面部的生长发育密切相关，因此早期治疗的主要目标之一是纠正不良口腔习惯。研究表明（Bahreman），许多乳牙期和替牙期肌肉功能障碍导致的畸形不能自行恢复，在恒牙期会加重。

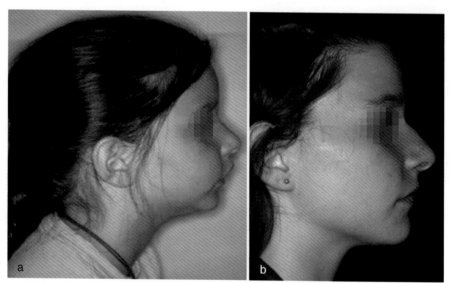

图 18.15　治疗前（a）与治疗后（b）侧面照。面部中下 1/3 有明显改善

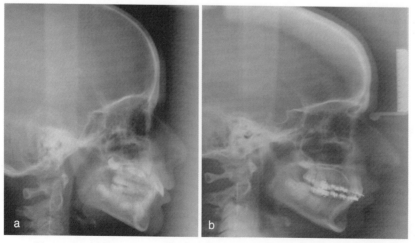

图 18.16　治疗前（a）与治疗后（b）侧位片。前牙咬合及侧貌改善明显

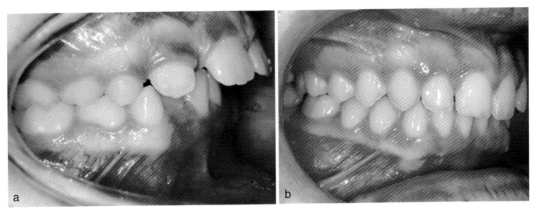

图 18.17　尖磨牙 I 类关系维持，覆𬌗、覆盖正常

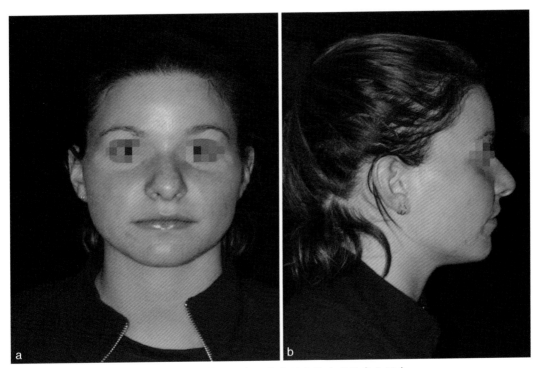

图 18.18　治疗后 2 年。患者放松状态下唇完全闭合

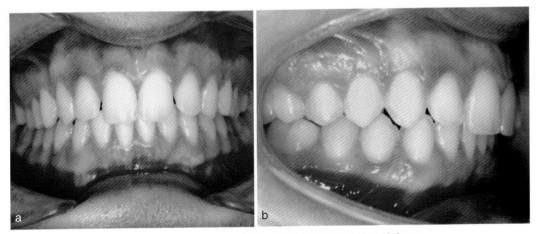

图 18.19　24 个月后随访可见所有治疗目标均维持良好

需要记住，早期破除不良习惯是此阶段最重要的治疗目标之一。吮指和咬唇习惯必须尽快纠正。4岁以上的持续存在的不良习惯需要纠正，以免对咬合和面部美观造成负面影响（Bahreman）。

下述患者是本方案的典型病例。患者是8岁3个月的女孩，在一次自行车事故中上切牙外伤，为保护上切牙求治，无其他病史。最主要的问题是下唇在上切牙后，伴突面型。此外，患者口呼吸，上唇短，面部略不对称（图18.20）。口呼吸会对上颌结构及其与下颌位置关系产生不利影响。同时减少上切牙前突也会降低切牙外伤可能性。患者嘴唇干燥和黑眼圈也很明显。根据不良习惯的纠正、口腔功能的改善及面部美观情况确定治疗方案。

正面照可见明显深覆𬌗，上中切牙唇倾，下切牙伸长，中线不齐（图18.21）。切牙过度唇倾是常见的错𬌗畸形，较难治疗并会导致治疗延误和骨性问题。

根据根尖X线片，确定右下侧切牙和右下乳尖牙异位。建议拔除右下乳尖牙，使右下侧切牙位置正常（图18.22）。

为了改善右侧切牙部分移位，在第二乳磨牙上使用镍钛开大螺簧，并在下切牙上放置

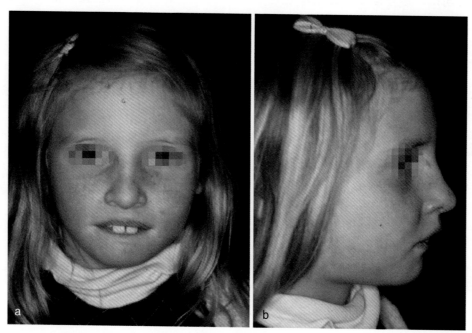

图18.20 治疗前正面和侧面照。可见口呼吸和下唇在上切牙舌侧

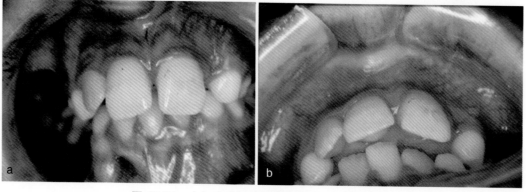

图18.21 中切牙区明显深覆𬌗深覆盖，中线不齐

直丝弓托槽（图18.23a）。应用四眼簧调整上牙弓和左上侧切牙位置，每月加力一次（图18.23b）。

6个月后，使用0.022英寸的直丝弓托槽并应用多用途弓（Elgiloy 0.016英寸×0.016英寸）来矫治切牙前突和深覆𬌗（图18.24）。

9个月后结果如下，达到I类的尖磨牙关系。中线齐，咬合平面和牙龈弧线平行（图18.25）。此外，口腔卫生得到改善。

治疗后的颜面照清晰地显示了软组织是如何伴随上下颌变化的。患者唇闭合良好，侧貌直（图18.26）。早期治疗的优势是使上下尖牙和前磨牙正常萌出，尽量减少对牙槽嵴正常生长发育的影响。本病例不需拔牙达到了正常的覆𬌗、覆盖和I类的尖磨牙关系。

患者3年后随访无明显变化。覆𬌗、覆盖和I类尖磨牙关系保持稳定（图18.27）。咬合平面和牙龈线平行得到保持，口腔卫生良好。

根据年龄和面部生物型及正侧面照，可见患者的生长正常（图18.28）。

治疗前后的侧面照对比表明，唇突度显著改善，颏肌张力降低。对这些患者进行早期矫治的另一个好处是提高患者自信心（图18.29）。

这些发现清楚地表明，对6~9岁前牙突的患者进行正畸治疗，可以取得良好的长期效果。早期干预的最佳时机为替牙期。

Rickets头影测量重叠显示了治疗前后的差异（图18.30）。

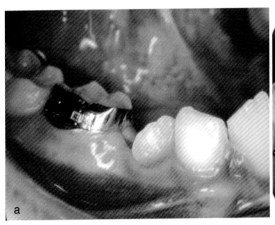
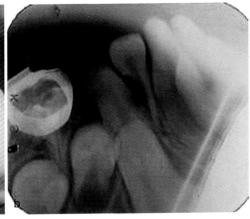

图18.22　可见右侧切牙和尖牙异位

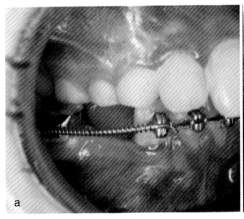
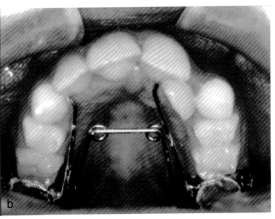

图18.23　为使右下侧切牙近中移动，在右下颌放置开大螺旋簧，与上颌四眼簧一起，改善左上侧切牙的位置

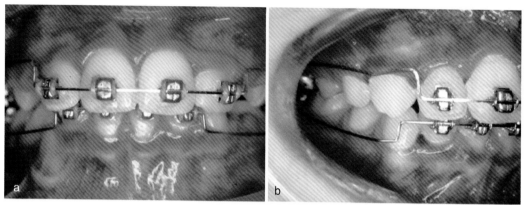

图 18.24 多用途弓（0.016 英寸 × 0.016 英寸 Elgiloy 丝）使前牙覆𬌗、覆盖正常

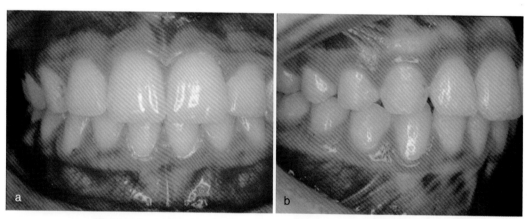

图 18.25 正畸治疗结束后。所有治疗目标均达到，咬合平面平行

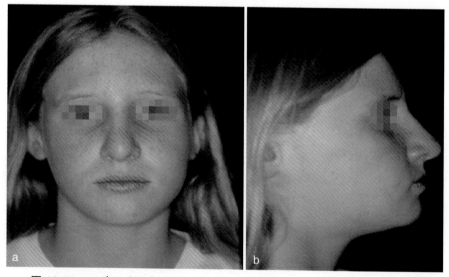

图 18.26 正畸治疗结束时的正面照（a）和侧面照（b）。患者闭唇无紧张

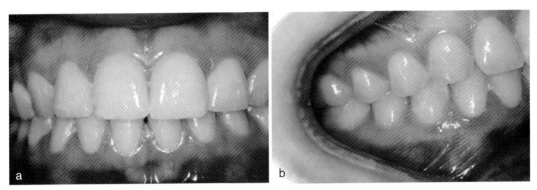

图 18.27 3 年后随访时的口内正面照（a）和右侧位照（b）

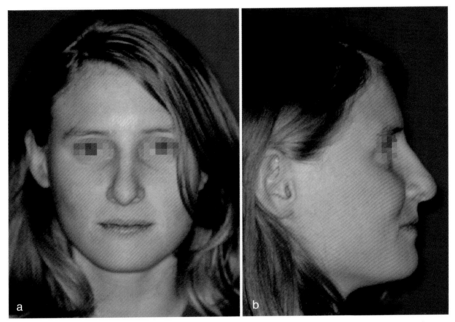

图 18.28 3 年后的正面照（a）侧面照（b），可见上颌骨和下颌骨发育正常

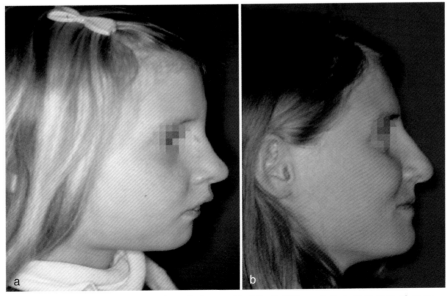

图 18.29 牙颌面和软组织有显著变化，结果好于预期。不需上颌拔牙改善侧貌

前牙拥挤是另一个替牙期需要治疗的错殆畸形，尤其是下牙弓的前牙拥挤。其中一个主要原因是乳牙和恒牙之间的差异，这可能是多种形态学和病因学因素共同造成的。

下面的患者是本方案的病例。就诊时可见，为配合中线调整患者左侧乳尖牙已拔除。在曲面体层片中，可以清楚地观察到右下尖牙的萌出空间不足（图 18.31），并伴明显的深覆殆。对剩余间隙进行了仔细研究（侧切牙区域乳牙和恒牙之间萌出的差异）。

右侧面照和下颌咬合面照显示，右侧磨牙 I 类关系，右下切牙中线向右移位（图 18.32）。

为了恢复右下尖牙和前磨牙的萌出空间，序列拔除乳磨牙以助于控制剩余间隙。第二乳磨牙放置带环以保护第一恒磨牙（图 18.33a）。三个月后，右尖牙和第一磨牙开始萌出（图 18.33b）。使用 0.016 英寸 SS 丝维持牙弓长度。

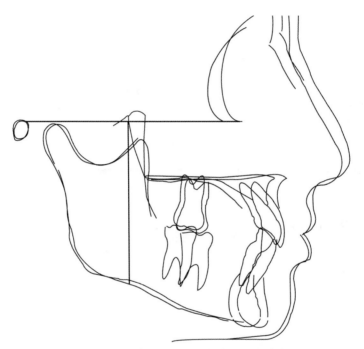

图 18.30 治疗前后 Ricketts 重叠，变化清晰可见

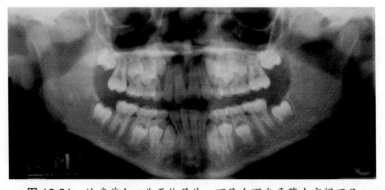

图 18.31 治疗前全口曲面体层片。可见右下尖牙萌出空间不足

有几种方式来维持或改善牙弓长度，从而避免将来拔牙矫治。笔者选择了对该患者而言最保守的方案。为了调整乳尖牙乳磨牙与恒尖牙恒磨牙之间的差异，在左右两侧使用 0.016 英寸 × 0.016 英寸 SS 丝和主动镍钛簧（图

18.34）。建议间隔 6 周加力。

6 个月后，所有的下尖牙和前磨牙萌出，第一磨牙放置带环，配合尖牙托槽恢复正常位置（图 18.35）。

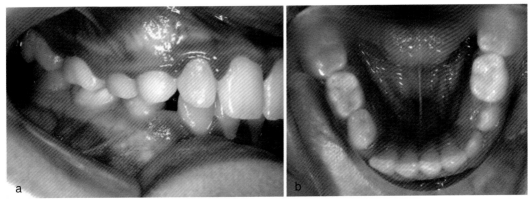

图 18.32　治疗前右侧面照和下颌咬合面照。明显可见右下尖牙萌出空间不足

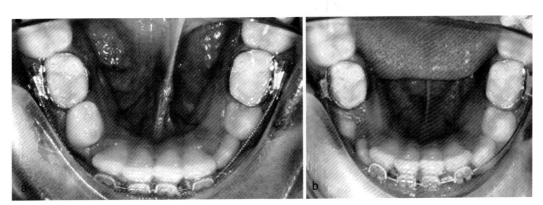

图 18.33　两阶段治疗对比。在第二乳磨牙上放置带环以维持初始下牙弓长度。右尖牙和第一前磨牙萌出中

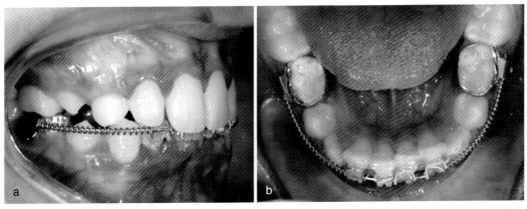

图 18.34　0.016 英寸 × 0.016 英寸 SS 丝，每 6 周加力一次左右镍钛簧，以维持初始下牙弓长度

6个月后，患者实现 I 类尖磨牙关系，覆𬌗、覆盖正常。整个治疗过程中上牙弓均未粘接托槽（图 18.36）。为避免前牙拥挤复发，建议在左右下尖牙之间放置固定保持丝并长期保持。

治疗前后的全口曲面体层片对比清楚可见治疗结果。右尖牙萌出空间恢复，中线齐（图 18.37）。

治疗计划是医生对每个患者深入分析所做的。一些牙列拥挤可以通过咬合诱导和空间管理来纠正。重要的是如何识别这些问题并按不同情况管理，以有效地获得最佳结果。有必要保留空间以维持或增加下牙弓的长度，以引导尖牙和前磨牙萌出。根据每个患者的面部生长型、牙量骨量差异制定个性化治疗方案，以达到与面部美学一致的治疗效果。混合牙列的早期矫治在一期矫治中起着重要的作用，因为此阶段的生长发育量最多。毫无疑问，在这一治疗阶段，维持正常生长方向具有重要意义。

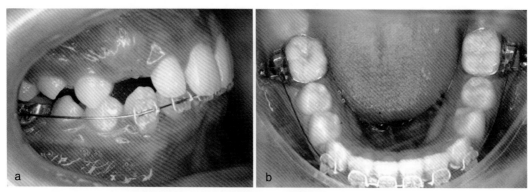

图 18.35 左右尖牙粘接美学托槽，恢复正常位置

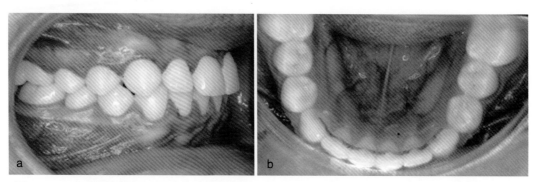

图 18.36 治疗结束时侧面照（a）和下颌咬合面照（b）。达到 I 类尖磨牙关系和正常覆𬌗、覆盖

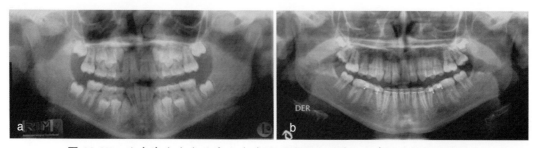

图 18.37 治疗前（a）与治疗后（b）全口曲面体层片，所有治疗目标均达到

18.1　小结

　　早期矫治不能完全避免二期矫治，这一观点已被广泛接受。然而，早期矫治会减少二期矫治时间和并发症。治疗时机受错𬌗畸形的严重程度以及开始治疗时患者的年龄和发育的影响。虽然有些观点认为所有治疗目标都可以在二期矫治阶段完成（JANG），但笔者认为：在一些临床病例中，早期矫治可以减少二期矫治的时间，降低包括拔牙或正颌手术等复杂正畸治疗的需求。没有一种托槽能比其他托槽更多地促进生长发育，可见治疗效果无关矫治器选择。从功能和美学的角度来看，早期矫治是改善某些错𬌗畸形的最佳选择。

　　正畸医师需要了解不同类型错𬌗畸形的治疗时机不同，这样才能最大限度获得远期治疗效果。没有一种"处方"可以适用于所有的患者（DiBiase），无论正畸医生选择的是哪种类型的矫治器，都需要个性化的治疗计划。正畸医师有必要就一期或二期治疗达成更多共识，其中最重要的是准确的诊断。值得注意的是，在过去的三十年来，家长对早期治疗尤其是正畸早期矫治的重视越来越多，口腔医生在这一阶段扮演着重要的角色。早期矫治成功的关键包括正确的诊断、全面科学的治疗方案以及持续的复诊监控，直至恒牙萌出（Dugoni）。对牙列的监控越多，远期效果越好。

参考文献

　　请登录 www.wpcxa.com 下载中心查询或下载，或扫码阅读。